肌骨复健实践指南

运动损伤与慢性疼痛

主 编 金小斌

PRACTICE GUIDELINES FOR MUSCULOSKELETAL REHABILITATION

SPORTS INJURIES AND CHRONIC PAIN

中国协和医科大学出版社

北 京

图书在版编目（CIP）数据

肌骨复健实践指南：运动损伤与慢性疼痛 / 金小斌
主编. -- 北京：中国协和医科大学出版社，2025. 2.
ISBN 978-7-5679-2465-9

Ⅰ. R680.9

中国国家版本馆CIP数据核字第2024N2B153号

免责声明：本书所使用的所有肖像均已获得肖像权人的授权或同意使用，
不存在侵犯人身及（或）财产伤害之情形，特此声明。

主　　编	金小斌	
责任编辑	李元君　　杨雪娇	
装帧设计	北京锋尚制版有限公司	
责任校对	张　麓	
责任印制	黄艳霞	
出版发行	中国协和医科大学出版社	
	（北京市东城区东单三条9号　邮编100730　电话010-65260431）	
网　　址	www.pumcp.com	
印　　刷	北京联兴盛业印刷股份有限公司	
开　　本	889mm×1194mm　　　1/16	
印　　张	19.25	
字　　数	500千字	
版　　次	2025年2月第1版	
印　　次	2025年2月第1次印刷	
定　　价	268.00元	

编者名单

主　编　金小斌
副主编　刘清源　刘　啸　孙　胜　刘振龙
编　者（按姓氏笔画排序）

王　军　北京中医药大学东直门医院

王　妍　中国人民解放军总医院

王一吉　中国康复研究中心

王晶晶　首都医科大学北京地坛医院

孔晓川　首都医科大学北京朝阳医院

刘　啸　北京大学第三医院

刘振龙　北京大学第三医院

刘清源　中国人民解放军总医院

闫　安　中国中医科学院望京医院

孙　胜　首都医科大学北京朝阳医院

李　岳　北京积水潭医院

李　鑫　首都医科大学北京地坛医院

李亚明　中国医学科学院阜外医院

李莉莉　郑州大学第一附属医院

李梦月　郑州大学第三附属医院

陈　江　北京中医药大学东直门医院

金小斌　恒瓵医学研究中心

周　预　首都医科大学北京朝阳医院

郑寅峰　首都医科大学北京朝阳医院

赵　芳　恒瓵医学研究中心

洪　钢　首都医科大学北京朝阳医院

郭宸豪　河南省洛阳正骨医院

黄　鑫　北京大学第三医院

鹿　淞　中国医学科学院北京协和医院

鲁清秀　河南中医药大学第一附属医院

在当今充满活力与挑战的时代，运动已经成为人们生活中不可或缺的一部分。无论是追求竞技巅峰的专业运动员，还是为了保持健康和活力而积极参与运动的爱好者，都有可能遭遇运动损伤这一困扰。随着电子产品的普及，慢性疼痛的群体也愈发壮大，疼痛严重影响人们的工作和生活质量。而如何有效地进行医学康复，让受伤、疼痛的身体重新恢复活力，回归正常的运动与生活，成为医学界至关重要的课题。

本书应运而生，它不仅是知识的结晶，更是实践经验的宝库。在编写的过程中，我们汇集了众多医学专家、康复治疗师及运动科学领域权威人士的智慧和经验。《肌骨复健实践指南——运动损伤与慢性疼痛》编者在大量阅读并引用权威文献的基础上，以其丰富扎实的理论基础及临床实操经验和严谨的写作风格，在系统阐述诊治理论、翔实描述手法操作细节的同时，毫无保留地向同行传授了手法操作经验及诀窍。期待本书未来能不断地再版，逐步提升质量，望其未来能成为康复医学业界的重要参考专著，肌骨复健规范化操作的"金标准"。

书中详细阐述了各种常见运动损伤与慢性疼痛的类型、机制及相应的评估方法。通过清晰的图表和生动的案例，读者能够直观地理解损伤与疼痛的本质。例如，常见的半月板损伤，本书不仅详细地介绍其损伤产生的原因，包括生物力学因素和运动功能学因素，也展示了对于该损伤的评估测试方法，包括针对半月板的临床特异性特殊检查麦氏征测试，以及磁共振影像学检查。更为重要的是，本书着重强调了实操性。它为读者提供了一系列科学且易于操作的系统性、全面性的康复方案。从早期的急性期手法治疗和物理因子治疗，到中期的"康复手法-物理因子治疗-康复训练"相结合，再到后期的功能恢复和预防复发，每一个阶段都有详细的指导。例如，对于腰部疼痛康复，本书给出了具体的手法治疗的操作介绍，包括康复师站位、手法起止点、发力顺序。康复训练方法，包括进阶、退阶的深层核心肌群练习，同时还介绍了每个动作的要点和注意事项。

因此，无论是在医疗机构工作的专业人员（临床康复医师、运动医学医师、疼痛科医师、骨科医师、康复治疗师），还是热爱运动、关注自身健康的个人，都能从本书中获得宝贵的知识和实用的技能。希望本书能够成为读者在康复医学道路上的得力助手，帮助患者战胜损伤和疼痛，重新拥抱健康、活力的生活。

2025年1月

目录

第一章

导论

第一节　运动康复

一、康复

康复（rehabilitation）的原意指综合、协调地应用各种措施，消除或减轻病、伤、残者的功能障碍，提高其生存质量、促其重返社会的过程。

1981年世界卫生组织修订康复的定义：综合和协同地将各种措施（医学、社会、教育和职业措施等）应用于残疾者和功能障碍者，使其功能恢复至最高可能的水平，从而不受歧视地成为社会组成部分的过程。

二、康复医学

1. 康复医学的定义

康复医学是为了康复的目的，研究有关功能障碍的预防、诊断和评估、治疗、训练和处理的一门医学学科。

2. 康复医学的发展

史前期（1910年以前）。这一时期，康复的概念尚未形成，但已有使用针灸、导引、热、磁等治疗手段的历史。

形成期（1910—1940年）。这一时期，康复一词开始被应用于残疾人，并建立了相关的康复机构和法律。特别是在第二次世界大战期间，理疗和体疗在大量伤员的功能恢复中发挥了重要作用。

确立期（1940—1970年）。随着康复医学的理论、基本原理和方法的确立，成立了国际伤残者康复协会、物理医学及康复学会，并设立了专科医师制度。

发展期（1970年以后）。康复医学在这一时期得到了显著的发展，特别是在欧美及日本，大量设立康复机构，健全康复立法，康复对象扩大到难以恢复职业功能的重病者及老年人。同时，康复医学在教育、科研领域方面取得了显著进展。在中国，康复医学的发展起步较晚。中华人民共和国成立之初，中国尚无"康复医学"的概念。然而，通过向苏联专家系统学习理疗、体疗和疗养学，以及培训专业技术人员，中国逐渐开始了康复医学科研工作。20世纪80年代以后，随着现代康复医学理念的引入，中国的康复医学科研工作呈现规范化和多元化趋势。

三、运动康复

1. 运动康复的定义

运动康复是康复医学的重要分支，在恢复、重建功能上具有鲜明的特点，以作用力和反作用力为主要手段，以改善躯体、生理、心理和精神的功能障碍为主要目标的教育训练方法。

2. 运动康复的特点

（1）重视身体功能

通过功能评定明确治疗对象的功能水平，制订康复治疗方案。

（2）小组相互配合

康复人员包含康复医师、物理治疗师、体能训练师、运动营养师、心理咨询师、健康顾问、中心主管等6~7人组成的康复团队。

（3）强调主动康复

积极主动地康复是主动提高肌力和增强功能，有别于传统的被动康复治疗，可加速整体的康复进程。

（4）重视前期和急性期治疗

前期和急性期的康复治疗对整个康复周期至关重要。

3. 运动康复的构成

运动康复是由运动康复理论、运动康复评估、运动康复治疗、运动康复训练构成。运动康复理论包含运动解剖、运动生理、运动生物力学、运动生化等。运动康复评估（图1-1-1）包含问诊、特殊筛查、影像学检查、姿势评估、活动度测定、肌力评估、功能筛查、触诊。运动康复治疗包含手法治疗、物理因子治疗、支具辅具应用、扎贴。运动康复训练包含肌力训练、本体感觉训练、功能训练。

4. 运动康复的思路

给患者进行系统的康复评估，得出精确的评估结果，根据评估结果设定康复目标，制订详细的康复方案，康复师执行方案，实时询问患者效果，根据患者效果反馈，及时调整康复方案以达到最佳的效果。

5. 运动康复的目标设定

根据患者的评估结果，设定科学的康复目标至关重要。根据患者的评估结果和患者的需求，康复目标分为症状康复阶段、功能康复阶段、专项体能阶段、运动表现阶段，每个阶段有不同的康复目标。

（1）症状康复阶段

以康复治疗为主，康复训练为辅。主要是促进伤口愈合、缓解疼痛和肿胀、改善关节活动度。

（2）功能康复阶段

以康复训练为主，康复治疗为辅。主要是进一步缓解症状、提高局部肌力、恢复基本功能。

（3）专项体能阶段

是康复训练结合患者的运动项目特点，均衡提高速度、力量、耐力、灵敏、平衡、柔韧，引导正向心理建设，康复训练结合运动项目。

（4）运动表现阶段

是以重返运动、重返赛场为目标，体、技、战、心、智全面提高，体能训练模拟赛场要求（图1-1-2）。

6. 运动康复的常用方法

运动康复的常用方法，多元丰富。缓解症状和

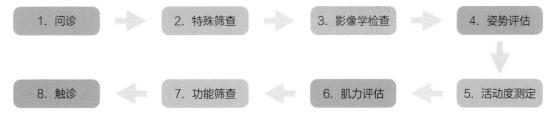

图1-1-1 运动康复评估

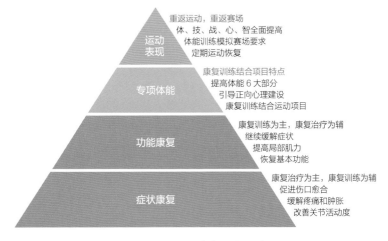

图1-1-2 运动康复目标设定

疼痛常用的有手法治疗和物理因子治疗。提高关节活动度的有关节松动术、分离拉伸、活动度训练。预防肌肉萎缩的有肌力训练、肌肥大训练、EMS电刺激。提高耐力的有有氧训练和心肺耐力训练。促进功能恢复的有功能训练、本体感觉训练、专项训练等。

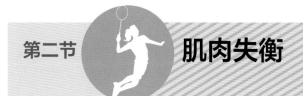

第二节　肌肉失衡

一、肌肉失衡的定义

肌肉失衡定义：易于紧张肌群与易于薄弱肌群之间的不平衡。

静态、强直或维持姿态为主要功能的肌肉趋向于紧张，在各种运动中更加易于激活，动态和周期运动为主要功能的肌肉更易变得薄弱。

二、肌肉失衡的分类

分为生物力学因素的肌肉失衡、神经学的肌肉失衡。

1. 生物力学因素的肌肉失衡

由于肌肉长时间地保持一种姿态或重复性动作导致肌肉持续承受压力所致。重复性动作或长期保持某种姿态导致肌肉长度、力量和僵硬度的适应，反过来这些适应可能会导致运动损伤。肌肉长度随着肌小节数量的增加或减少，而相应地增长或缩短。

2. 神经学的肌肉失衡

肌肉由于其在功能活动中所扮演的角色而倾向于失衡。神经控制单元会改变肌肉募集顺序以维持关节稳定，从而造成肌肉暂时性功能紊乱。肌肉失衡使得肌肉易于紧张、缩短和受到抑制。主导稳定姿态的肌肉更容易紧张。运动系统不正常的适应性改变会使人体表现出力学机制紊乱和运动反馈异常（图1-2-1）。

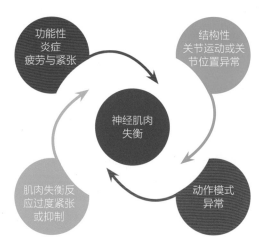

图1-2-1　神经肌肉失衡机制

三、肌肉失衡与肌肉张力

肌肉张力指肌肉抵抗被拉长时能够产生的力量。肌肉张力与肌肉的激活程度和兴奋性有关。

1. 肌肉紧张

（1）易于紧张肌肉

枕骨下肌、斜角肌、胸锁乳突肌；上斜方肌、肩胛提肌、胸大肌、胸小肌、背阔肌；上肢屈肌和旋前肌；腰方肌、胸腰部椎旁肌；梨状肌、髂腰肌、股直肌、阔筋膜张肌-髂胫束、腘绳肌、短收肌；小腿三头肌、胫骨后肌。

（2）肌肉紧张神经反射因素

①边缘系统处理压力、疲劳、疼痛和情感会通过大脑边缘系统增加肌肉张力。②扳机点是高度紧

张的集中区域，做动作时不会出现疼痛，但是触诊时伴有疼痛。③肌肉痉挛，张力改变引起肌肉痉挛，可能导致肌肉局部缺血。④动作模式或关节位置的改变。

（3）肌肉紧张适应性因素

肌肉适应性缩短会使其张力增加，肌肉长时间处于缩短的位置，导致肌肉长度逐渐缩短，适应性缩短通常是过度使用造成的。

2. 肌肉薄弱

（1）易于薄弱肌肉

颈部深层屈肌；中斜方肌、下斜方肌、菱形肌、前锯肌；上肢伸肌和旋后肌；腹直肌、腹横肌；臀大肌、臀中肌、臀小肌、股内外侧肌；胫骨前肌、腓骨长肌、腓骨短肌。

（2）肌肉薄弱神经反射因素

①交互抑制，拮抗肌激活时肌肉会反射性地受

到抑制。②关节源性薄弱，关节肿胀或功能紊乱，脊髓前角细胞传出信号，引起肌肉抑制。③传入神经阻滞，神经肌肉感受器的传入信息减少。④扳机点薄弱，肌束应激性过度降低了肌肉的刺激阈，导致疲劳，最终出现薄弱。

（3）肌肉薄弱适应性因素

①牵拉性薄弱，持续拉长的肌肉导致肌梭抑制并产生额外的肌小节。肌肉长度的增加也会改变长度-张力曲线。②紧张性薄弱，过度使用的肌肉会逐渐变短，长度-张力曲线发生变化，随之更加容易激活和薄弱。

四、骨骼肌肉疼痛的发病机制

疼痛是骨骼肌肉系统自我保护的方式。肌肉及相关组织损伤、肌肉痉挛、缺血、压痛点和扳机点都是导致肌肉疼痛的直接原因，其发病机制见图1-2-2。

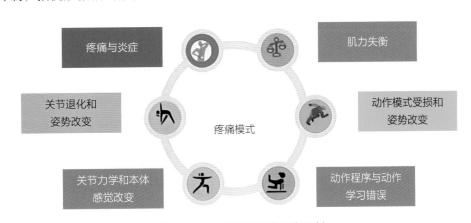

图1-2-2　骨骼肌肉疼痛发病机制

第三节　肌筋膜链

一、肌筋膜链的定义

肌肉的附着点并不是肌肉的终止，它像一列火车一样沿着轨道行进，附着点只是线路当中的"车站"。

二、肌筋膜链的构成

1. 主线

包含前表线、后表线、体侧线、螺旋线。

2. 上臂线、功能线

3. 核心

包含前深线。

三、肌筋膜链的功能

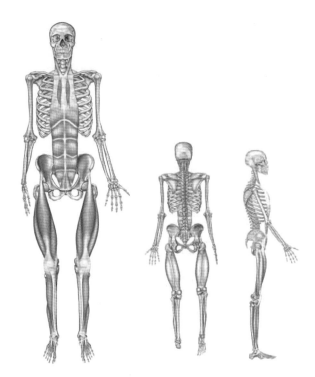

图1-3-1　前表线（蓝色）

> **1. 前表线（图1-3-1）**
>
> 姿势性功能：平衡浅背线，维持身体前后的平衡，避免过度后伸。
>
> 运动功能：引发躯干与髋部屈曲、膝关节伸直及足背屈。

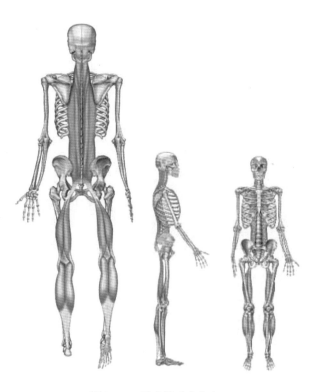

图1-3-2　后表线（蓝色）

> **2. 后表线（图1-3-2）**
>
> 姿势性功能：在直立伸展的状态下维持身体，以避免过度屈曲。
>
> 运动功能：除膝关节向下屈曲外，浅背线的所有动作功能是伸直。

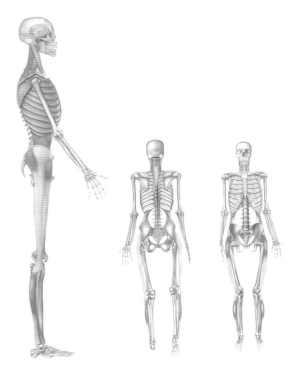

3. 体侧线（图1-3-3）

姿势性功能：平衡前后方向及左右方向，调控其他径线间的力量，以协调的方式来固定下肢和躯干。

运动功能：参与身体侧屈、髋外展、足外翻。

图1-3-3　体侧线（蓝色）

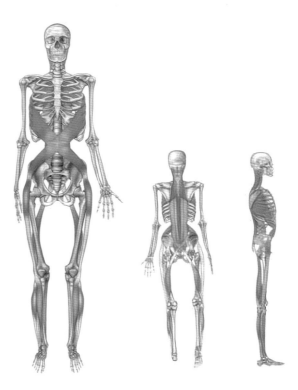

4. 螺旋线（图1-3-4）

姿势性功能：以螺旋方式环绕，维持所有面向的平衡。

运动功能：调节身体的扭转和旋转，在离心和等长收缩时，维持躯干和下肢的稳定以避免旋转过度。

图1-3-4　螺旋线（蓝色）

5. 上臂线、功能线（图1-3-5、图1-3-6）

这些径线可通过跨越身体，将其与对侧肢体连接而延长力矩。

6. 前深线（图1-3-7）

姿势性功能：从前方稳定腰椎，在呼吸的过程中稳定胸腔，使颈部与头部保持平衡。

运动功能：保持核心结构稳定，使身体表层的结构及线路与骨骼肌能更容易有效地运作。

人体的骨骼肌肉系统是保持张力均衡的结构，使张力处于平衡状态。若同一条链上筋膜产生紧缩，会导致另一端筋膜延长，打破平衡的状态，导致疼痛或失衡。

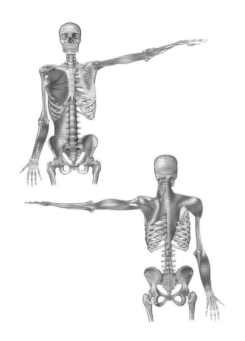

图1-3-5　上臂线（蓝色）

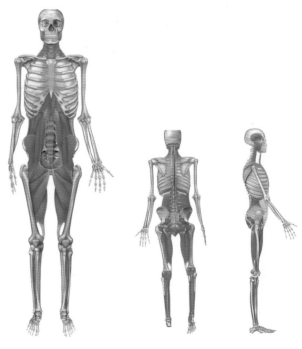

图1-3-7　前深线（蓝色）

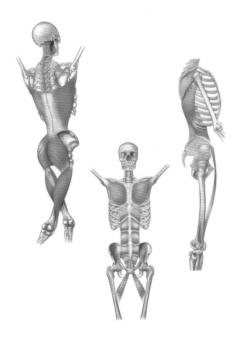

图1-3-6　功能线（蓝色）

第二章

肌骨复健学概述

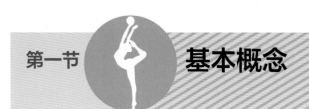

第一节　基本概念

一、肌骨复健学

肌骨复健学是以运动解剖学和运动生理学理论为基础，通过康复评估、康复治疗、康复训练等技术修复机体和健全功能，使肌肉与骨骼构建新的平衡的一门医学学科。

二、骨骼肌

人体的骨骼肌分布广，约有600块，骨骼肌是分布于躯干、四肢的随意肌，肌外膜内含血管和神经。

1. 骨骼肌解剖

骨骼肌主要由肌腹、肌腱、神经和血管构成。辅助结构有筋膜、腱鞘、籽骨、滑车、滑膜囊。骨骼肌肌腹中有肌梭，肌梭可感受肌肉长度，有收缩舒张的功能。肌腱中的腱梭可以感受肌张力，抗张力强（图2-1-1）。

肌细胞内有许多沿细胞长轴平行排列的细丝状肌原纤维。每一肌原纤维都有相间排列的明带（I带）及暗带（A带）。明带染色较浅，而暗带染

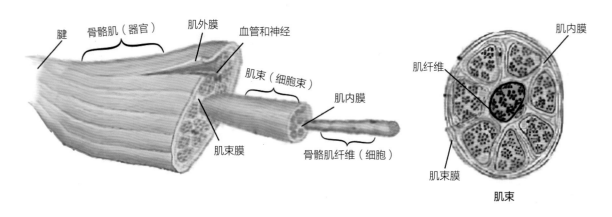

图2-1-1　骨骼肌的构成

色较深。暗带中间有一条较明亮的线称H线。H线的中部有一条M线。明带中间，有一条较暗的线称为Z线。两个Z线之间的区段，称一个肌节，长1.5～2.5微米。相邻的各肌原纤维，明带均在一个平面上，暗带也在一个平面上，因而使肌纤维显出明暗相间的横纹（图2-1-2）。

2. 骨骼肌收缩

骨骼肌收缩的原理是肌丝滑动原理。运动神经末梢将神经冲动传递给肌膜。肌膜的兴奋经横小管迅速传向终池。肌浆网膜上的钙泵活动，将大量Ca^{2+}转运到肌浆内。肌钙蛋白与Ca^{2+}结合后发生构型改变，使原肌球蛋白位置变化。原来被掩盖的肌动蛋白位点暴露，迅即与肌球蛋白头接触。肌球蛋白头ATP酶被激活，分解ATP并释放能量。肌球蛋白的头及杆发生屈曲转动，将肌动蛋白拉向M线。细肌丝在粗肌丝之间向M线滑动时肌节缩短，产生肌纤维收缩，产生收缩的类型是等张收缩、等长收缩、等速收缩。

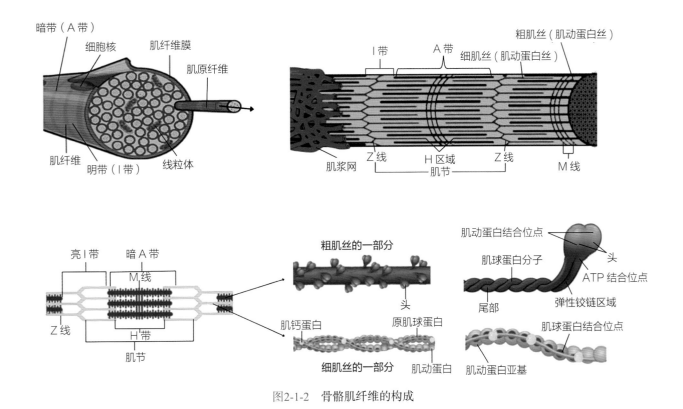

图2-1-2　骨骼肌纤维的构成

神经肌肉接头，是运动神经元轴突末梢在骨骼肌肌纤维上的接触点。位于脊髓前角和脑干一些神经核内的运动神经元，向被它们支配的肌肉各发出一根很长的轴突，即神经纤维。这些神经纤维在接近肌细胞，即肌纤维处，各自分出数十或百根以上的分支。一根分支通常只终止于一根肌纤维上，形成一对一的神经肌肉接头。从神经纤维传来的信号即通过接头传给肌纤维，引起肌肉收缩（图2-1-3）。

3. 骨骼肌的物理性质

骨骼肌有弹性、伸展性、黏滞性的物理特性，在康复治疗中物理性是治疗效果的重要指标。

4. 骨骼肌的生理功能

骨骼肌有兴奋性、传导性、收缩性的生理功能，在康复训练中是衡量肌肉恢复的重要因素（图2-1-4）。

三、骨及骨连接

1. 骨的分类

（1）骨按形态分类

可分为长骨、短骨、扁骨和不规则骨。

（2）骨按部位分类

成人共有206块骨，分为颅骨、躯干骨和四肢骨3大部分。其中，有颅骨29块、躯干骨51块、四肢骨126块。儿童骨头实际上应是217～218块，初生婴儿的骨头多达305块。儿童的骶骨有5块，成年后合为1块；儿童尾骨有4～5块，成年后也合为1块；儿童有2块髂骨、2块坐骨和2块耻骨，成年后合并为2块髋骨。这样加起来，儿童的骨要比成人多11～12块。

2. 骨骼的构成

骨主要由骨质、骨髓、骨膜构成。

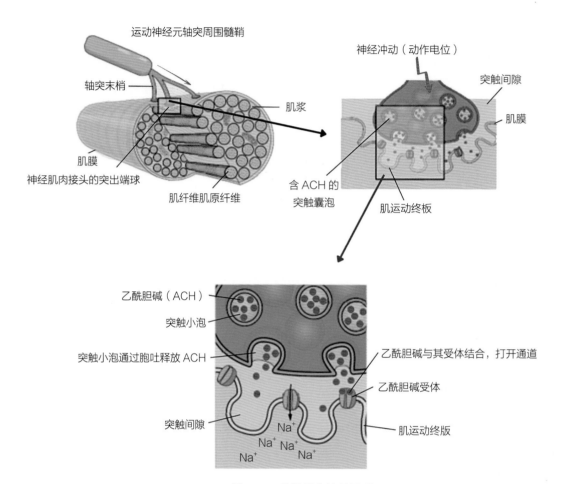

图2-1-3　骨骼肌收缩的原理

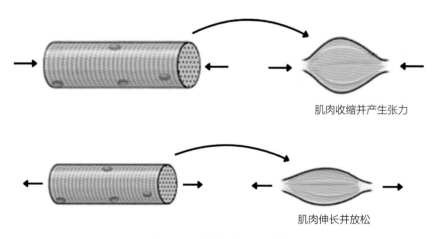

图2-1-4　骨骼肌的生理功能

（1）骨质

骨质即骨组织，又分骨密质和骨松质。骨密质，主要分布于长骨干和其他骨表面。骨松质，由骨小梁构成，位于骨的内部。

（2）骨髓

骨髓充填于骨髓腔和松质腔隙内。又分黄骨髓

和红骨髓，红骨髓能造血。成人髂骨、胸骨、椎骨内终生保留红骨髓。

（3）骨膜

骨膜由致密结缔组织构成，位于骨的最外边，含有丰富的血管、神经和成骨细胞。在骨的生长、发生、修复和改建中起重要作用（图2-1-5）。

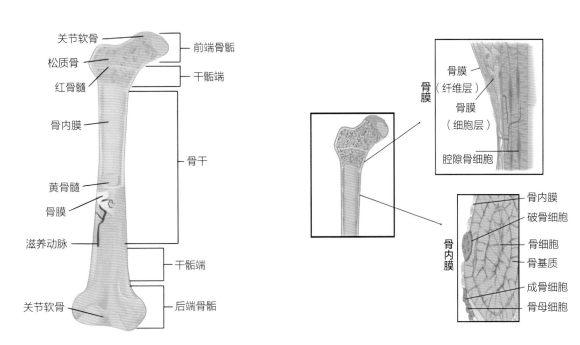

图2-1-5　骨骼的构成

3. 骨连结

根据骨连结的构成形式，可分为直接连结和间接连结。直接连结包括膜性连结、软骨性连结、骨性连结。间接连结即关节。

（1）关节的基本构造和辅助结构

关节的构成各不相同，但基本构造都一样。基本构造包括关节面、关节囊、关节腔。辅助结构包括韧带和关节内软骨等（图2-1-6）。

（2）关节的运动

①屈和伸，是围绕冠状轴的运动。②内收和外展，是围绕矢状轴的运动。③旋内和旋外，是围绕垂直轴的运动。④环转，是屈、外展、伸、内收连结起来的动作。

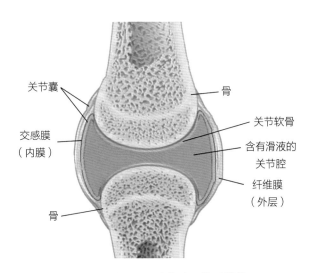

图2-1-6　关节的基本构造和辅助结构

四、肌骨复健的基本原理

肌骨复健的基本原理有体液调节、神经调节、神经肌肉调节、肌肉骨骼调节。

1. 体液调节

康复手法通过肌肉的收缩，进而挤压血管，使静脉压增加、血液循环加快、从而促进代谢（图2-1-7）。

物理因子治疗是通过光、电、热、磁等作用于皮肤组织、肌肉与骨骼，进而加快血液循环，促进肌骨的修复（图2-1-8）。

2. 神经调节

康复手法作用于肌肉，肌肉的张力发生改变，肌梭感受器接收到信号，中枢神经系统接收到反馈，肌肉和筋膜张力降低、逐步放松，使机体逐渐恢复（图2-1-9）。

分离拉伸是通过作用于肌肉，使肌肉的长度发生改变，肌梭感受器接收到信号，中枢神经系统接收到反馈，肌肉和筋膜张力降低、逐步放松，使机体逐渐恢复（图2-1-10）。

3. 神经肌肉调节

康复手法和康复训练，共同作用于中枢神经系统，肌肉中的感受器接收到信号，中枢神经系统接收到反馈，肌肉的理化性质发生改变，促进肌肉功能的恢复（图2-1-11）。

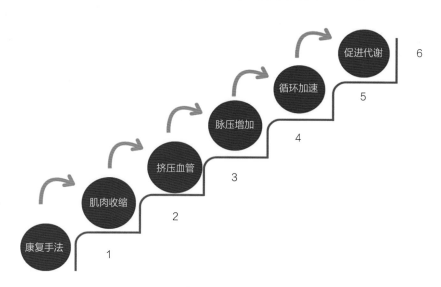

图2-1-7　康复手法的体液调节原理

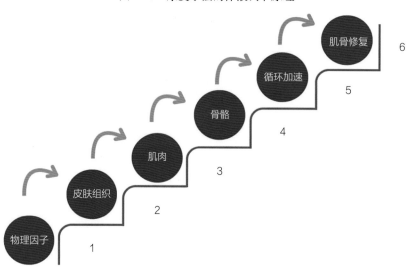

图2-1-8　物理因子治疗的体液调节原理

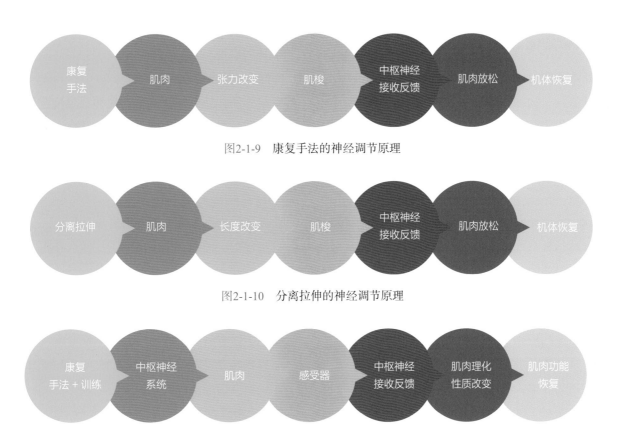

图2-1-9　康复手法的神经调节原理

图2-1-10　分离拉伸的神经调节原理

图2-1-11　康复手法+康复训练的神经肌肉调节原理

4. 肌肉骨骼调节

康复训练作用于中枢神经系统，肌肉中的肌梭和腱梭感受器接收到信号，中枢神经系统接收到反馈，肌肉和骨骼的力线和位置发生改变，肌肉和骨骼建立新的平衡（图2-1-12）。

康复手法的应用使肌肉和骨骼的力线和位置产生改变，中枢系统接收信号，肌肉中的肌梭和腱梭感受器接收信息传递，中枢神经系统接到反馈，肌肉逐步适应力线发生改变的状态，肌肉和骨骼建立新的平衡（图2-1-13）。

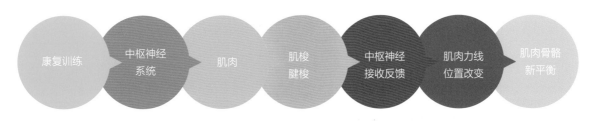

图2-1-12　康复训练的肌肉骨骼调节原理

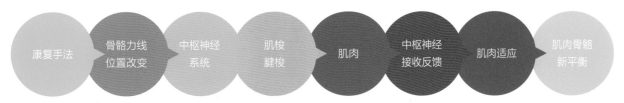

图2-1-13　康复手法的肌肉骨骼调节原理

四、肌骨复健的基本原则

基本原则有康复评估原则、康复手法原则、分离拉伸原则、物理因子治疗原则、康复训练原则。

1. 康复评估原则

（1）信度原则

评估的稳定性与准确性的指标，整体评估要具备准确性。

（2）效度原则

评估目标与评估方法的适合性与相符性，整体评估效率要高。

2. 康复手法原则

康复手法原则分为无伤原则和手法向心性。

（1）无伤原则

手法强度分为阈下刺激——无收缩，阈上刺激——适当收缩，超强刺激——强直收缩。良性的阈上刺激最佳，手法的强度与肌肉的承受度匹配，可以达到无损伤。

（2）手法向心性

血管的静脉回流，由远端向近端，淋巴回流向心性，手法操作从远端向近端靠近，血液循环更加顺畅，机体代谢更快。

3. 分离拉伸原则

分离拉伸分原则为低强度拉伸原则和时间适宜原则。

（1）低强度拉伸原则

通过低强度的拉伸使肌肉重新激活，克服身体自主神经惰性。

（2）时间适宜原则

单个动作持续20～30秒，拉伸总时长至少应该2～5分钟，拉伸持续时间根据气温及个体差异有所不同。

4. 物理因子治疗原则

（1）无伤原则

患者体内有金属、皮肤有开放性伤口、孕期不适合物理因子治疗，根据不同的症状选择相应的物理因子治疗。

（2）适宜强度原则

根据患者不同的症状和阶段，选择相宜的频率。

（3）适宜时间原则

根据患者不同的症状，选择不同物理因子治疗，选择合适的治疗时间。

5. 康复训练原则

康复训练遵循润物细无声、循序渐进的原则。

（1）收缩形式

在选择收缩形式上要遵循等长收缩、等张收缩、离心收缩、等动收缩的阶段，预防损伤。

（2）负荷方式

根据患者症状和所处的阶段，分别按照减重→自重→主动非稳定→被动非稳定的顺序进行训练。

（3）动作设计

动作设计要从简单到复杂，按单一动作到多元动作到组合动作的顺序进行设计。

第二节　康复手法

一、康复手法原则

康复手法有鲜明的特点，包含周边原则、共振原则、叠加原则、含分原则、整体原则。

1. 周边原则

康复手法就像刨树根一样，从周边向中央逐渐松解，逐步到达疼痛点。

2. 共振原则

康复手法通过适当的速度、力度、时间，逐步与肌肉收缩、舒张达到同频，产生良好的效果。

3. 叠加原则

实时变换手法，重复叠加，点、线、面、层交替应用，达到良好的效果。

4. 含分原则

康复手法在实施过程中有含分的发力特点，通过分法可以有效地打开皮肤组织、肌肉、筋膜的空隙，有效地降低肌张力，加快体液循环。

5. 整体原则

在康复手法使用中，运用身体的力量，把整体的力量传递至手部，便于发力，可以有效预防治疗师的手部损伤。

二、常用手法

1. 五指拿（图2-2-1）

主要作用于肌肉浅层、中层。

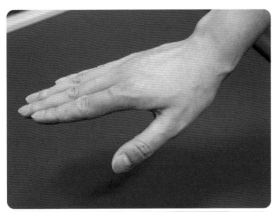

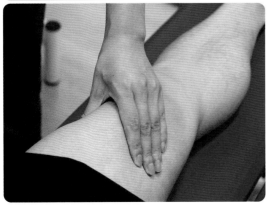

图2-2-1　五指拿

2. 单掌揉法（图2-2-2）

主要作用于大小肌群；作用于肌肉浅层、中层。

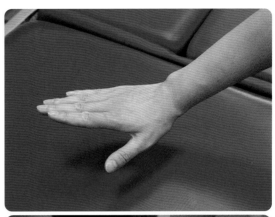

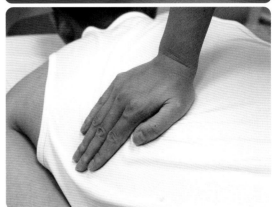

图2-2-2　单掌揉法

3. 双手叠压（图2-2-3）

主要作用于大肌群；作用于肌肉浅层、中层、深层。

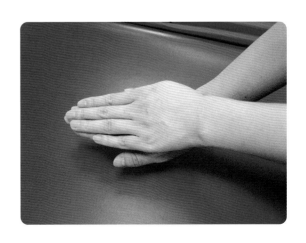

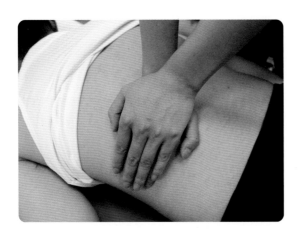

图2-2-3　双手叠压

4. 掌指按压（图2-2-4）

主要作用于大小肌群；作用于肌肉中层、深层。

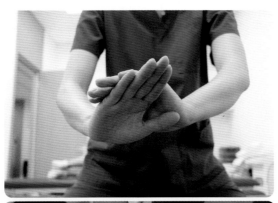

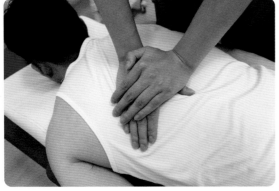

图2-2-4　掌指按压

5. 指压法（图2-2-5）

主要作用于小肌群；作用于肌肉中层、深层。

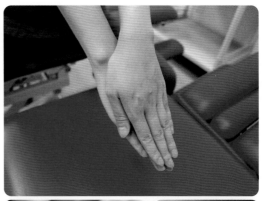

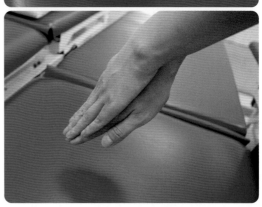

图2-2-5　指压法

6. 拇指分法（图2-2-6）

主要作用于小肌群；作用于肌肉中层、深层。

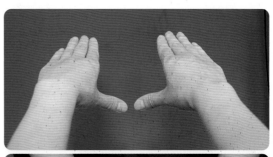

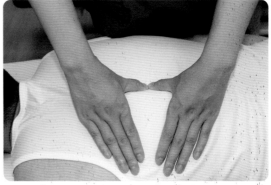

图2-2-6　拇指分法

7. 拇指按压（图2-2-7）

主要作用于小肌群；作用于肌肉中层、深层。

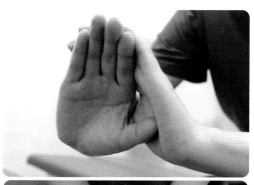

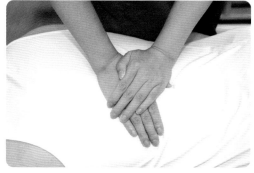

图2-2-7　拇指按压

8. 拇指揉法（图2-2-8）

主要作用于小肌群；作用于肌肉中层、深层。

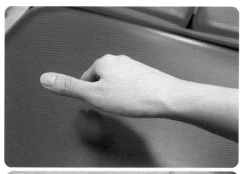

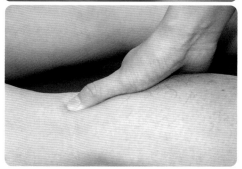

图2-2-8　拇指揉法

9. 指分法（图2-2-9）

主要作用于小肌群；作用于肌肉中层、深层。

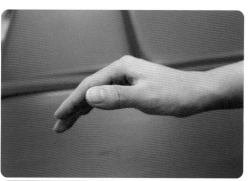

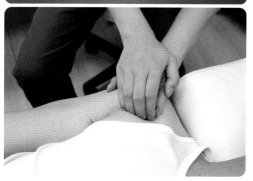

图2-2-9　指分法

10. 双手分法（图2-2-10）

主要作用于大小肌群；作用于肌肉浅层、中层。

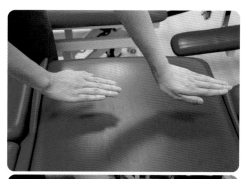

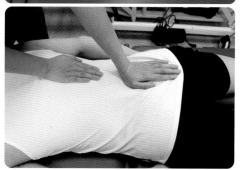

图2-2-10　双手分法

11. 十字手分法（图2-2-11）

主要作用于大小肌群；作用于肌肉浅层、中层。

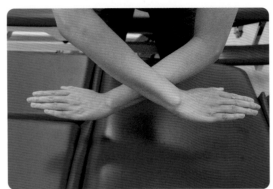

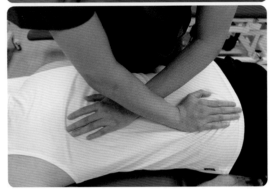

图2-2-11　十字手分法

三、各部位常用手法

1. 头部手法操作（图2-2-12）

部位：头部。

手法：拇指揉法、拇指分法。

时间：5分钟。

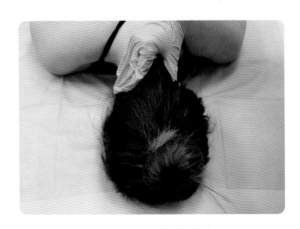

图2-2-12　头部手法操作

2. 颈部手法操作（图2-2-13）

部位：颈部。

手法：五指拿、拇指分法。

时间：5分钟。

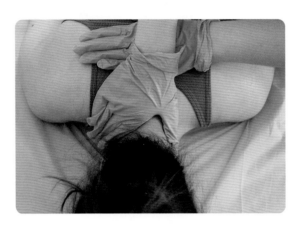

图2-2-13　颈部手法操作

3. 上背部手法操作（图2-2-14）

部位：上背部。

手法：五指拿、单掌揉法、双手叠压、掌指按压、指压法、拇指分法。

时间：单侧5分钟。

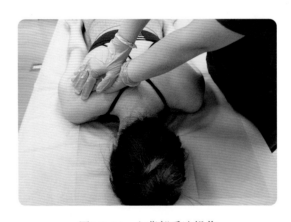

图2-2-14　上背部手法操作

4. 下背部手法操作（图2-2-15）

部位：下背部。

手法：五指拿、单掌揉法、双手叠压、掌指按压、指压法、拇指按压、拇指分法。

时间：单侧5分钟。

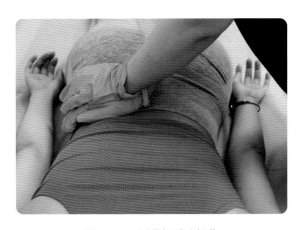

图2-2-15　下背部手法操作

5. 骶髂手法操作（图2-2-16）

部位：骶髂。

手法：双手分法、十字手分法、双手叠压、指压法、拇指分法。

时间：单侧5分钟。

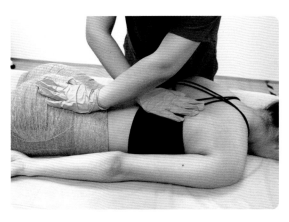

图2-2-16　骶髂手法操作

6. 腿部手法操作（图2-2-17）

部位：腿部。

手法：五指拿、双手叠压、单掌揉法、掌指按压、拇指分法、指压法。

时间：单侧10分钟。

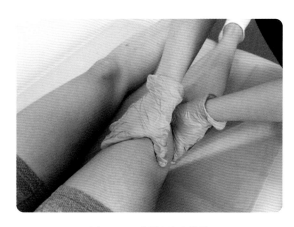

图2-2-17　腿部手法操作

第三章

颈痛

脊柱位于人体的中心，它通过寰枢关节连接头部，通过肩胛带连接上肢，通过骨盆带连接下肢，由33块椎骨和23个椎间盘组成。

脊柱是由一连串的椎骨通过不同层面和不同位置的许多关节连接而形成。这些关节有颅椎关节、寰枕关节、寰枢关节、椎体关节、椎弓关节、肋椎关节、骶髂关节、椎间关节和两个相邻的椎体中间的椎间盘（IVD）。相邻椎体的功能是增加活动度、限制过度活动、分散和传递负荷。

脊柱的韧带有前纵韧带、后纵韧带、超脊柱韧带（位于颈椎内，统称为项韧带）、棘间韧带、棘上韧带、黄韧带及横突间韧带。

第一节　颈部解剖

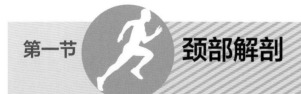

一、肌肉解剖

颈部涉及的肌肉主要有斜方肌、胸锁乳突肌、肩胛提肌、头夹肌、颈夹肌、头半棘肌、头最长肌、枕下肌、斜角肌、胸小肌、胸大肌。

1. 斜方肌（图3-1-1）

起点：上项线内1/3，枕外隆凸，项韧带，第7颈椎棘突，全部胸椎棘突及棘上韧带。

止点：上部纤维止于锁骨外侧端1/3，中部纤维止于肩峰和肩胛冈上缘外侧。下部纤维止于肩胛冈上缘。

功能：①近固定。上部肌束收缩，使肩胛骨上提、上回旋、后缩。中部肌束收缩，使肩胛骨后缩。下部肌束收缩，使肩胛骨下降、上回旋。两侧同时收缩，使肩胛骨后缩。②远固定。一侧上部肌束收缩，使头向同侧屈和对侧旋转。两侧同时收缩，使头后仰和脊柱伸直。

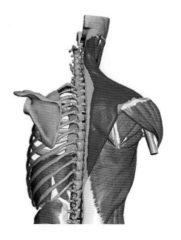

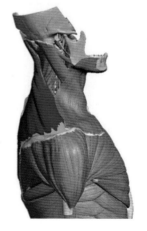

图3-1-1　斜方肌

2. 胸锁乳突肌（图3-1-2）

起点：胸骨柄和锁骨胸骨端。

止点：颞骨乳突。

功能：①下固定。一侧收缩，使头向同侧屈，并转向对侧。两侧同时收缩，肌肉合力在寰枕关节额状轴的后侧使头伸，在寰枕关节前侧使头前屈。②上固定。上提胸廓，助吸气肩胛提肌。

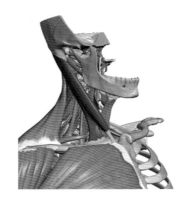

图3-1-2 胸锁乳突肌

3. 肩胛提肌（图3-1-3）

起点：第1~4颈椎的横突。

止点：肩胛骨上角和肩胛骨脊柱缘的上部。

功能：①近固定。使肩胛骨上提和下回旋。②远固定。一侧收缩，使头向同侧侧屈和轻度回旋。两侧收缩，使颈伸直。

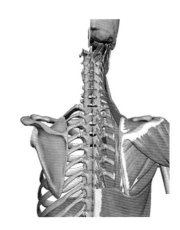

图3-1-3 肩胛提肌

4. 头夹肌（图3-1-4）

起点：项韧带下部第7颈椎和第1~3胸椎棘突。

止点：上项线外侧与颞骨乳突。

功能：下固定。一侧收缩，使头颈向同侧侧屈和回旋。两侧同时收缩，使头颈伸直。

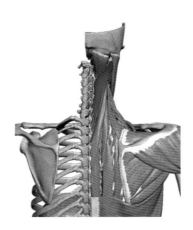

图3-1-4 头夹肌

5. 颈夹肌（图3-1-5）

起点：第3~6胸椎棘突。

止点：第1~3颈椎横突。

功能：下固定。一侧收缩，使头颈向同侧侧屈和回旋，两侧同时收缩，使头颈伸直。

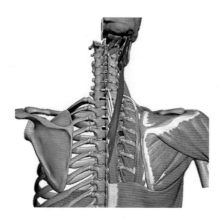

图3-1-5　颈夹肌

6. 头半棘肌（图3-1-6）

起点：第4~6颈椎关节突，第7颈椎、第1~6胸椎横突。

止点：枕骨的上项线和下项线之间。

功能：头颈部后伸（双侧）、同侧屈曲（单侧）。

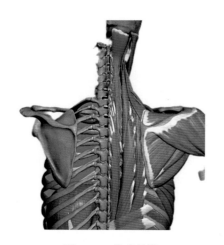

图3-1-6　头半棘肌

7. 头最长肌（图3-1-7）

起点：第1~3胸椎横突上缘。

止点：第3~7颈椎横突后结节至枕骨基底部外侧。

功能：伸展头部，向同侧屈曲颈（侧屈）；当前倾时支撑头部。

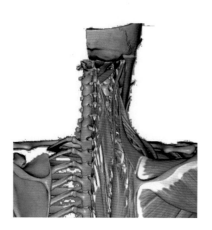

图3-1-7　头最长肌

8. 枕下肌（图3-1-8）

（1）头后大直肌

起点：第2颈椎棘突。

止点：枕骨下项线的外侧骨面。

功能：一侧收缩，使头向同侧旋转，两侧同时收缩，使头向后仰。

（2）头后小直肌

起点：第1颈椎后结节在头后大直肌内侧。

止点：枕下项线的骨面。

功能：一侧收缩，使头向同侧旋转，两侧同时收缩，使头向后仰。

（3）头上斜肌

起点：寰椎横突。

止点：枕骨粗隆下的上项线。

功能：一侧收缩，使头向对侧旋转，两侧同时收缩，使头后仰。

（4）头下斜肌

起点：枢椎棘突。

止点：寰椎横突。

功能：一侧收缩，使头向同侧旋转，并向同侧侧屈，两侧同时收缩，使头向后仰。

9. 斜角肌（图3-1-9、图3-1-10）

（1）前斜角肌

起点：第3~6颈椎横突前结节。

止点：第1肋骨上缘里面。

功能：颈侧屈，侧旋，前屈，上提第1肋骨。

（2）中斜角肌

起点：第2~7颈椎横突后结节。

止点：第1肋骨上缘外面。

功能：颈侧屈，侧旋，前屈，上提第1肋骨。

（3）后斜角肌

起点：第5~7颈椎横突后结节。

止点：第2肋骨上缘外面。

功能：颈侧屈，侧旋，前屈，上提第2肋骨。

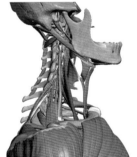
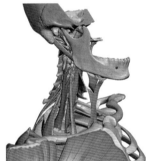

图3-1-9 前、中斜角肌

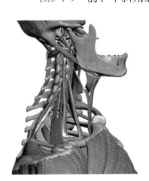

图3-1-10 后斜角肌

图3-1-8 枕下肌

10. 胸小肌（图3-1-11）

起点： 第3~5肋骨的前面及肋间肌表面的筋膜。

止点： 肩胛骨的喙突。

功能： 胸小肌拉肩胛骨向前、下。肩胛骨固定时，胸小肌可上提肋骨，但在用力吸气时才有活动。

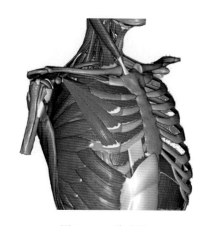

图3-1-11　胸小肌

11. 胸大肌（图3-1-12）

起点： 锁骨部（锁骨内侧半）、胸肋部（胸骨和上位第1~6肋软骨）和腹部（腹直肌鞘的前壁）。

止点： 肱骨大结节嵴。

功能： 收缩时能使肱骨内收及旋内，胸肋部可使举起的上肢后伸，帮助呼吸；锁骨部收缩能使肩关节屈曲。

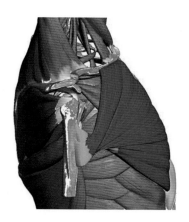

图3-1-12　胸大肌

二、颈部相关肌肉功能

颈前屈：斜角肌。

颈后伸：头夹肌、颈夹肌、斜方肌、肩胛提肌。

颈侧屈：同侧斜方肌、同侧胸锁乳突肌、同侧肩胛提肌、同侧斜角肌。

颈旋转：同侧头夹肌、颈夹肌、对侧斜方肌、对侧胸锁乳突肌。

三、颈部常见的损伤

1. 脊柱椎间关节损伤

定义和特征： 相邻两个脊柱关节关节面产生的损伤。通常由于过度使用或者干预导致。当关节面加压时产生疼痛。疼痛随过度负荷而增加。有时候休息可以减轻疼痛。如果磨损持续，可能会产生永久性改变，导致关节表面退化。有时候，会在关节表面发生不可逆的病变。

常见症状： 上背部疼痛，疼痛随每天的不同时间而改变；疼痛有时和天气有关，表现为钝痛，较扩散，有时可称之为酸痛不适；疼痛与脊柱伸展有关，随着脊柱侧屈加重，随着躯干屈曲缓解，椎旁肌紧张（如痉挛），没有神经症状。在静态休息时，表现为酸痛；热身或者热疗后疼痛缓解；

在脊柱某一种动作时会有疼痛；分散的压痛（在关节深处）。

2. 椎旁肌拉伤

定义和特征：脊柱肌肉的过度使用造成的疼痛、酸痛和肌肉僵硬。

常见症状：背痛，通常不剧烈；有时为酸痛；无放射痛；久坐导致疼痛加剧；影响运动表现。

3. 椎间盘疾病

定义和特征：两个相邻椎体之间的椎间盘形成疝。椎间盘疾病在本质上是多因素导致的。它可以压迫或刺激神经根引起神经症状如针扎，这种症状通常是单边的。

常见症状：①急性椎间盘突出症。通常为突然用力的脊柱旋转时发生；疼痛多见于背部；疼痛发作时，脊柱无法活动；背部强烈的肌肉痉挛；伴随出现神经症状。②慢性椎间盘突出症。过去的椎间盘突出症没有正确处理；背部钝痛，但是不剧烈（或者甚至没有疼痛）；沿坐骨神经有疼痛和针扎麻木感；症状和体征随着久坐或者脊柱不变动姿态而加剧；不能跳、跑、举提物体；明显的脊柱僵硬。

4. 脊柱韧带扭伤

定义和特征：脊柱韧带扭伤是指脊柱发生扭转之后产生的韧带损伤，通常发生于脊柱扭转的外伤后。可以是棘上韧带、前纵韧带、后纵韧带、棘间韧带、黄韧带。有局部压痛，疼痛可以随着脊柱的运动引发。重症患者，疼痛甚至在休息时也会产生。也可能有轻微的肿胀。没有神经症状。

常见症状：脊柱疼痛及僵硬；急性时有肿胀和发热；旋转躯干时不适；症状和体征不剧烈，时有时无；症状和体征随着长时间的活动加重，例如坐和运动；沿着棘突有压痛（一些节段）；疼痛随着脊柱屈曲增加；脊柱深层的韧带，钝痛且难以确定位置；有时坐卧于柔软的床或者沙发上会引起疼痛；没有放射痛；不影响步行和下肢力量。

5. 脊柱滑脱

定义和特征：脊柱滑脱是由于椎弓的缺陷（一般为应力性骨折）引起椎体向前滑动，较常发于第5腰椎。诱发因素是先天性的，或者反复的椎弓负荷超载。通常发生在25岁以下青少年生长发育时期。一旦发生，会极大影响运动表现，大多数运动员不得不改变运动项目，甚至放弃运动。

常见症状：背痛；脊柱过伸时背痛加重；最近有恶化加重；极大影响运动表现。

第二节　颈部康复评估

一、问诊

患者的基本信息采集：目前症状，颈部的病史，疼痛的时间，疼痛部位和性质，加重疼痛的动作，上肢是否有放射性症状，是否有头痛、头晕。

二、特殊检查

1. 正中神经试验（图3-2-1）

目的：评估正中神经张力情况。

姿势：站姿，向对侧侧屈颈部，下压同侧肩膀。

方法：在肩胛骨平面外展上肢，伸肘，前臂旋后，伸腕和手指。

意义：试验阳性表现为上肢正中神经分布区的疼痛或者感觉障碍。

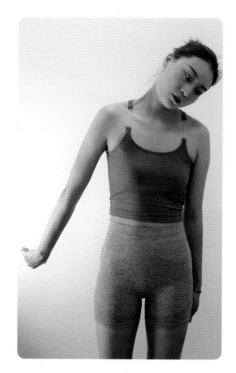

图3-2-2　桡神经试验

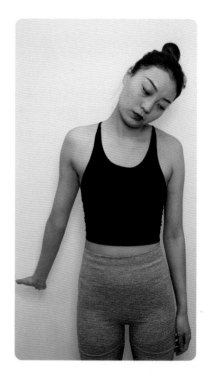

图3-2-1　正中神经试验

2. 桡神经试验（图3-2-2）

目的：评估桡神经张力情况。

姿势：站姿，向对侧侧屈颈部，下压同侧肩膀。

方法：后伸上肢，伸肘，前臂旋前，屈腕，伸手指。

意义：试验阳性表现为上肢桡神经分布区的疼痛或者感觉障碍。

3. 尺神经试验（图3-2-3）

目的：评估尺神经张力情况。

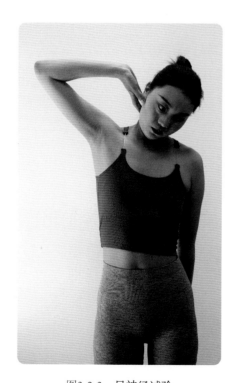

图3-2-3　尺神经试验

姿势：站姿，向对侧侧屈颈部，下压同侧肩膀。

方法：肩关节外展90°，外旋，屈肘，前臂旋前，伸腕和手指，尝试将手掌放到同侧耳朵处。

意义：试验阳性表现为上肢尺神经分布区的疼痛或者感觉障碍。

4. 压头试验（Spurling征）（图3-2-4）

目的：评估神经根和椎间孔。

姿势：坐姿。

方法：检查者站在受试者后方，将手指交错置于其头顶并施加轴向负荷，使颈椎稍微伸展并向外侧屈曲。

意义：试验阳性表现为疼痛或者放射痛，提示与椎间孔受压相关的多种器质性改变。

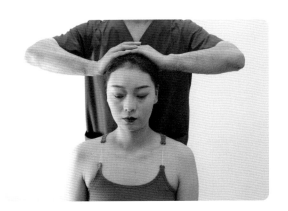

图3-2-4　压头试验

5. 颈椎椎间孔牵拉试验（图3-2-5）

目的：评估颈椎移动性、椎间孔大小和神经根撞击情况。

姿势：仰卧或坐姿。

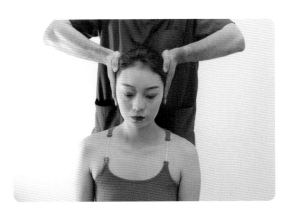

图3-2-5　颈椎椎间孔牵拉试验

方法：轴向牵引受试者头部，使得椎间孔增大，关节面压力减少。

意义：试验阳性提示原有症状缓解或者集中于中轴线，疼痛提示脊椎韧带撕裂、纤维环撕裂严重、大椎间盘突出、肌肉紧张。

三、影像学检查

颈椎可行X线、CT、MRI等检查（图3-2-6 ~ 3-2-8）。

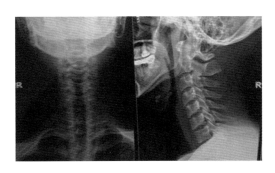

图3-2-6　颈椎 X线

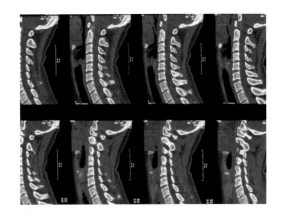

图3-2-7　颈椎CT

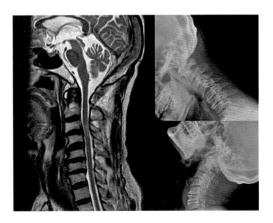

图3-2-8　颈椎MRI

四、姿势评估

是否存在探颈（图3-2-9）、高低肩（图3-2-10）、含胸驼背（图3-2-11）、头部侧倾（图3-2-12）。

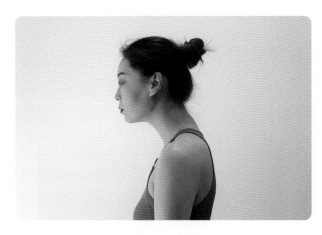

图3-2-9　探颈

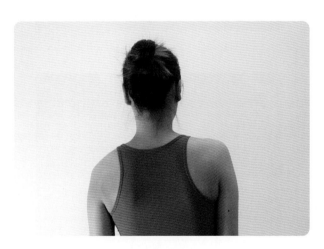

图3-2-10　高低肩

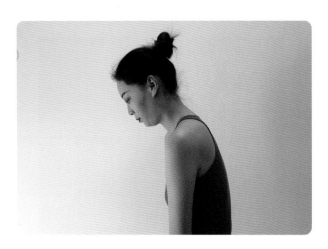

图3-2-11　含胸驼背

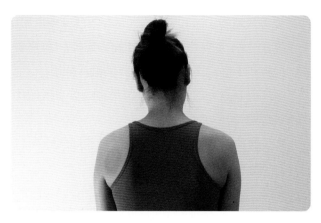

图3-2-12　头部侧倾

五、颈椎活动度测定

中立位：颈直立位，头向前，下颌内收0°；前屈35°~45°（图3-2-13）；后伸35°~45°（图3-2-14）；左、右侧屈45°（图3-2-15）；左、右旋转60°~80°（图3-2-16）。

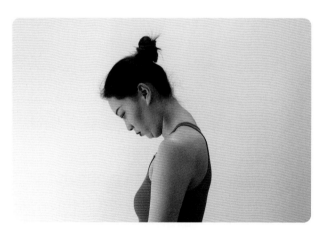

图3-2-13　前屈

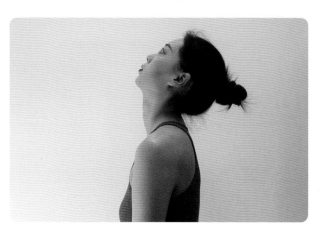

图3-2-14　后伸

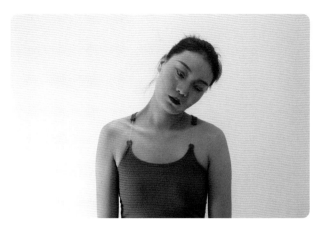

图3-2-15　左、右侧屈

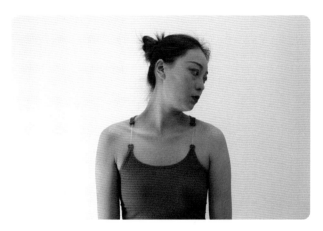

图3-2-16　左、右旋转

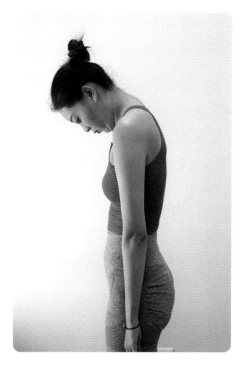

图3-2-17　颈椎屈曲

六、肌力评估

前屈肌力：前屈对抗。后伸肌力：后伸对抗。左、右侧屈肌力：侧屈对抗。左、右旋转肌力：旋转对抗。

七、动作筛查

1. 颈椎屈曲（图3-2-17）

测试标准：下颌触碰到胸骨。

2. 颈椎伸展（图3-2-18）

测试标准：仰头后的角度在10°以内。

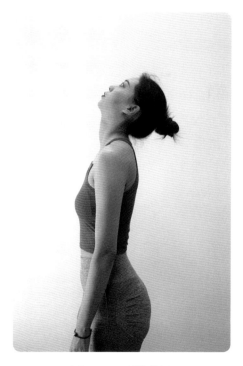

图3-2-18　颈椎伸展

3. 颈椎旋转（图3-2-19）

测试标准：左右转头末端，下颌能达到锁骨中点上方。

八、触诊

1. 检查手法

斜方肌（五指拿），肩胛提肌（拇指分法），头夹肌（指压法），颈夹肌（指压法），胸锁乳突肌（拇指分法），斜角肌（拇指分法）。

2. 检查目的

测试肌肉张力、肿胀程度、温度、扳机点、疼痛点。

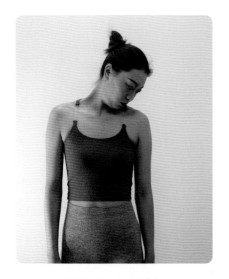

图3-2-19　颈椎旋转

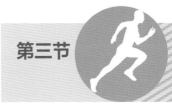

第三节　颈部疼痛原因

颈部疼痛原因较多，其中不良姿势、错误动作模式、不良体态、外伤、退变都可能使颈部结构变形和肌肉失衡，颈部功能异常导致颈部疼痛。

常见的结构和功能可能出现的病理变化如下。

1. 结构

曲度病理变化：变直、反弓、侧弯、旋转、滑脱。

骨质病理变化：增生、骨裂、骨折、骨瘤、骨囊肿、椎管狭窄。

椎间盘病理变化：膨出、突出、脱出。

2. 功能

肌肉病理变化：肌张力高、肌力弱、条索、钙化、扳机点、疼痛点。

筋膜病理变化：肌张力高、条索、钙化、扳机点、疼痛点。

韧带病理变化：张力高、条索、钙化、扳机点、疼痛点。

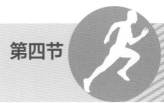

第四节　颈部疼痛康复

一、手法治疗

1. 俯卧位手法治疗一

部位：斜方肌、菱形肌、头夹肌、颈夹肌。

顺序：五指拿→双手叠压→掌指按压→指压法→五指拿。

时间：5分钟。

（1）五指拿（图3-4-1）

手法路线：从同侧T_{12}开始，第一条沿棘突外侧1指向肩部移动；第二条沿棘突外侧4～5指向肩部腋窝方向移动。

康复师位置：坐姿或站姿，治疗床高低以康复师不弯腰为基本标准，预防腰痛。

手法角度：手腕与患者身体成0°～45°，预防手腕损伤。

手法要求：连续移动，不跳动；力由身体传递至掌窝，由掌窝传递至五指。

时间：1～2分钟。

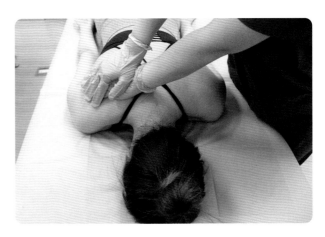

图3-4-2　双手叠压

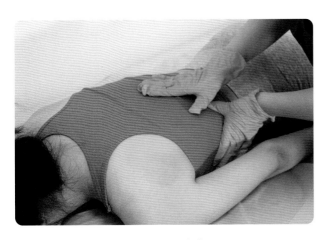

图3-4-1　五指拿

（2）双手叠压（图3-4-2）

手法路线：从对侧T_{12}开始，第一条沿棘突外侧1指向T_1移动；第二条沿T_{12}棘突外侧4～5指向斜方上束方向移动。

康复师位置：站姿，正面站立，两脚与肩同宽，治疗床高低以康复师弯腰不超过30°为基本标准，预防腰痛。

手法角度：手腕与患者身体成0°～60°，预防手腕损伤。

手法要求：一掌3～5次，然后连续依次移动，不跳动；力由足部传递至躯干传递至掌根1/3处，由掌根1/3传递至五指，手法放松。

时间：2分钟。

（3）掌指按压（图3-4-3）

手法路线：从对侧T_{12}开始，第一条沿棘突外侧1指向T_1移动；第二条沿T_{12}棘突外侧2指向斜方上束方向移动；第三条沿T_{12}棘突外侧3指向斜方上束方向移动；第四条沿T_{12}棘突外侧4指向斜方上束方向移动。

康复师位置：站姿，采取正面站立，两脚与肩同宽，治疗床高低以康复师弯腰不超过30°为基本标准，预防腰痛。

手法角度：手腕与患者身体成0°～60°，预防手腕损伤。

手法要求：一掌3～5次，然后连续依次移动，不跳动；力由足部传递至躯干传递至大鱼际及大拇指中线外0.5cm处，张力高处重点处理。

时间：2分钟。

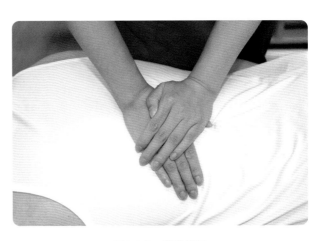

图3-4-3　掌指按压

（4）指压法（图3-4-4）

手法路线：从对侧T_{12}开始，第一条沿棘突外侧1指向T_1移动；第二条沿T_{12}棘突外侧2指向斜方上束方向移动；第三条沿T_{12}棘突外侧3指向斜方上束方向移动；第四条沿T_{12}棘突外侧4指向斜方上束方向移动。

康复师位置：站姿，采取正面站立，两脚与肩同宽，治疗床高低以康复师弯腰不超过30°为基本标准，预防腰痛。

手法角度：手腕与患者身体成0°~60°，预防手腕损伤。

手法要求：一掌3~5次，然后连续依次移动，不跳动；力由足部传递至躯干传递至指腹（非指尖），张力高处及疼痛点重点处理。

时间：2分钟。

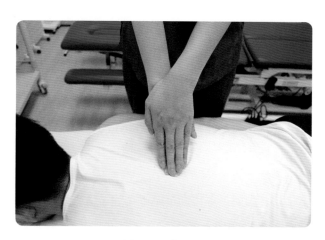

图3-4-4　指压法

（5）五指拿（同上）

2. 俯卧位手法治疗二

部位：斜方肌上束、肩胛提肌。

顺序：五指拿→拇指分法→五指拿。

时间：5分钟。

（1）五指拿（图3-4-5）

手法路线：从上斜方肌，颈肩交界处开始$C_{6~7}$横突向肩峰处移动。

康复师位置：坐姿，位于患者头部正前方，治疗床高低以康复师不弯腰为基本标准，预防腰痛。

手法角度：手腕与患者身体成0°~45°，预防手腕损伤。

手法要求：使用对侧手，连续移动，不跳动；力由身体传递至掌窝，由掌窝传递至五指。

时间：1~2分钟。

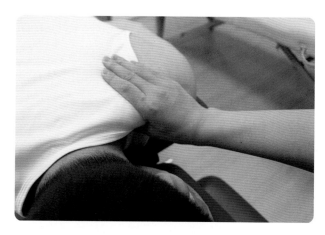

图3-4-5　五指拿

（2）拇指分法（图3-4-6）

手法路线1：第一条由上斜方肌中侧处开始向肩峰处移动；第二条由上斜方肌前侧处开始向肩峰处移动；第三条由上斜方肌后侧处开始向肩峰处移动。

康复师位置：坐姿或站姿，位于患者头部正前方，治疗床高低以康复师不弯腰为基本标准，预防腰痛。

手法角度：拇指与患者身体成45°~90°，预防手腕损伤。

手法要求：连续移动，不跳动；力由身体传递至拇指指腹。

时间：2分钟。

手法路线2：从上斜方肌，颈肩交界处开始$C_{6~7}$横突向肩胛骨内侧角处移动，重点是肩胛提肌中下段。

康复师位置：坐姿或站姿，位于患者头部与肩峰交接处延长线，即患者1点钟方向，治疗床高低以康复师不弯腰为基本标准，预防腰痛。

手法角度：拇指与患者身体成45°~90°，预防手腕损伤。

手法要求：连续移动，不跳动；力由身体传递至拇指指腹，肩胛角、条索、钙化、疼痛点重点处理。

时间：2分钟。

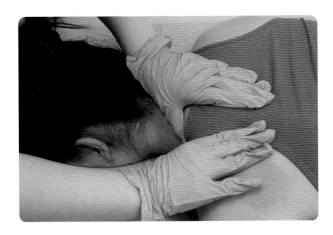

图3-4-6 拇指分法

（3）五指拿（同上）

3. 俯卧位手法治疗三

部位：枕下肌群、头夹肌、颈夹肌、横突棘突、中后斜角肌。

顺序：五指拿→拇指揉法→拇指分法→五指拿。

时间：5分钟。

（1）五指拿（图3-4-7）

手法路线：从枕骨下沿处开始，向$C_7 \sim T_1$处移动。

康复师位置：坐姿或站姿，位于患者头部与肩峰交接处延长线，即患者1点钟方向，治疗床高低以康复师不弯腰为基本标准，预防腰痛。

手法角度：手腕与患者身体成0°～45°，预防手腕损伤。

手法要求：使用同侧手，连续移动，不跳动；力由身体传递至掌窝，由掌窝传递至五指。

时间：1～2分钟。

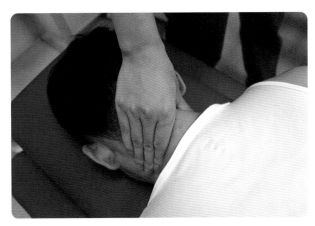

图3-4-7 五指拿

（2）拇指揉法（图3-4-8）

手法路线：从C_2棘突、C_1横突处开始，向枕骨下沿处移动。

康复师位置：坐姿或站姿，位于患者侧面，即患者3点钟方向，治疗床高低以康复师不弯腰为基本标准，预防腰痛。

手法角度：手腕与患者身体成0°～45°，预防手腕损伤。

手法要求：使用同侧手，连续移动，不跳动；力由身体传递至拇指指腹，拇指处屈指成30°～45°，疼痛点重点处理。

时间：2分钟。

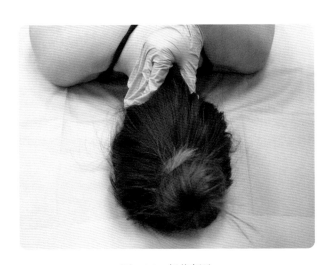

图3-4-8 拇指揉法

（3）拇指分法（图3-4-9）

手法路线：第一条从C_2棘突处开始，向T_1处棘突移动；第二条从C_1旁开1指，向T_1处移动；第三条从C_1旁开2指，向T_1处移动；第四条从C_1旁开3指，向T_1处移动；第五条从C_1横突，向C_7横突处移动。

康复师位置：坐姿或站姿，位于患者侧面，即患者3点钟方向，治疗床高低以康复师不弯腰为基本标准，预防腰痛。

手法角度：拇指与患者身体成45°～90°，预防手腕损伤。

手法要求：使用单手或双手，连续移动，不跳动；力由身体传递至拇指指腹，若单手拇指处屈指成30°～45°，条索、钙化、疼痛点重点处理。

时间：2分钟。

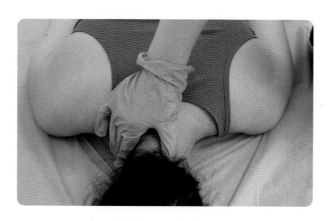

图3-4-9　拇指分法

（4）五指拿（同上）

4. 俯卧位手法治疗四

部位：枕大神经、枕小神经、第三枕神经、耳大神经。

手法：拇指揉法。

时间：单侧4分钟。

拇指揉法（图3-4-10）

手法路线：分别从枕大、枕小、第三、耳大神经出口，向神经延长线处移动。颞区区域。

康复师位置：坐姿或站姿，位于患者侧面，即患者3点钟方向，治疗床高低以康复师不弯腰为基本标准，预防腰痛。

手法角度：手腕与患者身体成0°～45°，预防手腕损伤。

手法要求：使用同侧手，连续移动，不跳动；力由身体传递至拇指指腹与指尖之间，力点在指腹与指尖之间，拇指处屈指成30°～45°，疼痛点重点处理。

时间：2分钟。

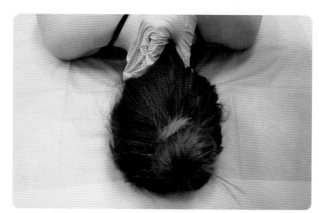

图3-4-10　拇指揉法

5. 仰卧位手法治疗

部位：胸锁乳突肌、斜角肌。

手法：拇指揉法。

时间：单侧4分钟。

拇指揉法（图3-4-11、图3-4-12）

手法路线：第一条从胸锁乳突肌，向胸骨柄及锁骨内侧1cm处移动；第二条从前斜角肌，胸锁乳突肌中间旁1指，向锁骨内侧1/3后1cm处移动；第三条从中斜角肌，由C_2横突前结节，向第一肋骨中侧处（颈部横突延伸线）移动；第四条从后斜角肌，由C_5横突后结节，向第二肋骨中侧处（颈部横突延伸线）移动。

康复师位置：坐姿，位于患者前侧，即患者12点钟方向，治疗床高低以康复师不弯腰为基本标准，预防腰痛。

手法角度：手腕与患者身体成0°～45°，预防手腕损伤。

手法要求：使用同侧手，一手在枕骨下侧，控制颈部方向，连续移动，不跳动；力由身体传递至拇指指腹与指尖之间，力点在指腹与指尖之间，拇指处屈指成30°~45°，疼痛点重点处理。

时间：4~5分钟。

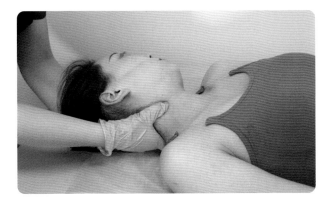

图3-4-11　胸锁乳突肌拇指揉法

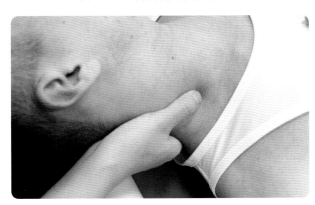

图3-4-12　斜角肌拇指揉法

6. 神经滑动

部位：正中神经（图3-4-13）、尺神经（图3-4-14）、桡神经（图3-4-15）。

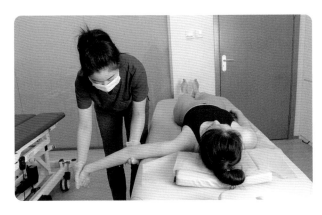

图3-4-13　正中神经滑动

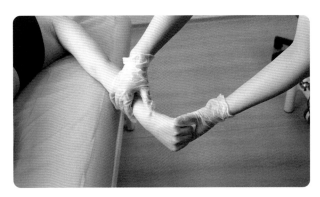

图3-4-14　尺神经滑动

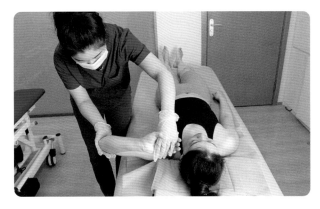

图3-4-15　桡神经滑动

动作频率：每组持续20~30秒，4~5组，间歇5秒。

7. 分离拉伸

部位：斜方肌、胸锁乳突肌、斜角肌。

动作频率：每组持续20~30秒，3~4组，间歇5秒。

（1）斜方肌拉伸（图3-4-16）

动作要领：患者仰卧位。康复师一只手置于患

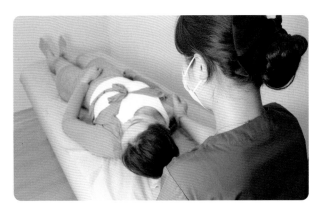

图3-4-16　斜方肌拉伸

者同侧肩膀做固定，另一只手置于患者头部下方，缓慢向对侧肩膀侧倾移动头部，直到有轻微的牵扯感。每次大概进行30～60秒，头部回到起始位，重复2～3组。

（2）胸锁乳突肌拉伸（图3-4-17）

动作要领：患者仰卧位。康复师一只手置于患者锁骨内侧1/3处找到肌肉起点做固定，另一只手置于患者头部，缓慢向后侧和对侧移动头部，直到有轻微的牵扯感。每次大概进行30～60秒，头部回到起始位，重复2～3组。

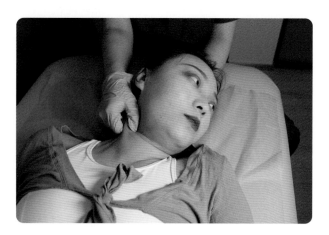

图3-4-17　胸锁乳突肌拉伸

（3）斜角肌拉伸（图3-4-18）

动作要领：患者仰卧位。康复师一只手置于患者同侧肩膀向内1/3处做固定，另一只手置于患者

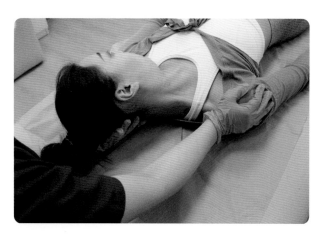

图3-4-18　斜角肌拉伸

头部下方，缓慢向对侧肩膀侧倾移动头部，直到有轻微的牵扯感。每次大概进行30～60秒，头部回到起始位，重复2～3组。

二、物理因子治疗

1. 超声波（图3-4-19）、冲击波（图3-4-20）、中频干扰电（图3-4-21）

部位：疼痛点、钙化点。

频率：1MHz作用于深层，3MHz作用于浅层。

波形：10%、25%、50%、100%连续波。

面积：1cm^2、3cm^2、5cm^2。

强度：0.1～2.5W/cm^2，在患者承受范围内。

时间：单侧10分钟以内。

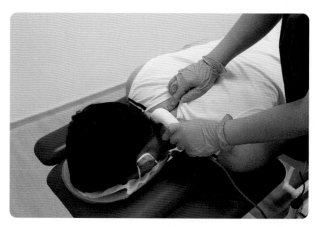

图3-4-19　超声波

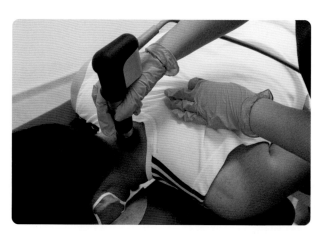

图3-4-20　冲击波

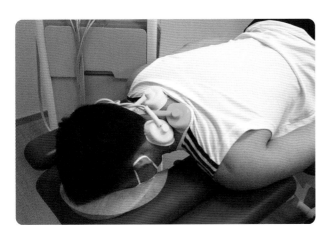

图3-4-21 中频干扰电

2. 筋膜枪（图3-4-22）、筋膜刀（肿胀时期禁用）（图3-4-23）

部位：张力高肌群、疼痛点、钙化点。

强度：在患者承受范围内。

时间：5～10分钟以内。

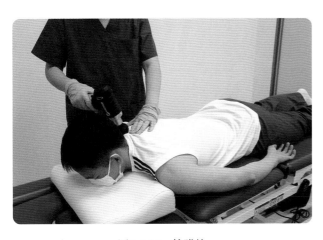

图3-4-22 筋膜枪

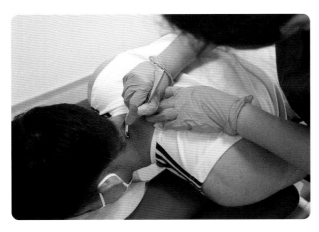

图3-4-23 筋膜刀

3. 肌贴（图3-4-24）

部位：肌力薄弱处、肿胀处。

强度：消肿，疼痛点10%～30%拉力，提高肌力30%～60%拉力。

时间：康复结束后使用，持续3～5天。

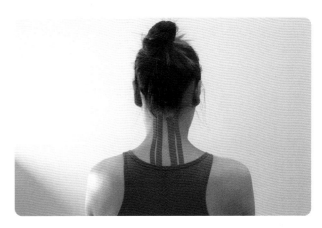

图3-4-24 肌贴

4. 冰敷（肿胀期、训练后）（图3-4-25）

部位：肿胀部位。

注意事项：非直接接触皮肤，毛巾、卫生纸垫于冰袋下。

时间：3～5分钟，出现刺痛后，需要间歇1分钟。

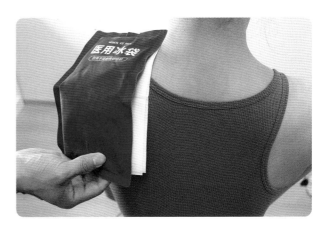

图3-4-25 冰敷

三、康复训练

1. 缩脖子、额顶小球（周期1~4周）

动作频率：12～15次/组，3～4组，间歇20秒。

（1）缩脖子（图3-4-26）

目标肌群：颈深屈肌。

动作描述：患者坐位，两眼目视前方，两手放身体两侧，腰腹垂直于地面，两脚自然打开，两脚外展45°。颈部水平回缩，停顿3～5秒，回缩时呼气，前伸时吸气。

注意事项：腰背挺直，颈部保持水平运动。

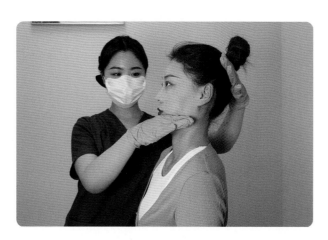

图3-4-26　缩脖子

（2）额顶小球（图3-4-27）

目标肌群：颈部屈肌。

动作描述：两眼目视前方，两手放身体两侧，腰腹垂直于地面，两脚自然前后打开，两脚尖指向正前方。向前顶球呼气，回缩时吸气。

注意事项：头部与脊柱处在一条直线上，颈部保持水平运动。

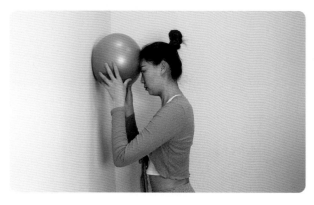

图3-4-27　额顶小球

2. 上W、俯卧W（周期1~4周）

动作频率：12～15次/组，3～4组，间歇20秒。

（1）上W（图3-4-28）

目标肌群：斜方中下束、菱形肌。

动作描述：患者坐位，两眼目视前方，两手握把，左右平衡，腰背挺直，两脚与肩同宽。外展手臂至与身体呈W字，双肩放松，夹紧双肘，感受中背部肌肉发力。向下时吸气，回落时呼气。

注意事项：头部与脊柱处在一条直线上，力从背部传递至手臂。

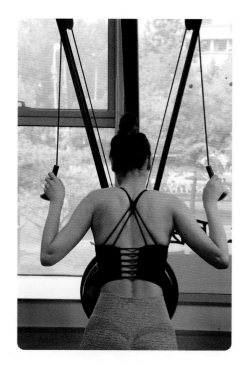

图3-4-28　上W

（2）俯卧W（图3-4-29）

目标肌群：菱形肌。

动作描述：患者俯卧位，两眼目视前方，两手握把，左右平衡，腰背挺直，屈膝俯身，两脚与肩同宽。外展手臂至与身体呈W字，双肩放松，夹紧双肘，感受中背部肌肉发力。向下时吸气，回落时呼气。

注意事项：头部与脊柱处在一条直线上，力从背部传递至手臂。

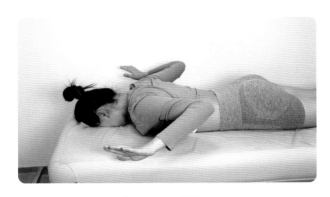

图3-4-29 俯卧W

3. 哑铃外展、弹力带外旋（周期1~4周）

动作频率：12~15次/组，3~4组，间歇20秒。

（1）哑铃外展（图3-4-30）

目标肌群：菱形肌。

动作描述：患者坐位，两眼目视前方，两手握把，左右平衡，腰背挺直，两脚自然打开，两脚外展45°。双肩放松，夹紧双肘，小臂跟上臂成90°，外旋时吸气，回落时呼气。

注意事项：颈部放松，腰背成直线，力从背部传递至手臂。

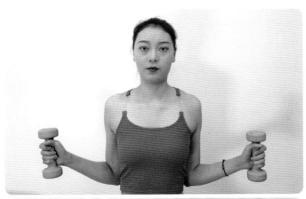

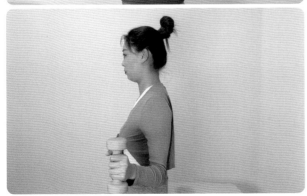

图3-4-30 哑铃外展

（2）弹力带外旋（图3-4-31）

目标肌群：菱形肌。

动作描述：患者坐位，两眼目视前方，两手握弹力带，左右平衡，腰背挺直，两脚自然打开，两脚外展45°。双肩放松，夹紧双肘，小臂跟上臂成90°，外展时吸气，回落时呼气。

注意事项：颈部放松，腰背成直线，力从背部传递至手臂。

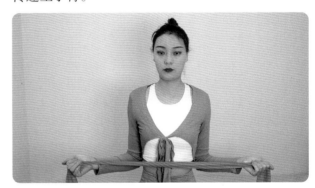

图3-4-31 弹力带外旋

4. 缩脖子（弹力带）、额后顶球、头部侧顶球、坐姿颈后伸（弹力带或毛巾）、猫式颈后伸（周期4~8周）

动作频率：12~15次/组，3~4组，间歇20秒。

（1）缩脖子（弹力带）（图3-4-32）

目标肌群：颈深肌群。

动作描述：患者坐位，两眼目视前方，两手握弹力带，腰腹垂直于地面，两脚自然打开，两脚外展45°。颈部水平回缩，停顿3~5秒，回缩时呼气，前伸时吸气。

注意事项：腰背挺直，颈部保持水平运动。

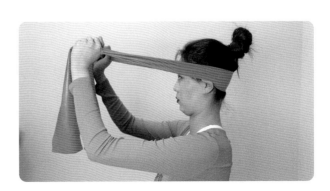

图3-4-32 缩脖子（弹力带）

（2）额后顶球（图3-4-33）

目标肌群：颈部伸肌。

动作描述：两眼目视前方，两手放身体两侧，腰腹垂直于地面，两脚自然前后打开，两脚尖指向正前方。向后顶球呼气，回缩时吸气。

注意事项：头部与脊柱处在一条直线上，颈部保持水平运动。

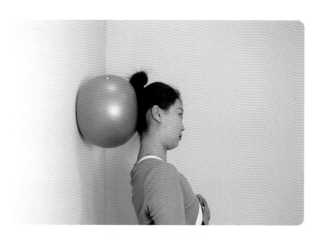

图3-4-33　额后顶球

（3）头部侧顶球（图3-4-34）

目标肌群：斜角肌。

动作描述：两眼目视前方，两手叉腰，腰腹垂直于地面，两脚与肩同宽，两脚尖指向正前方。侧向顶球呼气，回缩时吸气。

注意事项：力从斜角肌传递至头部。

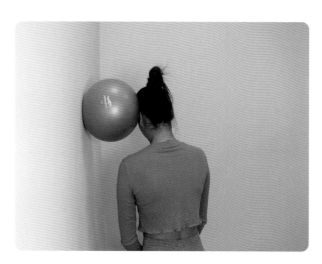

图3-4-34　头部侧顶球

（4）坐姿颈后伸（弹力带或毛巾）（图3-4-35）

目标：改善曲度。

动作描述：患者坐位，两眼目视前方，两手握弹力带或毛巾置于颈后部，左右平衡，腰背挺直，两脚自然打开，两脚外展45°。颈部后伸至最大，回落至颈部垂直于地面，后伸时吸气，回落时呼气。

注意事项：颈部放松，腰背挺直。

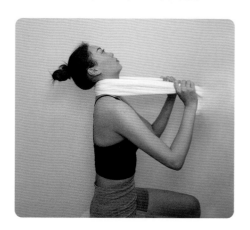

图3-4-35　坐姿颈后伸（毛巾）

（5）猫式颈后伸（图3-4-36）

目标：改善曲度。

动作描述：身体成四点位，两眼目视前方，手臂与躯干成90°，腰腹平行于地面，大腿与躯干成90°，小腿平行于地面。颈部后伸至最大，停顿3秒，回落至颈部平行于地面，后伸时吸气，回落时呼气。

注意事项：腰背挺直。

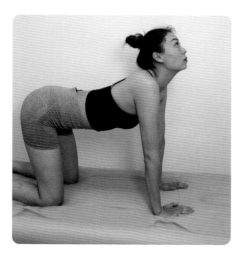

图3-4-36　猫式颈后伸

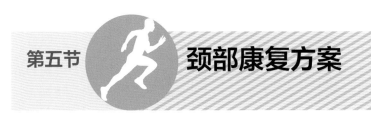

第五节 颈部康复方案

1. 康复目标

（1）松解张力高肌群，物理因子治疗改善症状。

（2）改善颈部活动度。

（3）增强颈部及背部肌力。

（4）提高颈部稳定性。

2. 康复治疗频率

3次/周，根据不同情况，总康复次数在12~48次之间。

3. 康复周期设置（表3-5-1）

表3-5-1 颈部康复周期设置

康复周期	颈部疼痛常见类型						康复目标	康复指标
	小关节紊乱	肌肉劳损	曲度变直	韧带钙化	膨出	突出		
第一阶段（症状康复）	2~3次	3~4周 10~12次	3~4周 10~12次	3~4周 10~12次	3~4周 10~12次	3~4周 10~12次	症状缓解或消除	伏案1~2小时
第二阶段（功能康复）	—	6~8周 18~24次	6~8周 18~24次	6~8周 18~24次	6~8周 18~24次	6~8周 18~24次	肌力提升，有一定的运动能力，且无症状	伏案3~4小时
第三阶段（专项体能）	—	—	10~12周 30~36次	10~12周 30~36次	10~12周 30~36次	10~12周 30~36次	运动能力提升，多关节参与能力，无症状	伏案5~6小时
第四阶段（运动表现）	—	—	16~24周 48~72次	16~24周 48~72次	16~24周 48~72次	16~24周 48~72次	运动表现能力显著提升，复合动作，高难动作，无症状	伏案7~8小时

备注：在实际的康复中，患者多部位、多种问题康复，需综合设计康复方案。

胸椎是人体脊柱的组成部分之一，位于脊柱胸段，属于上背区域，共12个椎骨。胸椎的特点是具有后凸的生理弯曲，位置在背部正中线上，与颈椎、腰椎共同构成脊柱的胸段。胸椎的12个椎骨分别为第1胸椎到第12胸椎，其中第1胸椎和第9胸椎以下各胸椎的肋凹不典型。胸椎的椎骨由椎体和椎弓组成，椎体侧面有横突，横突末端前面有圆形的横突肋凹，与肋结节构成关节；后面有棘突，左右各有一对关节突，分为上、下关节突，上下两个胸椎通过关节突叠加固定在一起，可维持胸椎的稳定。胸椎的作用包括支持脊神经、血管及缓解冲力和承受重力等。胸椎的病变可以导致多种症状，如上背痛、疼痛、呼吸困难、消化系统症状等。

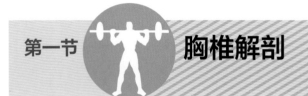

第一节　胸椎解剖

一、肌肉解剖

胸椎涉及的肌肉主要有斜方肌、胸锁乳突肌、肩胛提肌、胸大肌、胸小肌、菱形肌、竖脊肌、上后锯肌、下后锯肌、前锯肌、肋间外肌、肋间内肌、最深肋间肌、腹外斜肌、腹内斜肌、腹直肌、腹横肌、膈肌。

1. 斜方肌（图4-1-1）

起点：上项线内1/3，枕外隆凸，项韧带，第七颈椎棘突，全部胸椎棘突及棘上韧带。

止点：上部纤维止于锁骨外侧端1/3，中部纤维止于肩峰和肩胛冈上缘外侧。下部纤维止于肩胛冈上缘。

功能：①近固定。上部肌束收缩，使肩胛骨上提、上回旋、后缩。中部肌束收缩，使肩胛骨后缩。下部肌束收缩，使肩胛骨下降、上回旋。两侧同时收缩，使肩胛骨后缩。②远固定。一侧上部肌束收缩，使头向同侧屈和对侧旋转。两侧同时收缩，使头后仰和脊柱伸直。

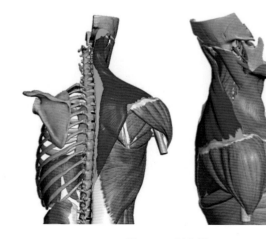

图4-1-1　斜方肌

2. 胸锁乳突肌（图4-1-2）

起点：胸骨柄和锁骨胸骨端。

止点：颞骨乳突。

功能：①下固定。一侧收缩，使头向同侧屈，并转向对侧。两侧同时收缩，肌肉合力在寰枕关节额状轴的后侧使头伸，在寰枕关节前侧使头前屈。②上固定。上提胸廓助吸气。

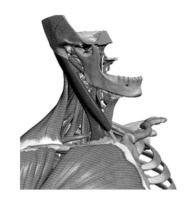

图4-1-2　胸锁乳突肌

3. 肩胛提肌（图4-1-3）

起点：第1～4颈椎横突。

止点：肩胛骨上角和肩胛骨脊柱缘的上部。

功能：①近固定。使肩胛骨上提和下回旋。②远固定。一侧收缩，使头向同侧屈和轻度回旋。两侧收缩，使颈伸。

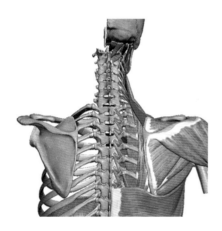

图4-1-3　肩胛提肌

4. 胸大肌（图4-1-4）

起点：锁骨部（锁骨内侧半）、胸肋部（胸骨前面和第1～6肋软骨前面）和腹部（腹直肌鞘的前壁）。

止点：肱骨大结节嵴。

功能：收缩时能使肱骨内收及旋内，胸肋部可使举起的上肢后伸，帮助呼吸；锁骨部收缩能使肩关节屈曲。

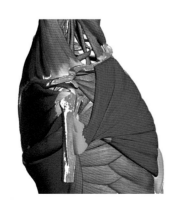

图4-1-4　胸大肌

5. 胸小肌（图4-1-5）

起点：第3~5肋骨的前面及肋间肌表面的筋膜。

止点：肩胛骨的喙突。

功能：胸小肌拉肩胛骨向前、下。肩胛骨固定时，胸小肌可上提肋骨，但在用力吸气时才有活动。

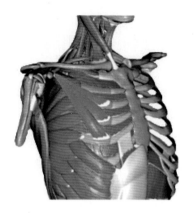

图4-1-5 胸小肌

6. 菱形肌（图4-1-6）

起点：第6、7颈椎和第1~4胸椎棘突。

止点：肩胛骨内侧缘。

功能：①近固定。使肩胛骨上提、后缩和下回旋。②远固定。两侧收缩，使脊柱胸段伸。

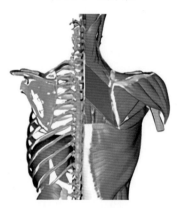

图4-1-6 菱形肌

7. 竖脊肌（图4-1-7）

起点：骶骨背面、髂嵴后部、腰椎棘突和胸腰筋膜。

止点：脊肌止于颈、腰椎的棘突，最长肌止于颈、胸椎的横突和颞骨乳突，髂肋肌止于肋骨的肋角。

功能：①下固定。两侧同时收缩，使脊柱后伸，一侧收缩使脊柱向同侧侧屈。②上固定。两侧同时收缩，使脊柱后伸并带动下肢后摆。一侧收缩，使脊柱侧屈。

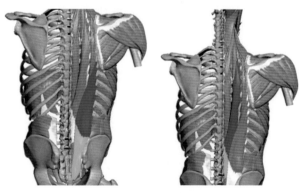

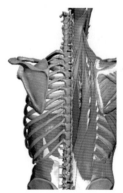

图4-1-7 竖脊肌

8. 后锯肌（图4-1-8）

  （1）上后锯肌

    起点：第6、7颈椎和第1~2胸椎棘突。

    止点：第2~5肋角背外侧面。

    功能：助吸气。

  （2）下后锯肌

    起点：第10~12胸椎和第1~2腰椎棘突。

    止点：第9~12肋骨角外侧。

    功能：助吸气。

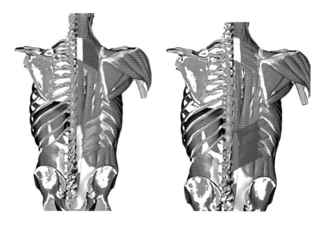

图4-1-8　后锯肌

9. 前锯肌（图4-1-9）

  起点：第1~9肋骨外侧面。

  止点：肩胛骨内侧象和下角。

  功能：手臂向上及旋转等；肩胛骨固定时，可以上提肋骨助深吸气。

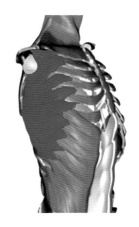

图4-1-9　前锯肌

10. 肋间肌（图4-1-10）

  （1）肋间外肌

    起点：上位肋骨下缘。

    止点：下位肋骨上缘。

    功能：提肋，使胸廓扩大，助吸气。

  （2）肋间内肌

    起点：下位肋骨上缘。

    止点：下位肋骨上缘。

    功能：降肋，使胸廓减小，助呼气。

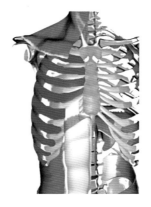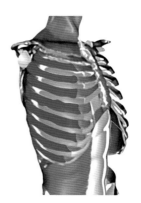

图4-1-10　肋间肌

11. 腹直肌（图4-1-11）

起点： 耻骨上缘（耻骨结节与耻骨联合之间）。

止点： 第5～7肋软骨前面和胸骨剑突。

功能： 下固定时，两侧肌肉收缩使脊柱前屈，一侧收缩，使脊柱侧屈。上固定时，两侧收缩使骨盆后倾。此外，腹直肌还有维持腹压，协助呼吸、排便、分娩等作用。

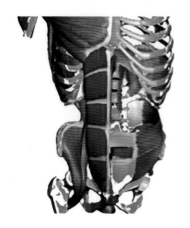

图4-1-11　腹直肌

12. 腹横肌（图4-1-12）

起点： 胸腰筋膜，第7～12肋骨内面，髂脊和腹股沟韧带外侧。

止点： 肌束移行为腱膜，参与形成腹直肌鞘后层，止于腹白线。

功能： 收缩，可增加腹压，协助完成咳嗽、呕吐、排便等生理功能，助呼气，稳定腰椎。

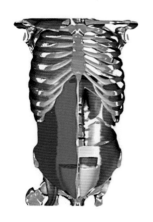

图4-1-12　腹横肌

13. 膈肌（图4-1-13）

起点： 胸骨的起点位于剑突后面，肋骨部的起点位于第6肋的内面，腰部的起点位于第2、3腰椎的前面和第1腰椎的横突。

止点： 中央的中心腱。

功能： 收缩时，膈穹隆下降，胸腔容积扩大，助吸气；舒张时，膈穹隆上升恢复原位，胸腔容积减小，助呼气。膈肌与腹肌同时收缩，则能增加腹压。

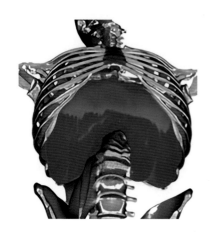

图4-1-13　膈肌

二、胸椎相关肌肉功能

背前屈：腹直肌、腹横肌。

背后伸：斜方肌、竖脊肌。

背侧屈：同侧胸锁乳突肌、同侧肩胛提肌、同侧斜方肌、竖脊肌。

背旋转：斜方肌、竖脊肌。

三、胸椎常见的损伤

胸椎常见的损伤包括急性胸椎扭伤、胸椎骨折、胸椎小关节紊乱等。

急性胸椎扭伤可能是由于剧烈扭转或搬运重物所致，表现为局部疼痛、僵硬和活动受限等症状。休息和热敷可以缓解症状，严重时需要就医。

胸椎骨折可能由骨质疏松、摔倒或暴力等因素引起，根据骨折类型和程度不同，治疗方法也不同，包括保守治疗和手术治疗等。

胸椎小关节紊乱是指胸椎小关节受到外力或慢性劳损后，导致局部疼痛、活动受限等症状。治疗包括休息、热敷、口服药物等，严重时需要就医。

此外，胸椎还可能发生其他疾病，如胸椎间盘突出、胸椎侧弯等。胸椎间盘突出可能是由于长期坐姿不正、过度用力或脊柱退化等原因引起，表现为局部疼痛、麻木等症状，治疗包括保守治疗和手术治疗等。胸椎侧弯可能是由于不良姿势、肌肉不平衡或骨骼疾病等原因引起，治疗方法包括保守治疗和手术治疗等。

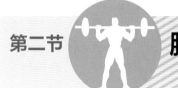

第二节　胸椎康复评估

一、问诊

患者的基本信息采集，目前症状，胸椎的病史，疼痛的时间，疼痛部位和性质，加重疼痛的动作，是否有放射性症状。

二、特殊检查

1. 正中神经试验（图4-2-1）

目的：评估正中神经张力情况。

姿势：站姿，向对侧侧屈颈部，下压同侧肩膀。

方法：在肩胛骨平面外展上肢，伸肘，前臂旋后，伸腕和手指。

意义：试验阳性表现为上肢正中神经分布区的疼痛或者感觉障碍。

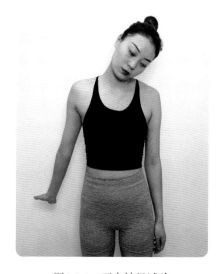

图4-2-1　正中神经试验

2. 桡神经试验（图4-2-2）

目的：评估桡神经张力情况。

姿势：站姿，向对侧侧屈颈部，下压同侧肩膀。

方法：后伸上肢，伸肘，前臂旋前，屈腕，伸手指。

意义：试验阳性表现为上肢桡神经分布区的疼痛或者感觉障碍。

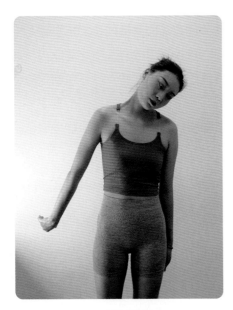

图4-2-2　桡神经试验

3. 尺神经试验（图4-2-3）

目的：评估尺神经张力情况。

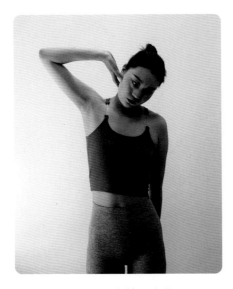

图4-2-3　尺神经试验

姿势：站姿，向对侧侧屈颈部，下压同侧肩膀。

方法：肩关节外展90°，外旋，屈肘，前臂旋前，伸腕和手指，尝试将手掌放到同侧耳朵处。

意义：试验阳性表现为上肢尺神经分布区的疼痛或者感觉障碍。

4. 压头试验（Spurling征）（图4-2-4）

目的：评估神经根和椎间孔。

姿势：坐姿。

方法：检查者站在受试者后方，将手指交错置于其头顶并施加轴向负荷，使颈椎稍微伸展并向外侧屈曲。

意义：试验阳性表现为疼痛或者放射疼，提示与椎间孔受压相关的多种器质性改变。

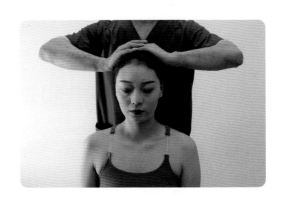

图4-2-4　压头试验

5. 椎间孔牵拉试验（图4-2-5）

目的：评估移动性，椎间孔大小和神经根撞击情况。

姿势：仰卧或坐姿。

方法：轴向牵引受试者头部，使得椎间孔增大，关节面压力减少。

意义：试验阳性提示原有症状缓解或者集中于中轴线，便是该方法可以缓解神经根受压，疼痛提示脊椎韧带撕裂、纤维环撕裂严重、大椎间盘突出、肌肉紧张。

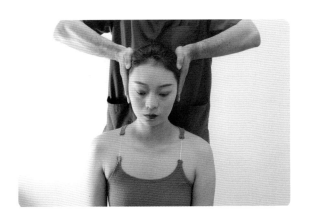

图4-2-5 椎间孔牵拉试验

三、影像学检查

胸椎可行X线（图4-2-6）、CT（图4-2-7）、MRI（图4-2-8）等检查。

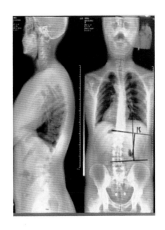 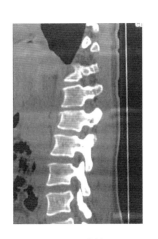

图4-2-6 胸椎X线　　图4-2-7 胸椎CT

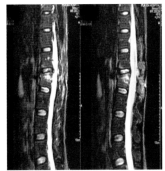

图4-2-8 胸椎MRI

四、姿势评估

是否存在探颈（图4-2-9）、高低肩（图4-2-10）、含胸驼背（图4-2-11）、头部侧倾（图4-2-12）。

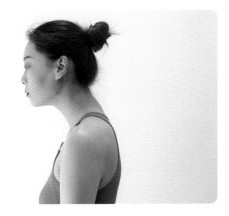

图4-2-9 探颈

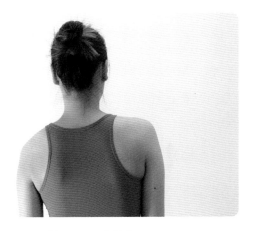

图4-2-10 高低肩

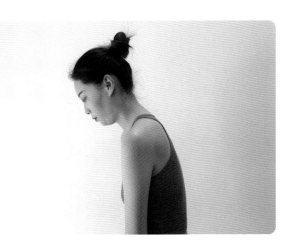

图4-2-11 含胸驼背

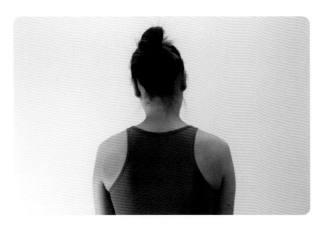

图4-2-12　头部侧倾

五、胸椎活动度测定

胸椎关节的活动度和活动范围相对较小，这是由于胸椎与肋骨、胸骨相连，形成了胸廓，限制了胸椎的屈伸和侧屈运动。

胸椎关节的活动度数值的评估需要根据具体的诊断方法和标准来确定。一般来说，上胸段有4°的活动度，中胸段有6°的活动度，下胸段的活动度一般在12°左右。在冠状面上，胸段的侧屈活动度大概在6°左右，下胸段的活动度在9°左右。而在轴位上旋转的活动度，上胸段有8°，下胸段只有2°。

如胸椎关节的活动度出现明显的下降，可能是局部发生了严重的病变造成的，如胸椎骨折、胸椎肿瘤、强直性脊柱炎等。这些病变会使得局部的活动功能受到限制，并且还会伴有局部疼痛、肿胀感等症状。

六、肌力评估

前屈肌力：前屈对抗。后伸肌力：后伸对抗。左、右侧屈肌力：侧屈对抗。左右旋转肌力：旋转对抗。

七、触诊

1. 检查手法

斜方肌（五指拿），菱形肌（指压法），竖脊肌（指压法），前锯肌（指压法），肋间肌（指压法），膈肌（指分法）。

2. 检查目的

测试肌肉张力、肿胀程度、温度、扳机点、疼痛点。

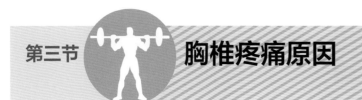

第三节　胸椎疼痛原因

不良姿势、错误动作模式、不良体态、外伤、退变都可能造成胸椎结构变形和肌肉失衡，胸椎功能异常产生胸椎痛。

常见的结构和功能问题如下。

1. 结构

曲度病理变化：曲度变直、反弓、侧弯、旋转、滑脱。

骨质病理变化：增生、骨裂、骨折、骨瘤、骨囊肿、椎管狭窄。

椎间盘病理变化：膨出、突出、脱出。

2. 功能

肌肉病理变化：肌张力高、肌力弱、条索、钙化、扳机点、疼痛点。

筋膜病理变化：肌张力高、条索、钙化、扳机点、疼痛点。

韧带病理变化：张力高、条索、钙化、扳机点、疼痛点。

第四节　胸椎疼痛康复

一、手法治疗

1. 仰卧位手法治疗

部位：胸大肌、胸小肌、肋间肌、前锯肌、膈肌。

手法：单掌揉法→指压法→指分法。

时间：单侧4～5分钟。

（1）单掌揉法（图4-4-1）

手法路线：一只手固定于胸大肌，另一只手固定于患者腕部，由9点钟向3点钟方向移动。

康复师位置：站姿，采取侧面站立，两脚成弓步，以康复师不弯腰为基本标准，预防腰痛。

手法角度：固定手掌与患者身体成0°～45°，预防手腕损伤。

手法要求：力由身体传递至手掌。

时间：3～5分钟。

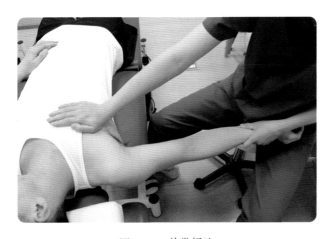

图4-4-1　单掌揉法

（2）指压法（图4-4-2）

手法路线：第一条从同侧胸小肌起点开始，向胸小肌止点移动；第二条从同侧肩胛骨外侧沿腋窝方向移动；第三条同侧胸骨开始，沿肋间隙向肋骨中段移动。

康复师位置：站姿或坐姿，采取正面站立，两脚与肩同宽，治疗床高低以康复师弯腰不超过30°为基本标准，预防腰痛。

手法角度：手腕与患者身体成0°～60°，预防手腕损伤。

手法要求：一处3～5次，然后连续依次移动，不跳动；力由足部传递至躯干传递至指腹（非指尖），张力高处及疼痛点重点处理。

时间：2分钟。

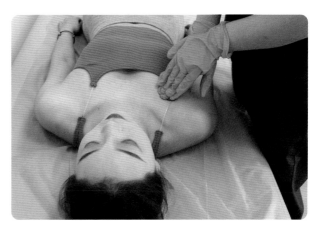

图4-4-2　指压法

（3）指分法（图4-4-3）

手法路线：从同侧肋7～8内侧沿，向肋骨8～10外侧沿移动。

康复师位置：坐姿或站姿，采取正面站立，两脚与肩同宽，治疗床高低以康复师弯腰不超过30°为基本标准，预防腰痛。

手法角度：手腕与患者身体成0°～30°，预防手腕损伤。

手法要求：一处3～5次，然后连续依次移动，不跳动；四指并拢，力由足部传递至躯干传递至指腹（非指尖），张力高处及疼痛点重点处理。

时间：2分钟。

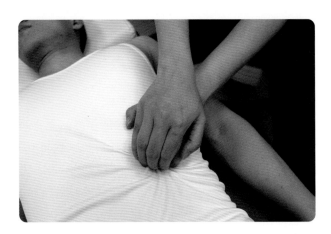

图4-4-3　指分法

2. 侧卧位手法治疗

部位：肋部（肋间肌、前锯肌）。

手法：指压法、拇指分法。

时间：5～6分钟。

指压法、拇指分法（图4-4-4、图4-4-5）

手法路线：从同侧肋骨中段开始，沿肋间隙向肩胛骨移动。

康复师位置：站姿或坐姿，采取正面站立，两脚与肩同宽，治疗床高低以康复师弯腰不超过30°为基本标准，预防腰痛。

手法角度：手腕与患者身体成0°～60°，预防手腕损伤。

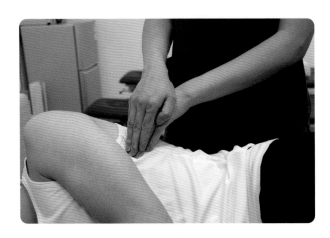

图4-4-4　指压法

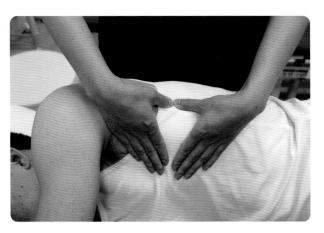

图4-4-5　拇指分法

手法要求：一处3～5次，然后连续依次移动，不跳动；力由足部传递至躯干传递至指腹（非指尖），张力高处及疼痛点重点处理。

时间：2分钟。

3. 俯卧位手法

部位：上中背（斜方肌、菱形肌、竖脊肌、后锯肌）。

手法：五指拿→双手叠压→掌指按压→指压法→五指拿。

时间：8～10分钟。

（1）五指拿（图4-4-6）

手法路线：从同侧T_{12}开始，第一条沿棘突外侧1指向肩部移动；第二条沿棘突外侧4～5指向肩部腋窝方向移动。

康复师位置：坐姿或站姿，治疗床高低以康复

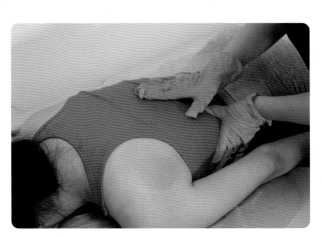

图4-4-6　五指拿

师不弯腰为基本标准，预防腰痛。

手法角度：手腕与患者身体成0°~45°，预防手腕损伤。

手法要求：连续移动，不跳动；力由身体传递至掌窝，由掌窝传递至五指。

时间：1~2分钟。

（2）双手叠压（图4-4-7）

手法路线：从对侧T_{12}开始，第一条沿棘突外侧1指向T_1移动；第二条沿T_{12}棘突外侧4~5指向斜方上束方向移动。

康复师位置：站姿，采取正面站立，两脚与肩同宽，治疗床高低以康复师弯腰不超过30°为基本标准，预防腰痛。

手法角度：手腕与患者身体成0°~60°，预防手腕损伤。

手法要求：一掌3~5次，然后连续依次移动，不跳动；力由足部传递至躯干传递至掌根1/3处，由掌根1/3传递至五指，手法放松。

时间：2分钟。

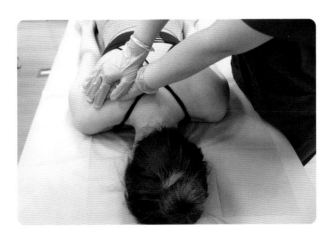

图4-4-7　双手叠压

（3）掌指按压（图4-4-8）

手法路线：从对侧T_{12}开始，第一条沿棘突外侧1指向T_1移动；第二条沿T_{12}棘突外侧2指向斜方上束方向移动；第三条沿T_{12}棘突外侧3指向斜方上束方向移动；第四条沿T_{12}棘突外侧4指向斜方上束方向移动。

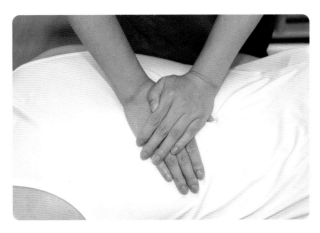

图4-4-8　掌指按压

康复师位置：站姿，采取正面站立，两脚与肩同宽，治疗床高低以康复师弯腰不超过30°为基本标准，预防腰痛。

手法角度：手腕与患者身体成0°~60°，预防手腕损伤。

手法要求：一掌3~5次，然后连续依次移动，不跳动；力由足部传递至躯干传递至大鱼际及大拇指中线外0.5cm处，张力高处重点处理。

时间：2分钟。

（4）指压法（图4-4-9）

手法路线：从对侧T_{12}开始，第一条沿棘突外侧1指向T_1移动；第二条沿T_{12}棘突外侧2指向斜方上束方向移动；第三条沿T_{12}棘突外侧3指向斜方上束方向移动；第四条沿T_{12}棘突外侧4指向斜方上束方向移动。

康复师位置：站姿，采取正面站立，两脚与肩同宽，治疗床高低以康复师弯腰不超过30°为基本标准，预防腰痛。

手法角度：手腕与患者身体成0°~60°，预防手腕损伤。

手法要求：一掌3~5次，然后连续依次移动，不跳动；力由足部传递至躯干传递至指腹（非指尖），张力高处及疼痛点重点处理。

时间：2分钟。

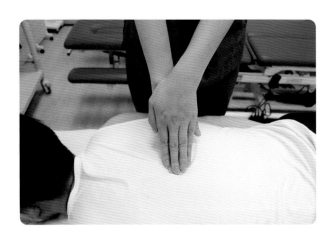

图4-4-9　指压法

（5）五指拿（同上）

4. 分离拉伸（图4-4-10）

部位：胸部拉伸（疼痛忍受内）。

动作频率：每组持续20~30秒，3~4组，间歇5秒。

动作要领：患者仰卧位。康复师将患者手臂打开，一只手固定患者肩部，另一只手固定前臂，缓慢将手臂向下伸展，直到有轻微的牵扯感。每次大概进行30~60秒，手臂回到起始位，重复2~3组。

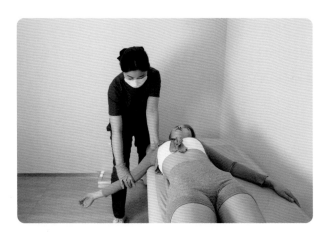

图4-4-10　胸部拉伸

二、物理因子治疗

1. 超声波（图4-4-11）、冲击波（图4-4-12）、中频干扰电（图4-4-13）

部位：疼痛点、钙化点。

频率：1MHz作用于深层，3MHz作用于浅层。

波形：10%、25%、50%、100%连续波。

面积：$1cm^2$、$3cm^2$、$5cm^2$。

强度：$0.1 \sim 2.5 W/cm^2$，在患者承受范围内。

时间：单侧10分钟以内。

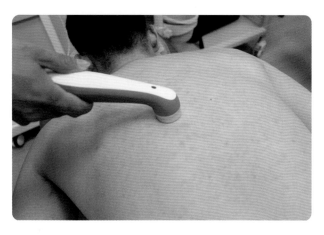

图4-4-11　超声波

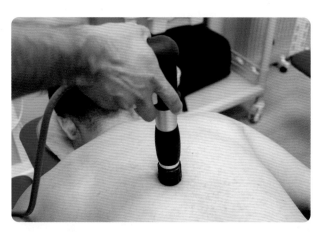

图4-4-12　冲击波

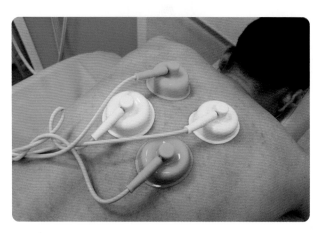

图4-4-13　中频干扰电

2. 筋膜枪（肿胀时期禁用）（图4-4-14）

部位：张力高肌群、疼痛点、钙化点。

强度：在患者承受范围内。

时间：5～10分钟以内。

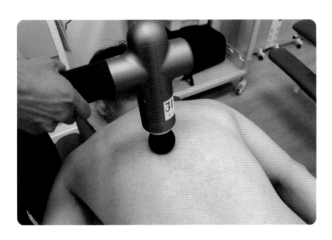

图4-4-14　筋膜枪

3. 肌贴（图4-4-15）

部位：肌力薄弱处、肿胀处。

强度：消肿，疼痛点10%～30%拉力，提高肌力30%～60%拉力。

时间：康复结束后使用，持续3～5天。

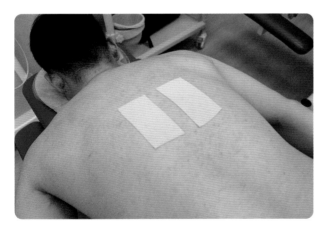

图4-4-15　肌贴

4. 冰敷（肿胀期、训练后）（图4-4-16）

部位：肿胀部位。

注意事项：非直接接触皮肤，毛巾、卫生纸垫于冰袋下。

时间：3～5分钟，出现刺痛后，需要间歇1分钟。

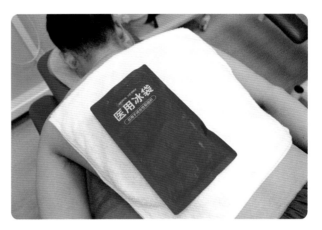

图4-4-16　冰敷

三、康复训练

1. 腹式呼吸、腹横肌呼吸

动作频率：12～15次/组，3～4组，间歇20秒。

（1）腹式呼吸（图4-4-17）

目标肌群：呼吸肌群。

动作描述：患者仰卧位，两眼目视上方，两手放身体两侧，两腿屈曲，脚掌踩地。腹部呼吸，胸廓尽量保持静止。吸气时腹部鼓起，呼气时腹部回收。

注意事项：腰部始终保持贴地。

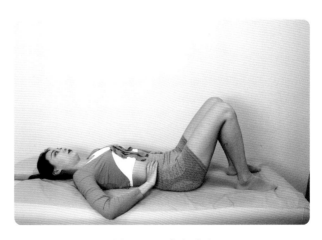

图4-4-17　腹式呼吸

（2）腹横肌呼吸（图4-4-18）

目标肌群：呼吸肌群。

动作描述：患者坐位，两眼目视前方，两手放身体两侧，臀部坐于球面，两腿屈曲，脚掌踩地。下背部呼吸，胸廓尽量保持静止。吸气时下背部鼓起，呼气时下背部回收。

注意事项：腰部始终垂于地面。

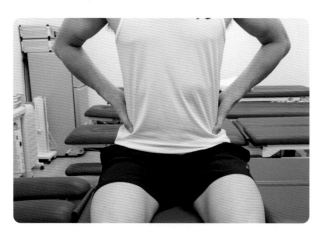

图4-4-18　腹横肌呼吸

2. 交叉背起、跪姿平衡

动作频率：12～15次/组，3～4组，间歇20秒。

（1）交叉背起（图4-4-19）

目标肌群：竖脊肌。

动作描述：身体俯卧，两手前伸，双腿伸直。交替抬起一侧手臂和对侧腿部至最高点，回到起始位。手脚上抬时呼气，下落时吸气。

注意事项：每次贴于地面的手臂和腿部保持放松。

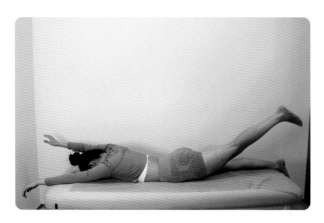

图4-4-19　交叉背起

（2）跪姿平衡（图4-4-20）

目标肌群：竖脊肌、腰方肌。

动作描述：身体成四点位，手臂和躯干成90°，大腿和躯干成90°，颈、胸、腰成直线。一侧手和腿支撑，另一侧向远处伸展再收于胸前，伸展时吸气，回收时呼气。

注意事项：收紧腹部，腰背挺直，身体保持稳定。

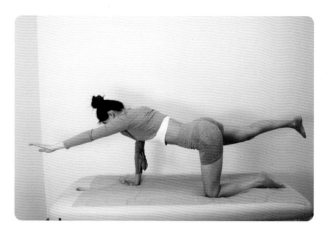

图4-4-20　跪姿平衡

3. 仰卧打水、仰卧侧交叉

动作频率：12～15次/组，3～4组，间歇20秒。

（1）仰卧打水（图4-4-21）

目标肌群：腹直肌。

动作描述：患者仰卧位，两眼目视上方，两手放身体两侧，双腿保持伸直。双腿交替抬起下落，保持腹部紧张，均匀呼吸。

注意事项：腰部始终保持贴地。

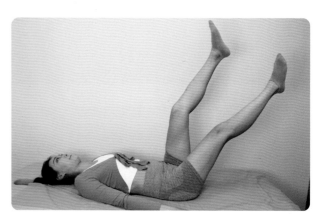

图4-4-21　仰卧打水

（2）仰卧侧交叉（图4-4-22）

目标肌群：腹直肌、腹外斜肌膈肌。

动作描述：患者仰卧位，两眼目视上方，两手放身体两侧，手臂前伸与地面成90°，屈膝抬腿，膝关节与髋关节成90°。对侧手和腿交替下落至地面平行再收回，收腿时呼气，伸腿时吸气。

注意事项：腰部始终保持贴地。

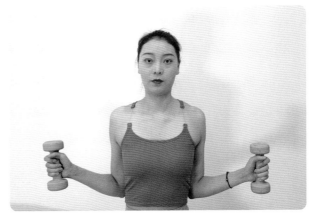

图4-4-23　哑铃外展

（2）跪姿转体（图4-4-24）

目标：胸椎灵活性。

动作描述：身体成四点位，手臂和躯干成90°，大腿和躯干成90°，颈、胸、腰成直线。一侧手支撑，另一侧手向胸前伸展，同时胸椎转体，转体时呼气，回收时吸气。

注意事项：收紧腹部，腰背挺直，身体保持稳定。

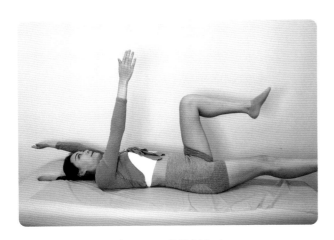

图4-4-22　仰卧侧交叉

4. 哑铃外展、跪姿转体（1~4周）

动作频率：12~15次/组，3~4组，间歇20秒。

（1）哑铃外展（图4-4-23）

目标肌群：菱形肌。

动作描述：患者坐位，两眼目视前方，两手握把，左右平衡，腰背挺直，两脚自然打开，两脚外展45°。双肩放松，夹紧双肘，小臂跟上臂成90°，外旋时吸气，回落时呼气。

注意事项：颈部放松，腰背成直线，力从背部传递至手臂。

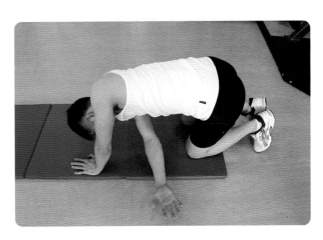

图4-4-24　跪姿转体

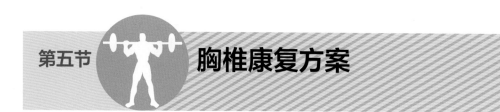

第五节 胸椎康复方案

1. 康复目标

（1）松解胸背部张力高肌群，物理因子治疗改善症状。

（2）改善胸椎活动度。

（3）增强胸背部肌力。

（4）提高吸肌肌力。

2. 康复治疗频率

3次/周，根据不同情况，总康复次数在12～48次之间。

3. 康复周期设置（表4-5-1）

表4-5-1　胸椎康复周期设置

康复周期	胸椎疼痛常见类型							康复目标	康复指标
	岔气	小关节紊乱	呼吸肌损伤	胸部损伤	背部筋膜炎	膨出	突出		
第一阶段（症状康复）	3～8次	3～4周 10～12次	3～4周 10～12次	3～4周 10～12次	3～4周 10～12次	3～4周 10～12次	3～4周 10～12次	症状缓解或消除	伏案1～2小时
第二阶段（功能康复）	—	6～8周 18～24次	6～8周 18～24次	6～8周 18～24次	6～8周 18～24次	6～8周 18～24次	6～8周 18～24次	肌力提升，有一定的运动能力，且无症状	伏案3～4小时
第三阶段（专项体能）	—	—	10～12周 30～36次	10～12周 30～36次	10～12周 30～36次	10～12周 30～36次	10～12周 30～36次	运动能力提升，多关节参与能力，无症状	伏案5～6小时
第四阶段（运动表现）	—	—	16～24周 48～72次	16～24周 48～72次	16～24周 48～72次	16～24周 48～72次	16～24周 48～72次	运动表现能力显著提升，复合动作，高难动作，无症状	伏案7～8小时

备注：在实际的康复中，患者多部位、多种问题康复，需综合设计康复方案。

腰痛主要发生在脊柱腰椎段。脊柱可以划分为5个部分：颈椎（7块）、胸椎（12块）、腰椎（5块）、骶椎（由5块融合成1块）、尾骨（由最初的4块融合成1块）。脊柱的功能是保护脊髓和脊神经，支撑体重，转移负荷，为身体活动在一定程度上提供刚性和柔性的活动轴，保持姿势同时允许运动、功能及走动。

每个椎体的解剖结构上包括椎弓、椎弓根、椎板、锥孔及棘突。每个椎体有4个连接关节，两个横突和一个椎孔。椎孔的形状介于椭圆形和三角形之间。椎体是肾形的，可支撑重量。

脊柱有4个曲度。脊柱的曲度可以卸下支撑在脊柱上的负荷。负荷的阻力随着曲度数量的增加而递减，即曲度越高，负荷的阻力越少。

每对相邻椎体有4个关节面，是脊柱最常见的关节。小面关节是一个平面滑液关节。它的表面覆盖着透明软骨。功能包括限制剪切力和扭矩，控制脊柱运动，承载并吸收（压缩的）负荷，在脊柱活动的时候充当轴承的作用。

脊柱的运动有屈/伸、左和右侧屈、左和右绕轴旋转及复合运动。

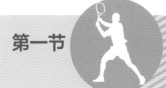

第一节　腰部解剖

一、肌肉解剖

主要有髂腰肌、腹横肌、腹直肌、竖脊肌、腰方肌、臀大肌、梨状肌。

1. 髂腰肌（图5-1-1）

起点：腰大肌，第12胸椎和第1～5腰椎体侧和横突；髂肌起于髂窝。

止点：股骨小转子。

功能：①近固定。使大腿在髋关节处屈和旋外。②远固定。一侧收缩，使躯干侧屈，两侧同时收缩，使躯干前屈和骨盆前倾。

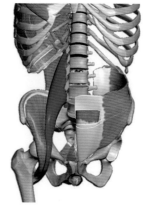
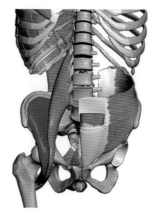

图5-1-1　髂腰肌

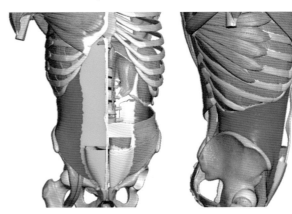

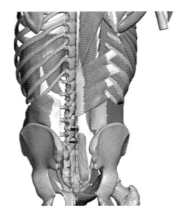

2. 腹横肌（图5-1-2）

起点：胸腰筋膜，第7~12肋骨内面，髂脊和腹股沟韧带外侧。

止点：肌束移行为腱膜，参与形成腹直肌鞘后层，止于腹白线。

功能：收缩可增加腹压，协助完成咳嗽、呕吐、排便等生理功能，助呼气，助排尿、排便，稳定腰椎。

图5-1-2　腹横肌

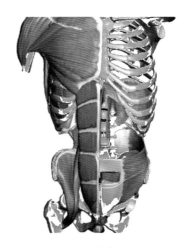

3. 腹直肌（图5-1-3）

起点：耻骨上缘（耻骨结节与耻骨联合之间）。

止点：第5~7肋软骨前面和胸骨剑突。

功能：①下固定。两侧肌肉收缩使脊柱前屈，一侧收缩使脊柱侧屈。②上固定。两侧收缩使骨盆后倾。有维持腹压，协助呼吸、排便、分娩等作用。

图5-1-3　腹直肌

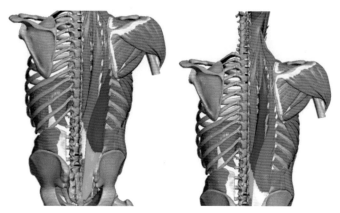

4. 竖脊肌（图5-1-4）

起点：骶骨背面、髂嵴后部、腰椎棘突和胸腰筋膜。

止点：脊肌止于颈、腰椎的棘突，最长肌止于颈、胸椎的横突和颞骨乳突，髂肋肌止于肋骨的肋角。

功能：①下固定。两侧同时收缩使脊柱后伸；一侧收缩使脊柱向同侧侧屈。②上固定。两侧同时收缩使脊柱后伸并带动下肢后摆；一侧收缩，使脊柱侧屈。

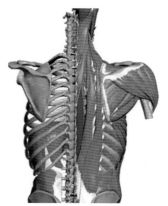

图5-1-4　竖脊肌

5. 腰方肌（图5-1-5）

起点：髂嵴后部（腰带的后侧）。

止点：第12肋骨和第1～4腰椎横突。

功能：一侧收缩参与脊柱向同侧屈，两侧收缩时则第12肋下降，辅助呼气、增加腹压。

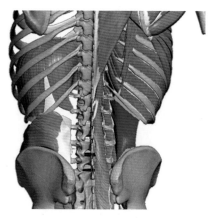

图5-1-5　腰方肌

6. 臀大肌（图5-1-6）

起点：髋骨外面和骶骨背面，纤维斜向外下，覆盖大转子。

止点：股骨的臀肌粗隆。

功能：使大腿后伸并外旋，下肢固定时伸直躯干并防止躯干前倾以维持身体平衡。

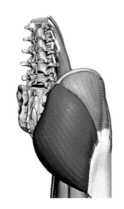

图5-1-6 臀大肌

7. 梨状肌（图5-1-7）

起点：第2、3、4骶椎前面，出坐骨大孔。

止点：大转子内侧面。

功能：外旋大腿。

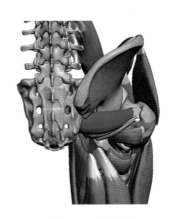

图5-1-7 梨状肌

二、腰部相关肌肉功能

屈曲：髂腰肌、腹横肌。

伸展：竖脊肌、腰方肌。

侧屈：竖脊肌、腰方肌、髂腰肌。

三、腰部常见的脊柱损伤

1. 脊柱椎间关节损伤

定义和特征：相邻两个脊柱关节面产生的损伤。通常由于过度使用或者干预导致。当关节面加压时产生疼痛。疼痛随过度负荷而增加。有时候休息可以减轻疼痛。如果磨损持续，可能会产生永久性改变，导致关节表面退化。有时候，会在关节表面发生不可逆的病变。

常见症状：下背部疼痛，疼痛随每天的不同时间而改变；疼痛有时和天气有关，表现为钝痛，较扩散，有时可称之为酸痛不适；疼痛与脊柱伸展有关，随着脊柱侧屈加重，随着躯干屈曲缓解，椎旁肌紧张，没有神经症状。在静态休息时，表现为酸痛。热身或者热疗后疼痛缓解，在脊柱某一种动作时会有疼痛，分散的压痛。

2. 椎旁肌拉伤

定义和特点：脊柱肌肉的过度使用造成的疼痛，酸痛和肌肉僵硬。

常见症状：背痛，通常不剧烈；有时候称之为酸痛；疼痛在改变；休息后缓解；无放射痛；长时间坐姿疼痛增加；影响运动表现。

3. 腰椎间盘突出症

定义和特征：两个相邻椎体之间的椎间盘形成

疝。椎间盘疾病在本质上是多因素的。它可以压迫神经并引起神经症状如针扎，疼痛和麻木延伸到腿。这种症状通常是单边的。一种常见的情况是坐骨神经痛，这种情况可以是急性的、慢性的及反复发作的。

常见症状：①急性腰椎间盘突出症。通常为突然用力的旋转及弯腰；大部分的疼痛在背上；无法移动脊柱；必须卧床数日；背部强烈的肌肉痉挛；神经症状出现；坐骨神经放射痛的走向；在臀部、臀横纹，大腿中部，膝关节，小腿，小趾放射可以是疼痛或针扎发麻；可能会影响下肢的动作能力；不能用脚趾或者足跟走路。②慢性腰椎间盘突出症。腰椎间盘突出症和复发的病史；没有正确处理过去的腰椎间盘突出症的症状；背部钝痛，但是不剧烈；疼痛和针扎麻木感有沿着坐骨神经；症状和体征随着久坐或者脊柱不变动姿态而加剧；重症的患者，影响运动；不能跳、跑、举提物体；明显的脊柱僵硬。

4. 脊柱韧带扭伤

定义和特征：脊柱韧带扭伤是指脊柱发生扭转之后产生的韧带损伤，通常发生于脊柱扭转的外伤后。可以涉及棘上韧带、前纵韧带、后纵韧带、棘间韧带、黄韧带。有局部压痛，疼痛可以随脊柱的运动引发。重症患者，疼痛甚至在休息时也会产生。也可能有轻微的肿胀。没有神经症状。

常见症状：脊柱疼痛及僵硬；急性时有肿胀和发热，炎症进阶；旋转躯干时不适；症状和体征时常不剧烈，时有时无；症状和体征随着长时间的活动加重，例如坐和运动；沿着棘突有压痛；疼痛随着脊柱屈曲增加；深层的韧带，疼痛是钝痛并且难以确定位置；有时躺在柔软的床或者沙发上会引起疼痛；没有放射痛症状；不影响步行和下肢力量。

5. 脊柱滑脱

定义和特征：脊柱滑脱是由于椎弓的缺陷引起的椎体向前滑动，较常发于第5腰椎。它也可以是先天性的，或者反复的椎弓负荷超载，或者有先天性缺陷为诱发因素之一。如果发生，通常发生在25岁以下青少年生长发育时期。一旦发生，它会极大的影响运动，大多数运动员不得不改变运动项目，甚至放弃运动。

常见症状：背痛；脊柱过伸时背痛加重；最近有恶化加重；极大地影响运动。

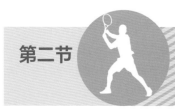

第二节　腰部康复评估

一、问诊

患者的基本信息采集、目前症状、腰部相关病史、疼痛的时间、疼痛部位和性质、加重疼痛的动作、是否伴有下肢放射性症状。

二、特殊检查

1. 直腿抬高试验（图5-2-1）

目的：评估下肢神经的活动性。

姿势：基本直腿抬高试验姿势，髋关节屈曲、内收、内旋、膝关节伸展。

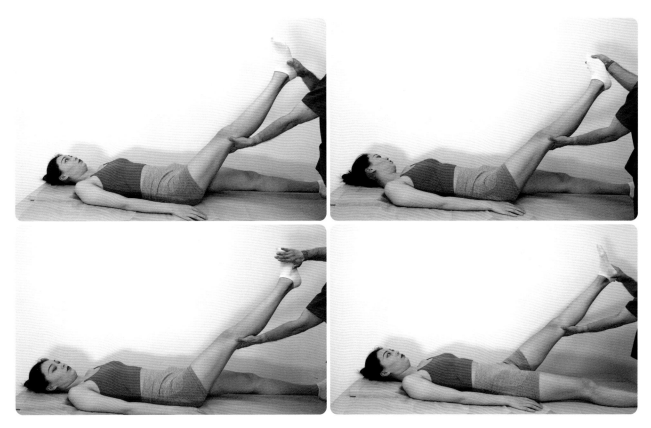

图5-2-1　直腿抬高试验

方法：下列各个动作检查相应的神经。足背屈–坐骨神经；足背屈，外翻，足趾伸展–胫神经；足背屈和内翻–腓肠神经；足趾屈和内翻–腓总神经。

意义：试验阳性表现为相关神经症状，正常的直腿抬高试验为70°～90°。

2. 健侧直腿抬高试验（图5-2-2）

目的：评估下肢神经的活动性。

姿势：仰卧。

方法：对健侧腿进行直腿抬高试验。

意义：试验阳性表现为神经根痛。

三、影像学检查

腰椎可行X线（图5-2-3）、CT（图5-2-4）、MRI（图5-2-5、图5-2-6）等检查。

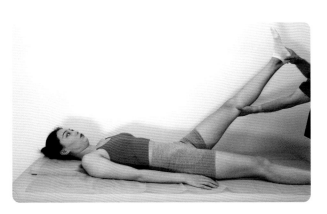

图5-2-2　健侧直腿抬高试验

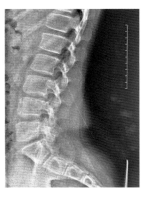

图5-2-3　腰椎X线

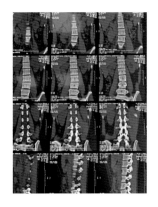

图5-2-4　腰椎CT

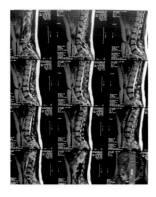

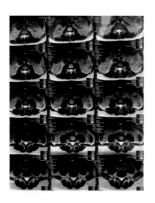

图5-2-5　腰椎矢状面MRI　　　图5-2-6　腰椎横截面MRI

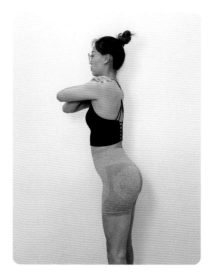

图5-2-9　骨盆前倾

四、姿势评估

是否存在骨盆侧倾（图5-2-7）、腰部侧弯（图5-2-8）、骨盆前倾（图5-2-9）、骨盆后倾（图5-2-10）、骨盆旋转（图5-2-11）。

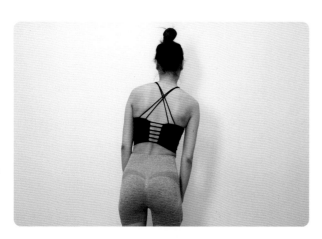

图5-2-7　骨盆侧倾

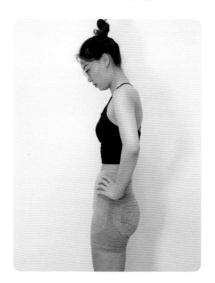

图5-2-10　骨盆后倾

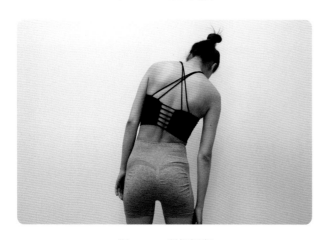

图5-2-8　腰部侧弯

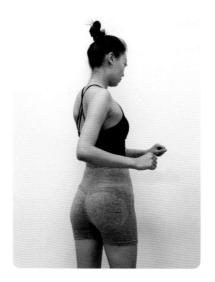

图5-2-11　骨盆旋转

五、腰部活动度测定

屈曲（0°～90°）（图5-2-12）、伸展（0°～30°）（图5-2-13）、侧屈（0°～30°）（图5-2-14）、侧旋（0°～30°）（图5-2-15）。

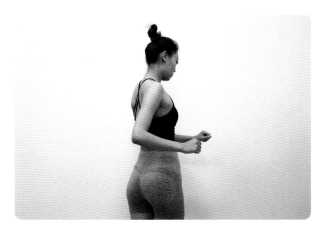

图5-2-15 侧旋

六、肌力评估

前屈肌力：前屈对抗；后伸肌力：后伸对抗；左、右侧屈肌力：侧屈对抗；左右旋转肌力：旋转对抗。

七、动作筛查

1. 多部位旋转（图5-2-16）

测试标准：肩部，骨盆旋转均大于50°；脊柱或骨盆没有侧倾，膝关节没有过度屈曲。

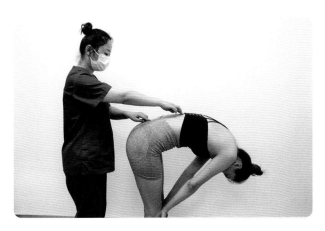

图5-2-12 屈曲

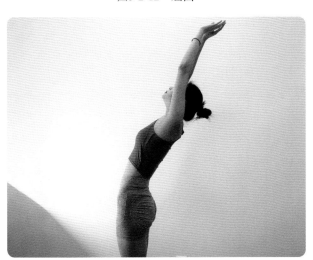

图5-2-13 伸展

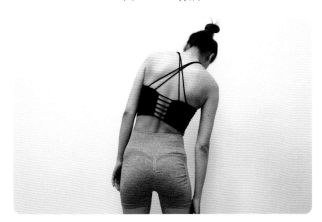

图5-2-14 侧屈

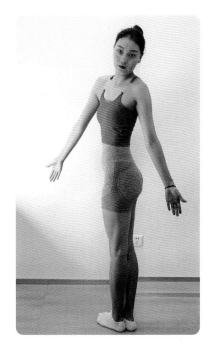

图5-2-16 多部位旋转

2. 多部位屈曲（图5-2-17）

测试标准：触碰脚尖，重心后移，脊柱成平滑曲线且骶骨角度大于70°。

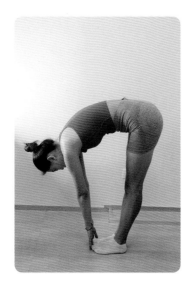

图5-2-17　多部位屈曲

3. 多部位伸展（图5-2-18）

测试标准：上肢能够达到并保持屈曲170°，髂前上棘向前超过脚尖，肩胛冈向后超过脚后跟，脊柱成一条平滑曲线。

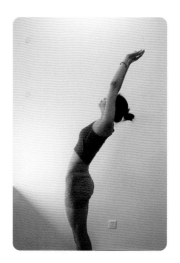

图5-2-18　多部位伸展

八、触诊

1. 检查手法

竖脊肌（指压法），腰方肌（指压法、拇指分法），腹横肌（五指拿），髂腰肌（指压法），梨状肌（指压法）。

2. 检查目的

测试肌肉张力、肿胀程度、温度、扳机点、疼痛点。

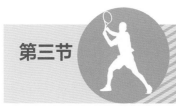

第三节　腰部疼痛原因

不良坐势、错误动作模式、不良体态、外伤、退变都可能使腰部结构变形和肌肉失衡，腰部功能异常产生腰痛。

常见的结构和功能异常如下。

1. 结构

曲度病理变化：曲度变直、反弓、曲度过曲、侧弯、旋转、滑脱。

骨质病理变化：增生、骨裂、骨折、骨瘤、骨囊肿、椎管狭窄。

椎间盘病理变化：膨出、突出、脱出。

2. 功能

肌肉病理变化：肌张力高、肌力弱、条索、钙化、扳机点、疼痛点。

筋膜病理变化：肌张力高、条索、钙化、扳机点、疼痛点。

韧带病理变化：张力高、条索、钙化、扳机点、疼痛点。

第四节 腰部疼痛康复

一、手法治疗

1. 俯卧位手法治疗一

部位：竖脊肌。

手法：五指拿→双手叠压→掌指按压→指压法→五指拿。

时间：单侧5分钟。

（1）五指拿（图5-4-1）

手法路线：从同侧S_1开始，第一条沿棘突外侧1指向腋部移动；第二条沿S_1棘突外侧4~5指，髂骨后棘，向腋窝方向移动。

康复师位置：坐姿或站姿，治疗床高低以康复师不弯腰为基本标准，预防腰痛。

手法角度：手腕与患者身体成0°~45°，预防手腕损伤。

手法要求：连续移动，不跳动；力由身体传递至掌窝，由掌窝传递至五指。

时间：1~2分钟。

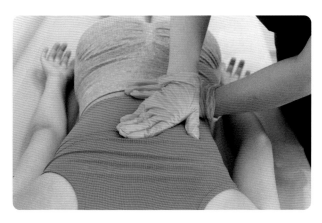

图5-4-1　五指拿

（2）双手叠压（图5-4-2）

手法路线：从对侧S_1开始，第一条沿棘突外侧1指向T_{12}移动；第二条沿S_1棘突外侧4~5指向T_{12}方向移动。

康复师位置：站姿，采取正面站立，两脚与肩同宽，治疗床高低以康复师弯腰不超过30°为基本标准，预防腰痛。

手法角度：手腕与患者身体成0°~60°，预防手腕损伤。

手法要求：一掌3~5次，然后连续依次移动，不跳动；力由足部传递至躯干传递至掌根1/3处，由掌根1/3处传递至五指，手部放松。

时间：2分钟。

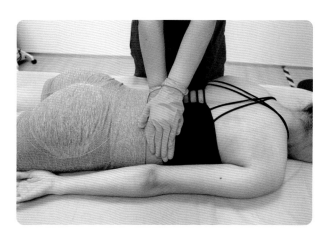

图5-4-2　双手叠压

（3）掌指按压（图5-4-3）

手法路线：从对侧S_1开始，第一条沿棘突外侧1指向T_{12}移动；第二条沿S_1棘突外侧2指向T_{12}方向移动；第三条沿S_1棘突外侧3指向T_{12}方向移动；第四条沿S_1棘突外侧4指向T_{12}方向移动。

康复师位置：站姿，采取正面站立，两脚与肩同宽，治疗床高低以康复师弯腰不超过30°为基本标准，预防腰痛。

手法角度：手腕与患者身体成0°~60°，预防手腕损伤。

手法要求：一掌3~5次，然后连续依次移动，不跳动；力由足部传递至躯干传递至大鱼际及大拇指中线外0.5cm处，张力高处重点处理。

时间：2分钟。

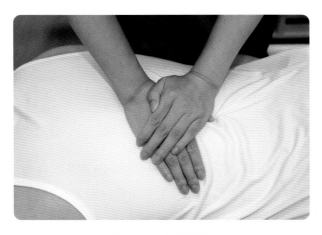

图5-4-3　掌指按压

（4）指压法（图5-4-4）

手法路线：从对侧S$_1$开始，第一条沿棘突外侧1指向T$_{12}$移动；第二条沿S$_1$棘突外侧2指向T$_{12}$向移动；第三条沿S$_1$棘突外侧3指向T$_{12}$方向移动；第四条沿S$_1$棘突外侧4指向T$_{12}$方向移动。

康复师位置：站姿，采取正面站立，两脚与肩同宽，治疗床高低以康复师弯腰不超过30°为基本标准，预防腰痛。

手法角度：手腕与患者身体成0°~60°，预防手腕损伤。

手法要求：一处3~5次，然后连续依次移动，不跳动；力由足部传递至躯干传递至指腹（非指尖），张力高处及疼痛点重点处理。

时间：2分钟。

（5）五指拿（同上）

2. 俯卧位手法治疗二

部位：臀大肌、梨状肌、腘肌。

手法：双手分法→十字手分法→双手叠压→指压法→拇指分法。

时间：单侧4分钟。

（1）双手分法（图5-4-5）

手法路线：从同侧S$_1$开始，第一条沿棘突外侧1指至T$_{12}$分；第二条沿S$_1$棘突外侧4~5指，髂骨后棘，至T$_{12}$分。

康复师位置：站姿，采取侧面前后步站立，治疗床高低以康复师弯腰不超过30°为基本标准，预防腰痛。

手法角度：手腕与患者身体成0°~45°，预防手腕损伤。

手法要求：一只手控制在骶髂，另一只手控制在T$_{12}$，两手手指均指向骶髂方向，均匀发力，使用长劲，勿使用寸劲；力由身体传递至两手。

时间：1~2分钟。

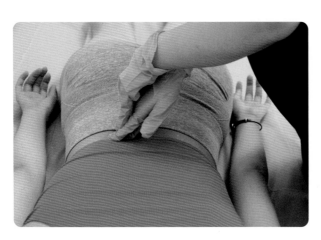

图5-4-4　指压法

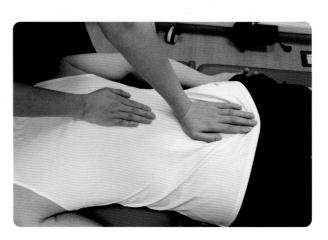

图5-4-5　双手分法

（2）十字手分法（图5-4-6）

手法路线：从同侧S_1开始，第一条沿棘突外侧1指至T_{12}分；第二条沿S_1棘突外侧4~5指，髂骨后棘，至T_{12}分；第三条沿S_1棘突至T_{12}棘突分。

康复师位置：站姿，采取正面站立，两脚与肩同宽，治疗床高低以康复师弯腰不超过30°为基本标准，预防腰痛。

手法角度：手腕与患者身体成0°~45°，预防手腕损伤。

手法要求：一手控制在骶髂，一手控制在T_{12}，两手交叉，一手指向骶髂方向，一手指向头部，均匀发力，使用长劲，勿使用寸劲；力由身体传递至两手。

时间：1~2分钟。

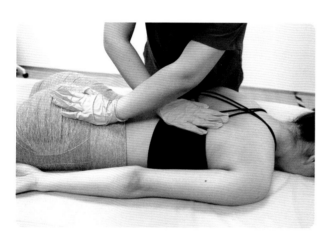

图5-4-6　十字手分法

（3）双手叠压（图5-4-7）

手法路线：第一条从髂骨后棘外侧开始向骶骨S_1~S_3方向移动；第二条从髂骨后棘外侧4~5指（大转子）开始，向骶骨S_3~S_5方向移动。

康复师位置：站姿，采取正面站立，两脚成弓步，治疗床高低以康复师弯腰不超过30°为基本标准，预防腰痛。

手法角度：手腕与患者身体成0°~60°，预防手腕损伤。

手法要求：一掌3~5次，然后连续依次移动，不跳动；力由足部传递至躯干传递至掌根1/3处，

由掌根1/3处传递至五指，手部放松。

时间：2分钟。

（4）指压法（图5-4-8）

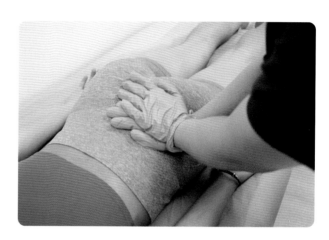

图5-4-7　双手叠压

手法路线：从大转子开始向S_2~S_4移动。

康复师位置：站姿，采取正面站立，两脚与肩同宽，或弓步，治疗床高低以康复师弯腰不超过30°为基本标准，预防腰痛。

手法角度：手腕与患者身体成0°~60°，预防手腕损伤。

手法要求：一处3~5次，然后连续依次移动，不跳动；力由足部传递至躯干传递至指腹（非指尖），张力高处及疼痛点重点处理。

时间：2分钟。

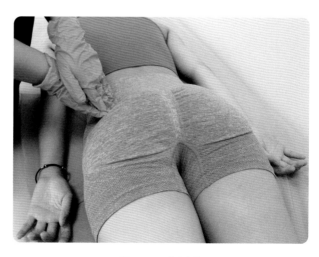

图5-4-8　指压法

（5）拇指分法（图5-4-9）

手法路线：从大转子开始向S_2~S_4移动。

康复师位置：坐姿或站姿，采取正面站立，两脚与肩同宽，治疗床高低以康复师不弯腰为基本标准，预防腰痛。

手法角度：拇指与患者身体成45°~90°，预防手腕损伤。

手法要求：连续移动，不跳动；力由身体传递至拇指指腹，条索、钙化、疼痛点重点处理。

时间：1~2分钟。

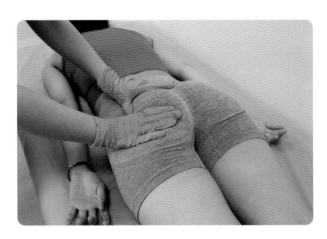

图5-4-9　拇指分法

3. 侧卧位手法治疗

部位：腰方肌。

手法：单掌柔法→拇指分法/拇指按压。

时间：单侧2分钟。

（1）单掌揉法（图5-4-10）

手法路线：从同侧髂骨后棘开始向肋12移动。

康复师位置：站姿，采取侧向站立，两脚与肩同宽，治疗床高低以康复师不弯腰为基本标准，预防腰痛。

手法角度：手腕与患者身体成0°~60°，预防手腕损伤。

手法要求：一掌3~5次，然后连续依次移动，不跳动；力由身体传递至掌根1/3处，由掌根1/3处传递至五指，手部放松，在肋12处停止，勿在肋12上发力。

时间：2分钟。

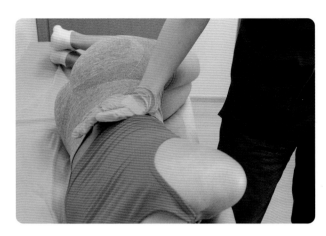

图5-4-10　单掌揉法

（2）拇指分法/拇指按压（图5-4-11、图5-4-12）

手法路线：第一条从同侧髂骨后棘外侧开始向肋12移动；第二条从同侧髂骨后棘中侧开始向肋12移动；第三条从对侧髂骨后棘内侧（棘突旁开1指）开始向肋12移动。

康复师位置：站姿，采取正面站立，两脚与肩

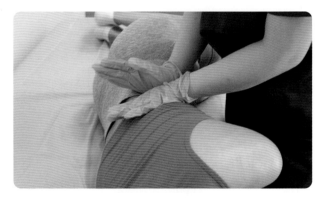

图5-4-11　拇指分法

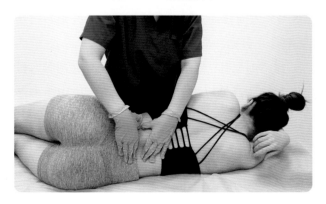

图5-4-12　拇指按压

同宽，治疗床高低以康复师不弯腰为基本标准，预防腰痛。

手法角度：拇指与患者身体成45°~90°，预防手腕损伤。

手法要求：连续移动，不跳动；力由身体传递至拇指指腹，条索、钙化、疼痛点重点处理。

时间：1~2分钟。

4. 仰卧位手法治疗

部位：髂腰肌。

手法：指压法。

时间：单侧2分钟。

指压法（图5-4-13）

手法路线：从肋10（1/3）处开始向髋臼移动。

康复师位置：站姿，采取正面站立，两脚与肩同宽，或弓步，治疗床高低以康复师弯腰不超过30°为基本标准，预防腰痛。

手法角度：手腕与患者身体成0°~60°，预防手腕损伤。

手法要求：一处3~5次，然后连续依次移动，不跳动；力由足部传递至躯干传递至指腹（非指尖），张力高处及疼痛点重点处理。

时间：2分钟。

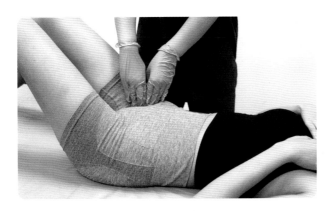

图5-4-13　指压法

5. 神经滑动

部位：仰卧坐骨神经（图5-4-14）、侧卧椎体（图5-4-15）、侧卧坐骨神经（图5-4-16）、侧卧股外侧神经（1~2周后使用）（图5-4-17）。

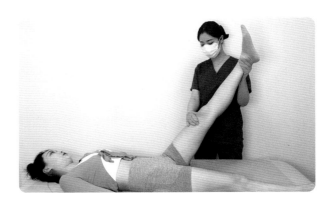

图5-4-14　仰卧坐骨神经滑动

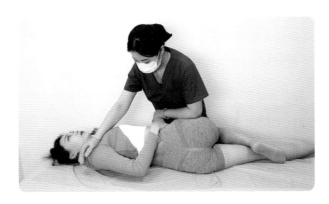

图5-4-15　侧卧椎体松动

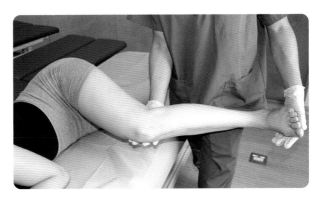

图5-4-16　侧卧坐骨神经滑动

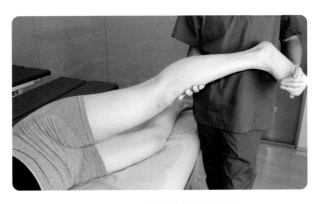

图5-4-17　侧卧股外侧神经滑动

动作频率：每组持续20～30秒，4～5次，间歇5秒。

6. 分离拉伸

部位：髂腰肌、竖脊肌（1～2周后使用）。

动作频率：每组持续20～30秒，2～3次，间歇5秒。

（1）髂腰肌拉伸（图5-4-18）

动作要领：患者仰卧位，臀部位于治疗床边缘，手臂自然放身体两侧。康复师一只手或身体固定患者腿部，另一只手固定患者异侧腿膝关节前侧，缓慢将大腿向下压，直到有轻微的牵扯感。每次大概进行30～60秒，腿部回到起始位，重复2～3组。

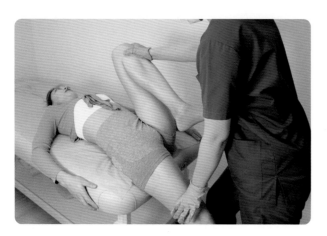

图5-4-18　髂腰肌拉伸

（2）竖脊肌拉伸（图5-4-19）

动作要领：患者成跪姿，臀部坐在脚后跟。患者身体前屈，手臂缓慢向远处伸展，直到有轻微的牵扯感。每次大概进行30～60秒，手臂和身体回到起始位，重复2～3组。

二、物理因子治疗

1. 超声波（图5-4-20）、冲击波（图5-4-21）、中频干扰电（图5-4-22）

频率：1MHz作用于深层，3MHz作用于浅层。

波形：10%、25%、50%、100%连续波。

面积：$1cm^2$、$3cm^2$、$5cm^2$。

强度：$0.1～2.5W/cm^2$，在患者承受范围内。

时间：单侧10分钟以内。

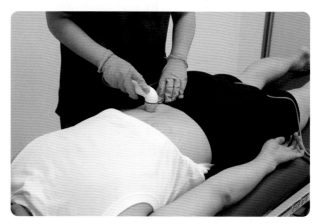

图5-4-20　超声波

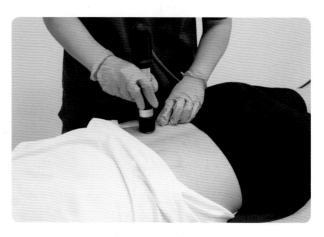

图5-4-21　冲击波

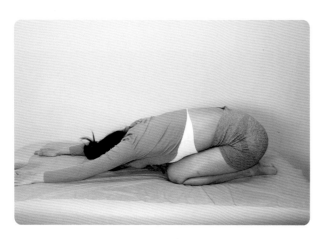

图5-4-19　竖脊肌拉伸

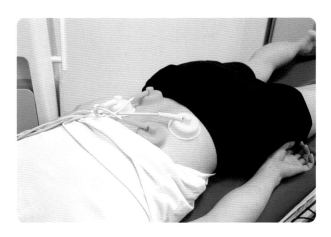

图5-4-22　中频干扰电

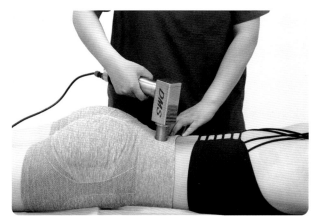

图5-4-25　DMS

2. 筋膜枪（图5-4-23）、筋膜刀（图5-4-24）、DMS（肿胀时期禁用）（图5-4-25）

部位：张力高肌群、疼痛点、钙化点。

强度：在患者承受范围内。

时间：5～10分钟以内。

3. 肌贴（图5-4-26）

部位：肌力薄弱处、肿胀处。

强度：消肿，疼痛点10%～30%拉力，提高肌力30%～60%拉力。

时间：康复结束后使用，持续3～5天。

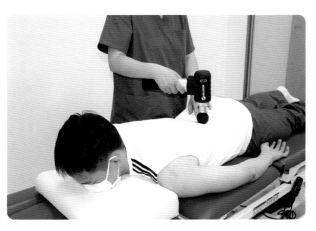

图5-4-23　筋膜枪

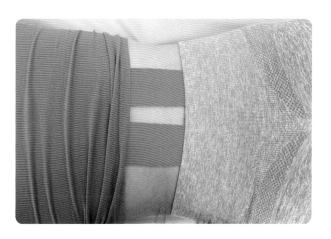

图5-4-26　肌贴

4. 冰敷（图5-4-27）

部位：肿胀部位。

注意事项：非直接接触皮肤，毛巾、卫生纸垫于冰袋下。

时间：3～5分钟，出现刺痛后，需要间歇1分钟，防止冻伤。

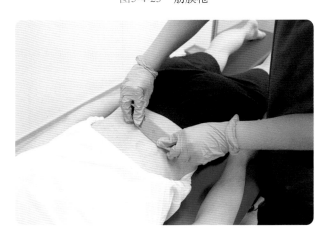

图5-4-24　筋膜刀

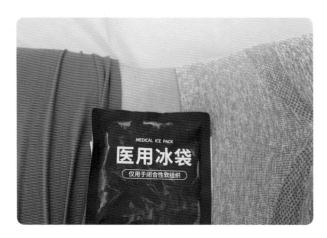

图5-4-27　冰敷

三、康复训练

1. 静态臀桥、动态臀桥（1~4周）

动作频率：12 ~ 15次/组，3 ~ 4组，间歇20秒。

（1）静态臀桥（图5-4-28）

目标肌群：臀大肌。

动作描述：患者仰卧位，两眼目视上方，两手放身体两侧，两腿屈曲，脚掌踩地。发力将臀部抬起至大腿与身体成直线，保持住，均匀呼吸。

注意事项：臀部抬起时背部支撑地面。

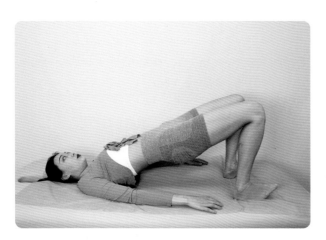

图5-4-28　静态臀桥

（2）动态臀桥（图5-4-29）

目标肌群：臀大肌。

动作描述：患者仰卧位，两眼目视上方，两手放身体两侧，两腿屈曲，脚掌踩地。发力将臀部抬起至大腿与身体成直线，停顿3秒，下落至下背部贴地。向上时呼气，下落时吸气。

注意事项：臀部抬起时背部支撑地面。

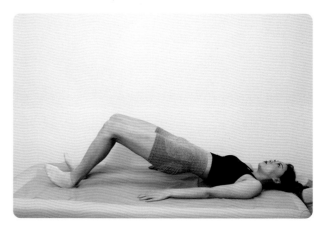

图5-4-29　动态臀桥

2. 腹式呼吸、仰卧打水、侧交叉（1~4周）

动作频率：12 ~ 15次/组，3 ~ 4组，间歇20秒。

（1）腹式呼吸（图5-4-30）

目标肌群：呼吸肌群。

动作描述：患者仰卧位，两眼目视上方，两手放身体两侧，两腿屈曲，脚掌踩地。腹部呼吸，胸廓尽量保持静止。吸气时腹部鼓起，呼气时腹部回收。

注意事项：腰部始终保持贴地。

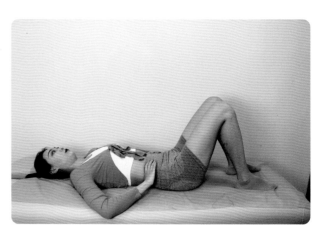

图5-4-30　腹式呼吸

（2）仰卧打水（图5-4-31）

目标肌群：腹直肌。

动作描述：患者仰卧位，两眼目视上方，两手放身体两侧，两腿保持伸直。两腿交替抬起下落，保持腹部紧张，均匀呼吸。

注意事项：腰部始终保持贴地。

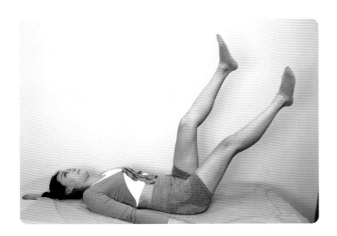

图5-4-31　仰卧打水

（3）仰卧交叉（图5-4-32）

目标肌群：腹直肌、腹外斜肌膈肌。

动作描述：患者仰卧位，两眼目视上方，两手放身体两侧，手臂前伸与地面成90°，屈膝抬腿，膝关节与髋关节成90°。异侧手和腿交替下落至地面平行再收回，收腿时呼气，伸腿时吸气。

注意事项：腰部始终保持贴地。

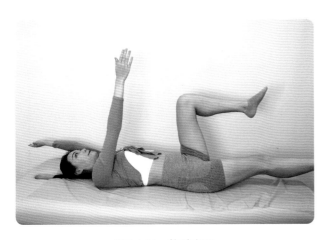

图5-4-32　仰卧交叉

3. 仰卧收腿、仰卧控腿（静）、屈腿侧支撑、仰卧举腿（动）（5~8周）

动作频率：12~15次/组，3~4组，间歇20秒。

（1）仰卧收腿（图5-4-33）

目标肌群：腹直肌。

动作描述：患者仰卧位，两眼目视上方，两手放身体两侧。收腿同时收腹，然后还原初始位置，保持腹部紧张，收腿时呼气，伸腿时吸气。

注意事项：腰部始终保持贴地。

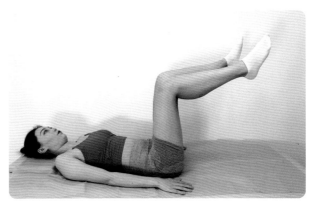

图5-4-33　仰卧收腿

（2）仰卧控腿（静）（图5-4-34）

目标肌群：腹直肌、腹外斜肌膈肌。

动作描述：患者仰卧位，两眼目视上方，两手放身体两侧。两腿伸直，抬高至与地面成45°~60°，保持腹部紧张，均匀呼吸。

注意事项：腰部始终保持贴地。

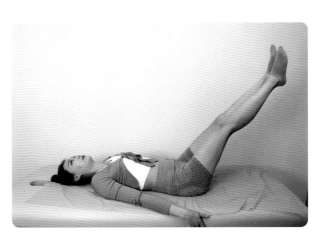

图5-4-34　仰卧控腿（静）

（3）屈腿侧支撑（图5-4-35）

目标肌群：腹外斜肌膈肌、腹横肌。

动作描述：患者侧对地面（不能前后倾斜），两眼目视前方，地面侧手臂屈曲，肘部支撑，对侧手臂叉腰，膝关节屈曲，膝、髋、肩成直线。绷紧腹部，臀部抬离地面，均匀呼吸。

注意事项：身体保持直立，不能左右侧倾。

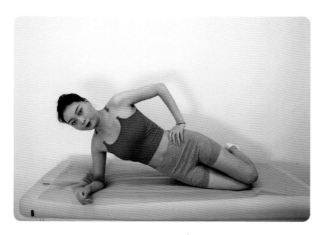

图5-4-35　屈腿侧支撑

（4）仰卧举腿（动）（图5-4-36）

目标肌群：腹直肌。

动作描述：患者仰卧位，两眼目视上方，两手放身体两侧，两腿伸直。腹部用力抬腿，抬腿时呼气，下落时吸气。

注意事项：腰部始终保持贴地。

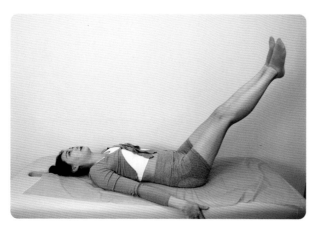

图5-4-36　仰卧举腿（动）

4. 俯卧打水、交叉背起、下背起、跪姿平衡（1~4周）

动作频率：12~15次/组，3~4组，间歇20秒。

（1）俯卧打水（图5-4-37）

目标肌群：腹直肌。

动作描述：患者仰卧位，两眼目视上方，两手放身体两侧，两腿保持伸直。两腿交替抬起下落，保持腹部紧张，均匀呼吸。

注意事项：腰部始终保持贴地。

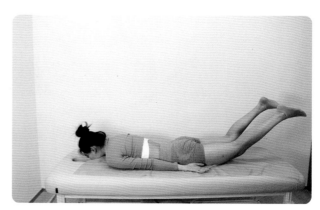

图5-4-37　俯卧打水

（2）交叉背起（图5-4-38）

目标肌群：竖脊肌。

动作描述：患者俯卧位，两手前伸，两腿伸直。交替抬起一侧手臂和对侧腿部至最高点，回到起始位。手脚上抬时呼气，下落时吸气。

注意事项：每次贴于地面的手臂和腿部保持放松。

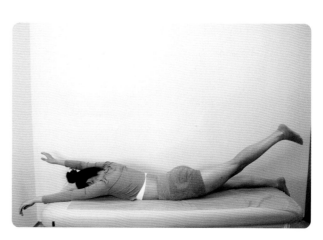

图5-4-38　交叉背起

（3）下背起（图5-4-39）

目标肌群：竖脊肌。

动作描述：患者俯卧位，两手前伸，两腿伸直。同时抬起双手臂和双侧腿部至最高点，回到起始位。手脚上抬时呼气，下落时吸气。

注意事项：核心收紧。

（4）跪姿平衡（图5-4-40）

目标肌群：竖脊肌、腰方肌。

动作描述：身体成四点位，手臂和躯干成90°，大腿和躯干成90°，颈、胸、腰成直线。一侧手和腿支撑，另一侧向远处伸展再收于胸前，伸展时吸气，回收时呼气。

注意事项：收紧腹部，腰背挺直，身体保持稳定。

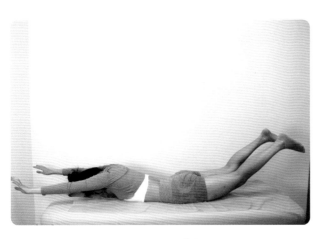

图5-4-39　下背起

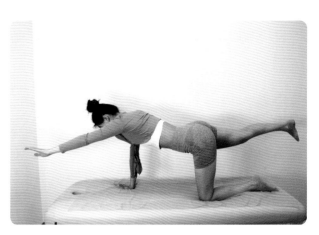

图5-4-40　跪姿平衡

第五节　腰部康复方案

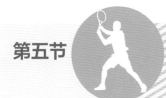

1. 康复目标

（1）松解腰部张力高肌群，物理因子治疗改善症状。

（2）改善腰部活动度。

（3）增强核心及臀部肌力。

（4）提高腰部稳定性。

2. 康复频率

3次/周，根据不同情况，总康复次数在12～72次之间。

3. 康复周期设置（表5-5-1）

表5-5-1 腰部康复周期设置

康复周期	腰部疼痛常见类型					康复目标	运动指标
	拉伤	酸痛疼痛	腰肌劳损钙化	膨出	突出		
第一阶段（症状康复）	3~5次	3~4周 10~12次	3~4周 10~12次	3~4周 10~12次	3~4周 10~12次	症状缓解或消除	3000~5000步
第二阶段（功能康复）	—	6~8周 18~24次	6~8周 18~24次	6~8周 18~24次	6~8周 18~24次	肌力提升，有一定的运动能力，且无症状	5000~8000步
第三阶段（专项体能）	—	—	10~12周 30~36次	10~12周 30~36次	10~12周 30~36次	运动能力提升，多关节参与能力，无症状	1万~1.5万步
第四阶段（运动表现）	—	—	16~24周 48~72次	16~24周 48~72次	16~24周 48~72次	运动表现能力显著提升，复合动作，高难动作，无症状	1.5万~2万步

备注：在实际的康复中，患者多部位、多种问题康复，需综合设计康复方案。

第六章

骨盆痛

骨盆是连结脊柱和下肢之间的盆状骨架，由后方的骶、尾骨及左右两髋骨连接而成的完整骨环。

骨盆在人体中的作用主要是承载和传递重力，同时也起到保护盆腔脏器和支配下肢运动的作用。

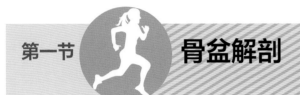

第一节　骨盆解剖

一、肌肉解剖

骨盆涉及的肌肉主要有髂腰肌、腹横肌、腹直肌、竖脊肌、腰方肌、阔筋膜张肌、臀大肌、臀中肌、臀小肌、梨状肌、股方肌、盆底肌、膈肌、股直肌。

1. 髂腰肌（图6-1-1）

起点：腰大肌起于第12胸椎和第1～5腰椎体侧和横突；髂肌起于髂窝。

止点：股骨小转子。

功能：①近固定。使大腿在髋关节处屈和旋外。②远固定。一侧收缩，使躯干侧屈，两侧同时收缩，使躯干前屈和骨盆前倾。

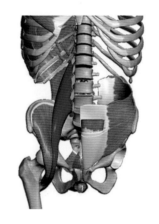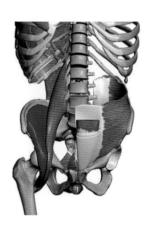

图6-1-1　髂腰肌

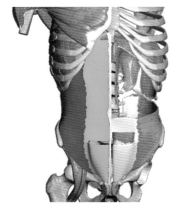
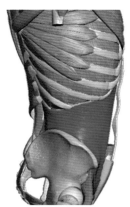

2. 腹横肌（图6-1-2）

起点：胸腰筋膜，第7~12肋骨内面，髂脊和腹股沟韧带外侧。

止点：肌束移行为腱膜，参与形成腹直肌鞘后层，止于腹白线。

功能：收缩可增加腹压，协助完成咳嗽、呕吐、排便等生理功能，助呼气，助排尿、排便，稳定腰椎。

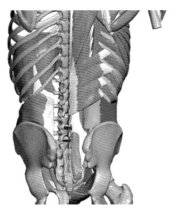

图6-1-2　腹横肌

3. 腹直肌（图6-1-3）

起点：耻骨上缘（耻骨结节与耻骨联合之间）。

止点：第5~7肋软骨前面和胸骨剑突。

功能：①下固定。两侧肌肉收缩使脊柱前屈，一侧收缩，使脊柱侧屈。②上固定。两侧收缩使骨盆后倾。有维持腹压，协助呼吸、排便、分娩等作用。

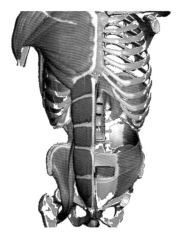

图6-1-3　腹直肌

4. 竖脊肌（图6-1-4）

起点：骶骨背面、髂嵴后部、腰椎棘突和胸腰筋膜。

止点：脊肌止于颈、腰椎的棘突，最长肌止于颈、胸椎的横突和颞骨乳突，髂肋肌止于肋骨的肋角。

功能：①下固定。两侧同时收缩使脊柱后伸，一侧收缩使脊柱向同侧侧屈。②上固定。两侧同时收缩使脊柱后伸并带动下肢后摆；一侧收缩，使脊柱侧屈。

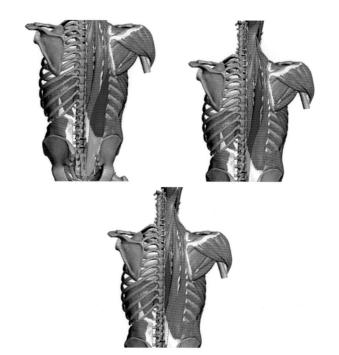

图6-1-4　竖脊肌

5. 腰方肌（图6-1-5）

起点：髂嵴后部（腰带的后侧）。

止点：第12肋骨和第1~4腰椎横突。

功能：一侧收缩参与脊柱向同侧屈，两侧收缩时则第12肋下降，辅助呼气增加腹压。

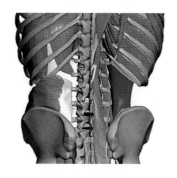

图6-1-5　腰方肌

6. 阔筋膜张肌（图6-1-6）

起点：髂前上棘。

止点：移行于髂胫束，止于胫骨外侧髁。

功能：近固定使大腿屈和旋内，使髂胫束紧张。

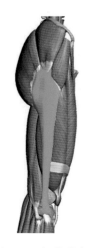

图6-1-6　阔筋膜张肌

7. 臀大肌（图6-1-7）

起点：髋骨外面和骶骨背面，纤维斜向外下，覆盖大转子。

止点：股骨的臀肌粗隆。

功能：使大腿后伸并外旋，下肢固定时伸直躯干并防止躯干前倾以维持身体平衡。

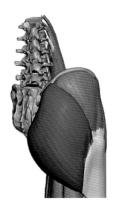

图6-1-7 臀大肌

8. 臀中肌（图6-1-8）

起点：髂骨翼外面。

止点：股骨大转子。

功能：①近固定。使大腿在髋关节处外展，前部收缩可使大腿屈和旋内、后部收缩可使大腿伸和旋外。②远固定。一侧收缩，使骨盆向同侧倾。前部收缩可使骨盆前倾、后部收缩可使骨盆后倾。

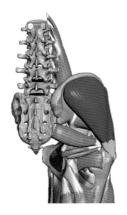

图6-1-8 臀中肌

9. 臀小肌（图6-1-9）

起点：髂骨翼外面。

止点：股骨大转子。

功能：外展髋关节，前部纤维有内旋及前屈作用。

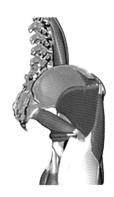

图6-1-9 臀小肌

10. 梨状肌（图6-1-10）

起点：第2、3、4骶椎前面，出坐骨大孔。

止点：大转子内侧面。

功能：外旋大腿。

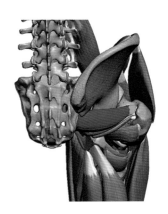

图6-1-10 梨状肌

11. 股方肌（图6-1-11）

　　起点：坐骨结节。

　　止点：转子间嵴。

　　功能：使大腿旋外。

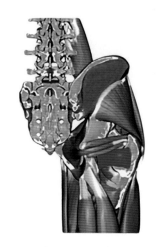

图6-1-11　股方肌

12. 盆底肌（图6-1-12）

　　盆底肌指女性盆底的肌肉，可分为浅层、中层、深层三层，浅层包括会阴浅横肌、球海绵体肌等，中层包括会阴深横肌和尿道括约肌，深层包括肛提肌。

　　功能：承托盆腔、腹腔的脏器，协调排便。

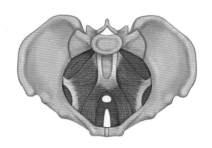

图6-1-12　盆底肌

13. 膈肌（图6-1-13）

　　起点：胸骨的起点位于剑突后面，肋骨部的起点位于第6肋的内面，腰部的起点位于第2、3腰椎的前面和第1腰椎的横突。

　　止点：中央的中心腱。

　　功能：收缩时，膈穹隆下降，胸腔容积扩大，助吸气；舒张时，膈穹隆上升恢复原位，胸腔容积减小，助呼气。膈与腹肌同时收缩，则能增加腹压。

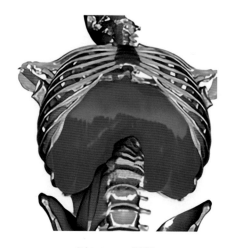

图6-1-13　膈肌

二、骨盆相关肌肉功能

屈曲：髂腰肌，腹横肌。

伸展：竖脊肌，腰方肌。

侧屈：竖脊肌，腰方肌，髂腰肌。

三、骨盆常见的损伤

骨盆在运动过程中可能遭受多种损伤。以下是一些常见的骨盆运动损伤。

髂骨骨折：可能由向后摔倒或骨盆环完整但遭受盆腔脏器损伤和腹膜后出血引起。临床表现包括疼痛、肿胀和瘀斑。

骶骨骨折：可能由坐位摔倒或直接打击伤引起。临床表现包括剧烈疼痛、低骨压痛（直肠指诊触及骶前压痛）。

髋关节损伤：髋关节是连接下肢和骨盆的关节，运动中可能发生股骨颈骨折、髋关节脱位等损伤。

韧带损伤：骨盆和下肢的韧带在运动过程中也可能遭受损伤，如骶髂关节扭伤等。

耻骨损伤：骨盆带前侧末端的损伤，耻骨损伤可能是耻骨联合的半脱位或者完全分离。常见症状为疼痛症，尖锐痛；局部的疼痛及压痛；下肢移动引发的疼痛，特别是内收；不能完成全负重的动作，异常步态；排尿排便困难。

第二节  骨盆康复评估

一、问诊

患者的基本信息采集，目前症状，骨盆的病史，疼痛的时间，疼痛部位和性质，加重疼痛的动作，是否伴有下肢放射性症状。

二、特殊检查

1. 托马斯试验（Thomas征）（图6-2-1）

目的：评估髋关节屈肌紧张。

姿势：仰卧，固定腰椎，下肢伸直。

方法：屈曲对侧髋关节至腹部。

意义：试验阳性表现为患侧髋部或者腰椎前屈表明髋部屈肌紧张。

2. 跟臀试验（ELY试验）（图6-2-2）

目的：评估股直肌紧张。

姿势：侧卧或者俯卧，髋关节屈曲。

方法：屈膝。

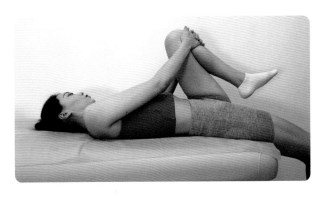

图6-2-1 托马斯试验

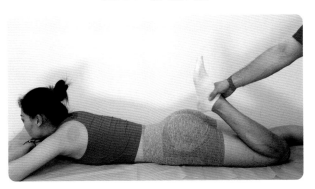

图6-2-2 跟臀试验

意义：试验阳性表现为髋关节伸展时膝关节屈曲受限，或者膝关节屈曲时髋关节伸直难以维持。

3. 髂胫束挛缩试验（Ober 试验）（图6-2-3）

目的：评估髂胫束紧张度。

姿势：侧卧，患侧髋关节朝上。

方法：伸展患侧髋关节并使下肢落下成内收姿势。

意义：试验阳性表现为下肢无法内收。

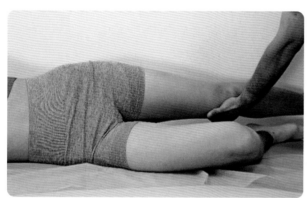

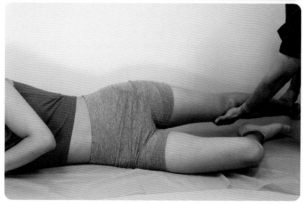

图6-2-3　髂胫束挛缩试验

4. 4字试验（FABER试验）（图6-2-4）

目的：评估髋关节、骶髂关节、关节盂唇病变。

姿势：仰卧位，被动屈曲、外展、外旋髋关节，类似"4"字，将患侧外踝置于健侧膝关节上方。

方法：在患侧屈曲的膝关节内侧施加压力。

意义：试验阳性表现为髋关节疼痛（关节炎，骨赘，关节囊内骨折）或者腰痛，骶髂关节病变，该姿势下产生疼痛可能提示缝匠肌异常，如果膝关节外侧距离平面大于4cm且不对称，怀疑盂唇病变。

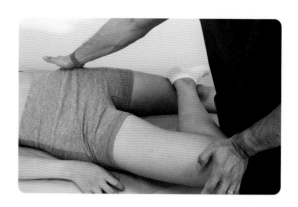

图6-2-4　4字试验

三、影像学检查

可行骨盆X线（图6-2-5）、CT（图6-2-6）、MRI等检查（图6-2-7）。

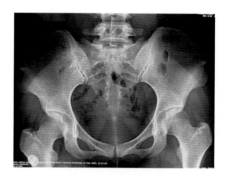

图6-2-5　骨盆X线

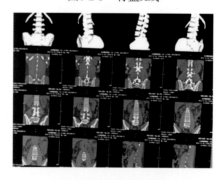

图6-2-6　骨盆CT

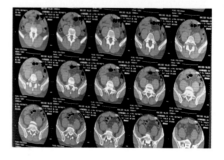

图6-2-7　骨盆MRI

四、姿势评估

骨盆侧倾（图6-2-8）、腰部侧弯（图6-2-9）、骨盆前倾（图6-2-10）、骨盆后倾（图6-2-11）、骨盆旋转（图6-2-12）。

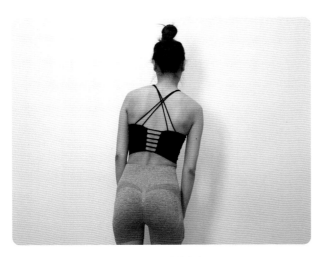

图6-2-8　骨盆侧倾

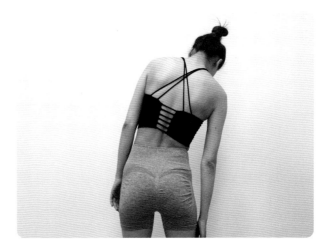

图6-2-9　腰部侧弯

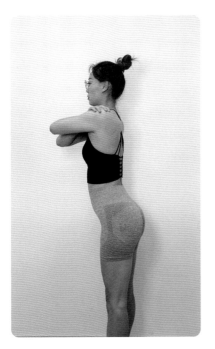

图6-2-10　骨盆前倾

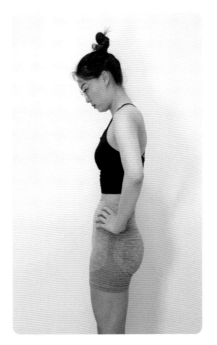

图6-2-11　骨盆后倾

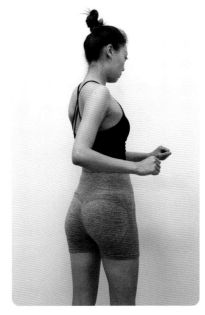

图6-2-12　骨盆旋转

五、骨盆活动度测定

屈曲（0°~90°）（图6-2-13）、伸展（0°~30°）（图6-2-14）、侧屈（0°~30°）（图6-2-15）、侧旋（0°~30°）（图6-2-16）。

六、肌力评估

前屈肌力：前屈对抗；后伸肌力：后伸对抗；左、右侧屈肌力：侧屈对抗；左右旋转肌力：旋转对抗。

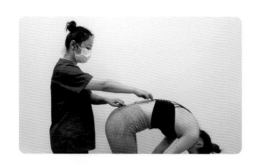

图6-2-13　屈曲

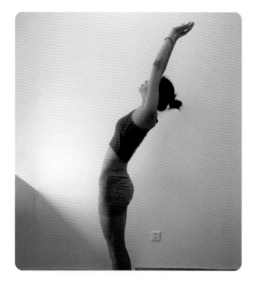

图6-2-14　伸展

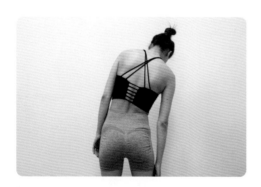

图6-2-15　侧屈

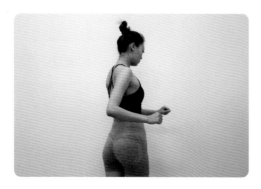

图6-2-16　侧旋

七、动作筛查

1. 多部位旋转（图6-2-17）

测试标准：肩部、骨盆旋转均大于50°；脊柱或骨盆没有侧倾，膝关节没有过度屈曲。

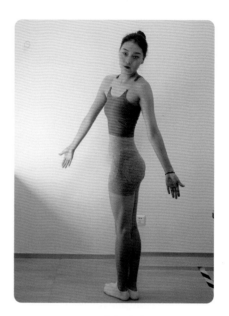

图6-2-17　多部位旋转

2. 多部位屈曲（图6-2-18）

测试标准：触碰脚尖，重心后移，脊柱成平滑曲线且骶骨角度大于70°。

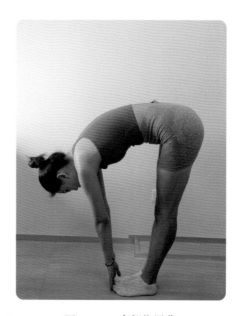

图6-2-18　多部位屈曲

3. 多部位伸展（图6-2-19）

测试标准：上肢能够达到并保持屈曲170°，髂前上棘向前超过脚尖，肩胛冈向后超过脚后跟，脊柱成一条平滑曲线。

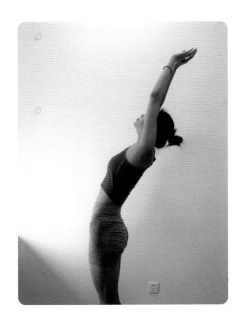

图6-2-19　多部位伸展

八、触诊

1. 检查手法

竖脊肌（指压法），腰方肌（指压法、拇指分法），腹横肌（五指拿），髂腰肌（指压法），梨状肌（指压法）。

2. 检查目的

测试肌肉张力、肿胀程度、温度、扳机点、疼痛点。

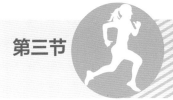

第三节　骨盆疼痛原因

不良坐势、错误动作模式、不良体态、外伤、退变都可能使结构变形和肌肉失衡，骨盆功能异常产生骨盆痛。

常见的结构和功能问题如下。

1. 结构

曲度病理变化：曲度变直、反弓、曲度过曲、侧弯、旋转、滑脱。

骨质病理变化：增生、骨裂、骨折、骨瘤、骨囊肿、椎管狭窄。

椎间盘病理变化：膨出、突出、脱出。

2. 功能

肌肉病理变化：肌张力高、肌力弱、条索、钙化、扳机点、疼痛点。

筋膜病理变化：肌张力高、条索、钙化、扳机点、疼痛点。

韧带病理变化：张力高、条索、钙化、扳机点、疼痛点。

一、手法治疗

1. 俯卧位手法治疗一

部位：竖脊肌。

手法：五指拿→双手叠压→指压法。

时间：单侧8~10分钟。

（1）五指拿（图6-4-1）

手法路线：从同侧S_1开始，第一条沿棘突外侧1指向腋部移动；第二条沿S_1棘突外侧4~5指，髂骨后棘，向腋窝方向移动。

康复师位置：坐姿或站姿，治疗床高低以康复师不弯腰为基本标准，预防腰痛。

手法角度：手腕与患者身体成0°~45°，预防手腕损伤。

手法要求：连续移动，不跳动；力由身体传递至掌窝，由掌窝传递至五指。

时间：1~2分钟。

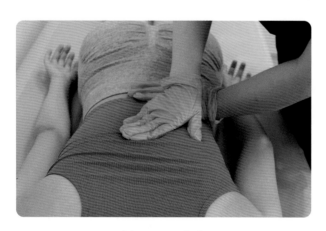

图6-4-1　五指拿

（2）双手叠压（图6-4-2）

手法路线：从对侧L_1开始，第一条沿棘突外侧1指向S_5移动；第二条沿L_1棘突外侧4~5指向S_5方向移动。

康复师位置：站姿，采取正面站立，两脚与肩同宽，治疗床高低以康复师弯腰不超过30°为基本标准，预防腰痛。

手法角度：手腕与患者身体成0°~60°，预防手腕损伤。

手法要求：一掌3~5次，然后连续依次移动，不跳动；力由足部传递至躯干传递至掌根1/3处，由掌根1/3处传递至五指，手部放松。

时间：2分钟。

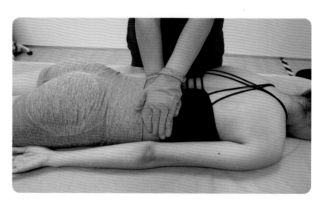

图6-4-2　双手叠压

（3）指压法（图6-4-3）

手法路线：从对侧L_1开始，第一条沿棘突外侧1指向S_5移动；第二条沿L_1棘突外侧2指向S_5方向移动；第三条沿L_1棘突外侧3指向S_5方向移动；第四条沿L_1棘突外侧4指向S_5方向移动。

康复师位置：站姿，采取正面站立，两脚与肩同宽，治疗床高低以康复师弯腰不超过30°为基本标准，预防腰痛。

手法角度：手腕与患者身体成0°~60°，预防手腕损伤。

手法要求：一处3~5次，然后连续依次移动，不跳动；力由足部传递至躯干传递至指腹（非指尖），张力高处及疼痛点重点处理。

时间：2分钟。

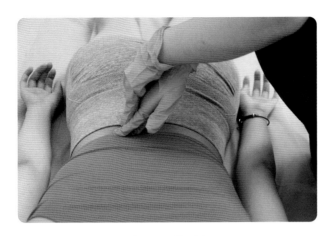

图6-4-3 指压法

2. 俯卧位手法治疗二

部位：骨盆、臀部、梨状肌、腘肌。

手法：双手分法→十字手分法→双手叠压→指压法→拇指分法。

时间：单侧5~6分钟。

（1）双手分法（图6-4-4）

手法路线：从同侧S_1开始，第一条沿棘突外侧1指至T_{12}分；第二条沿S_1棘突外侧4~5指，髂骨后棘，至T_{12}分。

康复师位置：站姿，采取侧面前后步站立，治疗床高低以康复师弯腰不超过30°为基本标准，预防腰痛。

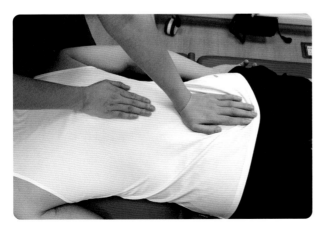

图6-4-4 双手分法

手法角度：手腕与患者身体成0°~45°，预防手腕损伤。

手法要求：一只手控制在骶髂，另一只手控制在T_{12}，两手手指均指向骶髂方向，均匀发力，使用长劲，勿使用寸劲；力由身体传递至两手。

时间：1~2分钟。

（2）十字手分法（图6-4-5）

手法路线：从同侧S_1开始，第一条沿棘突外侧1指至T_{12}分；第二条沿S_1棘突外侧4~5指，髂骨后棘，至T_{12}分；第三条沿S_1棘突至T_{12}棘突分。

康复师位置：站姿，采取正面站立，两脚与肩同宽，治疗床高低以康复师弯腰不超过30°为基本标准，预防腰痛。

手法角度：手腕与患者身体成0°~45°，预防手腕损伤。

手法要求：一手控制在骶髂，一手控制在T_{12}，两手交叉，一手指向骶髂方向，一手指向头部，均匀发力，使用长劲，勿使用寸劲；力由身体传递至两手。

时间：1~2分钟。

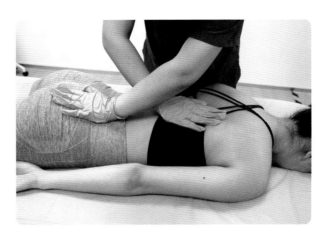

图6-4-5 十字手分法

（3）双手叠压（图6-4-6）

手法路线：第一条从髂骨后棘外侧开始向骶骨$S_{1~3}$方向移动；第二条从髂骨后棘外侧4~5指（大转子）开始，向骶骨$S_{3~5}$方向移动。

康复师位置：站姿，采取正面站立，两脚成弓步，治疗床高低以康复师弯腰不超过30°为基本标准，预防腰痛。

手法角度：手腕与患者身体成0°~60°，预防手腕损伤。

手法要求：一掌3~5次，然后连续依次移动，不跳动；力由足部传递至躯干传递至掌根1/3处，由掌根1/3处传递至五指，手部放松。

时间：2分钟。

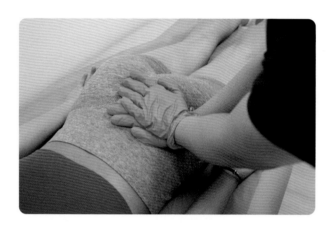

图6-4-6　双手叠压

（4）指压法（图6-4-7）

手法路线：从大转子开始向$S_{2~4}$移动。

康复师位置：站姿，采取正面站立，两脚与肩同宽，或弓步，治疗床高低以康复师弯腰不超过30°为基本标准，预防腰痛。

手法角度：手腕与患者身体成0°~60°，预防手腕损伤。

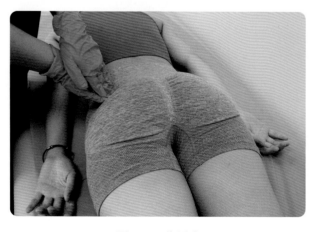

图6-4-7　指压法

手法要求：一处3~5次，然后连续依次移动，不跳动；力由足部传递至躯干传递至指腹（非指尖），张力高处及疼痛点重点处理。

时间：2分钟。

（5）拇指分法（图6-4-8）

手法路线：从大转子开始向$S_{2~4}$移动。

康复师位置：坐姿或站姿，采取正面站立，两脚与肩同宽，治疗床高低以康复师不弯腰为基本标准，预防腰痛。

手法角度：拇指与患者身体成45°~90°，预防手腕损伤。

手法要求：连续移动，不跳动；力由身体传递至拇指指腹，条索、钙化、疼痛点重点处理。

时间：1~2分钟。

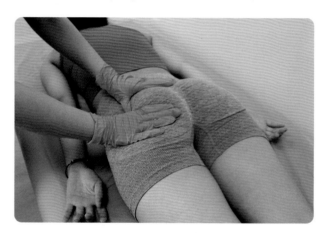

图6-4-8　拇指分法

3. 侧卧位手法治疗

部位：腰方肌、阔筋膜张肌。

手法：单掌揉法→拇指分法。

时间：单侧2分钟。

（1）单掌揉法（图6-4-9）

手法路线：从同侧髂骨后棘开始向肋12移动。

康复师位置：站姿，采取侧向站立，两脚与肩同宽，治疗床高低以康复师不弯腰为基本标准，预防腰痛。

手法角度：手腕与患者身体成0°~60°，预防手腕损伤。

手法要求：一掌3~5次，然后连续依次移动，不跳动；力由身体传递至掌根1/3处，由掌根1/3处传递至五指，手部放松，在肋12处停止，勿在肋12上发力。

时间：2分钟。

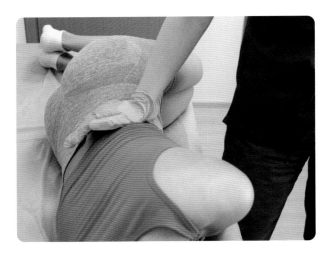

图6-4-9 单掌揉法

（2）拇指分法（图6-4-10）

手法路线：从同侧大转子开始向髂骨翼移动。

康复师位置：坐姿或站姿，采取正面站立，两脚与肩同宽，以康复师不弯腰为基本标准，预防腰痛。

手法角度：拇指与患者身体成45°～90°，预防手腕损伤。

手法要求：要求患者仰卧位或侧卧，侧卧要

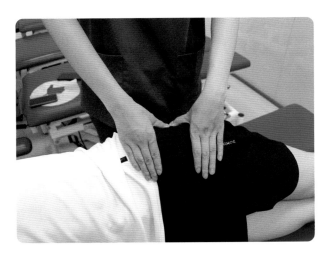

图6-4-10 拇指分法

求，屈髋屈膝，连续移动，不跳动；力由身体传递至拇指指腹，疼痛点重点处理。

时间：2分钟。

4. 仰卧位手法治疗

部位：髂腰肌。

手法：指压。

时间：单侧2分钟。

指压法（图6-4-11）

手法路线：从肋10（1/3）处开始，向髋窝移动。

康复师位置：站姿，采取正面站立，两脚与肩同宽或弓步，治疗床高低以康复师弯腰不超过30°为基本标准，预防腰痛。

手法角度：手腕与患者身体成0°～60°，预防手腕损伤。

手法要求：一处3～5次，然后连续依次移动，不跳动；力由足部传递至躯干传递至指腹（非指尖），张力高处及疼痛点重点处理。

时间：2分钟。

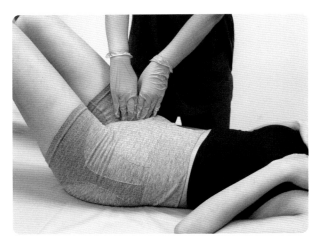

图6-4-11 指压法

5. 神经滑动

部位：仰卧坐骨神经（图6-4-12）、侧卧坐骨神经（图6-4-13）、侧卧股外侧神经（1～2周后使用）（图6-4-14）。

动作频率：每组持续20～30秒，4～5次，间歇5秒。

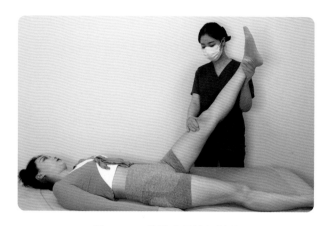

图6-4-12　仰卧坐骨神经滑动

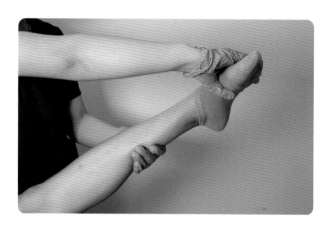

图6-4-13　侧卧坐骨神经滑动

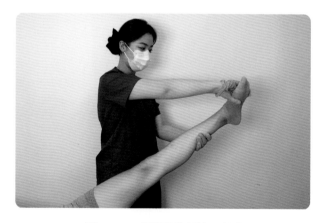

图6-4-14　侧卧股外侧神经滑动

6. 分离拉伸

部位：髂腰肌（1～2周后使用）、竖脊肌（1～2周后使用）。

动作频率：每组持续20～30秒，2～3次，间歇5秒。

（1）髂腰肌拉伸（图6-4-15）

动作要领：患者仰卧位，臀部位于治疗床边缘，手臂自然放身体两侧。康复师一只手或身体固定患者腿部，另一只手固定患者异侧腿膝关节前侧，缓慢将大腿向下压，直到有轻微的牵扯感。每次大概进行30～60秒，腿部回到起始位，重复2～3组。

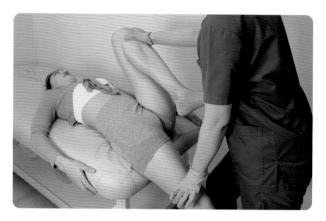

图6-4-15　髂腰肌拉伸

（2）竖脊肌拉伸（图6-4-16）

动作要领：患者跪姿，臀部坐在脚后跟。患者身体前屈，手臂缓慢向远处伸展，直到有轻微的牵扯感。每次大概进行30～60秒，手臂和身体回到起始位，重复2～3组。

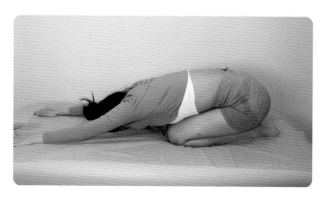

图6-4-16　竖脊肌拉伸

二、物理因子治疗

1. 超声波（图6-4-17）、冲击波（图6-4-18）、中频干扰电（图6-4-19）

频率：1MHz作用于深层，3MHz作用于浅层。

波形：10%、25%、50%、100%连续波。

面积：1cm²、3cm²、5cm²。

强度：0.1～2.5W/cm²，在患者承受范围内。

时间：单侧10分钟以内。

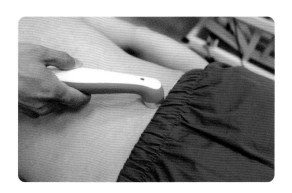

图6-4-17 超声波

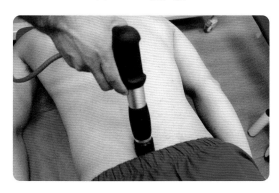

图6-4-18 冲击波

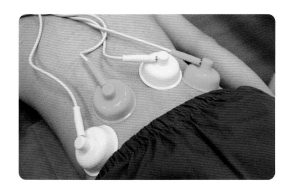

图6-4-19 中频干扰电

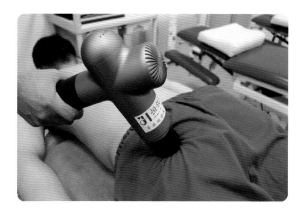

图6-4-20 筋膜枪

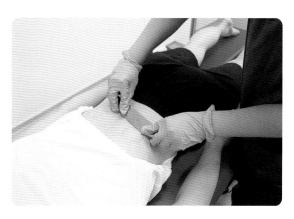

图6-4-21 筋膜刀

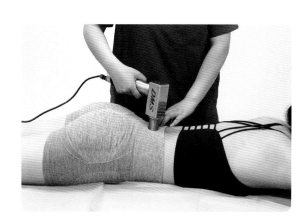

图6-4-22 DMS

2. 筋膜枪（图6-4-20）、筋膜刀（图6-4-21）、DMS（肿胀时期禁用）（图6-4-22）

部位：张力高肌群、疼痛点、钙化点。

强度：在患者承受范围内。

时间：5～10分钟以内。

3. 肌贴（图6-4-23）

部位：肌力薄弱处、肿胀处。

强度：消肿，疼痛点10%～30%拉力，提高肌力30%～60%拉力。

时间：康复结束后使用，持续3～5天。

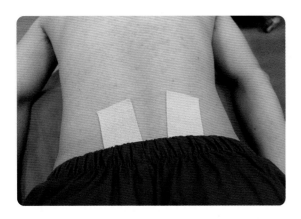

图6-4-23　肌贴

4. 冰敷（图6-4-24）

部位：肿胀部位。

注意事项：非直接接触皮肤，毛巾、卫生纸垫于冰袋下。

时间：3~5分钟，出现刺痛后，需要间歇1分钟，防止冻伤。

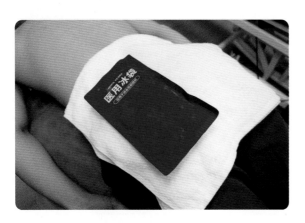

图6-4-24　冰敷

三、康复训练

1. 静态臀桥、动态臀桥（1~4周）

动作频率：12~15次/组，3~4组，间歇20秒。

（1）静态臀桥（图6-4-25）

目标肌群：臀大肌。

动作描述：患者仰卧位，两眼目视上方，两手放身体两侧，两腿屈曲，脚掌踩地。发力将臀部抬起至大腿与身体成直线，保持住，均匀呼吸。

注意事项：臀部抬起时背部支撑地面。

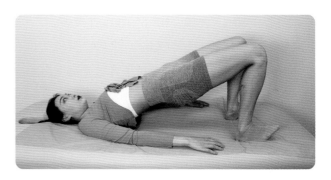

图6-4-25　静态臀桥

（2）动态臀桥（图6-4-26）

目标肌群：臀大肌。

动作描述：患者仰卧位，两眼目视上方，两手放身体两侧，两腿屈曲，脚掌踩地。发力将臀部抬起至大腿与身体成直线，停顿3秒，下落至下背部贴地。向上时呼气，下落时吸气。

注意事项：臀部抬起时背部支撑地面。

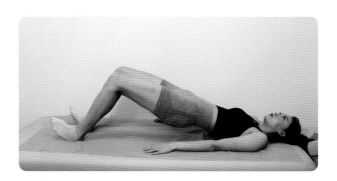

图6-4-26　动态臀桥

2. 腹式呼吸、腹横肌呼吸、臀桥夹球（1~4周）

动作频率：12~15次/组，3~4组，间歇20秒。

（1）腹式呼吸（图6-4-27）

目标肌群：呼吸肌群。

动作描述：患者仰卧位，两眼目视上方，两手放身体两侧，两腿屈曲，脚掌踩地。腹部呼吸，胸廓尽量保持静止。吸气时腹部鼓起，呼气时腹部回收。

注意事项：腰部始终保持贴地。

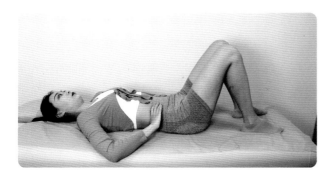

图6-4-27　腹式呼吸

（2）腹横肌呼吸（图6-4-28）

目标肌群：呼吸肌群。

动作描述：患者站立位，两眼目视前方，两手放身体两侧，臀部坐于球面，两腿屈曲，脚掌踩地。下背部呼吸，胸廓尽量保持静止，保持呼吸3秒、呼气6秒的频率。吸气时下背部鼓起，呼气时下背部回收。

注意事项：腰部始终垂于地面。

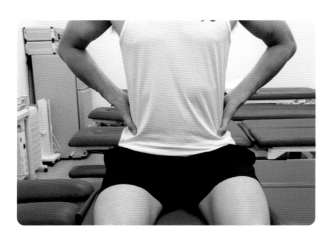

图6-4-28　腹横肌呼吸

（3）臀桥夹球（图6-4-29）

目标肌群：盆底肌。

动作描述：患者仰卧位，两眼目视上方，两手放身体两侧，两腿屈曲夹球，脚掌踩地。发力将臀部抬起至大腿与身体成直线，停顿3秒，下落至下背部贴地，呼气时会阴收缩，吸气时会阴放松。

注意事项：臀部抬起时背部支撑地面。

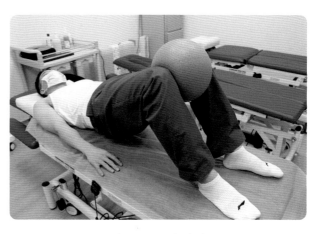

图6-4-29　臀桥夹球

3. 仰卧收腿、仰卧举腿（动）（5~8周）

动作频率：12~15次/组，3~4组，间歇20秒。

（1）仰卧收腿（图6-4-30）

目标肌群：腹直肌。

动作描述：患者仰卧位，两眼目视上方，两手放身体两侧。收腿同时收腹，然后还原初始位置，保持腹部紧张，收腿时呼气，伸腿时吸气。

注意事项：腰部始终保持贴地。

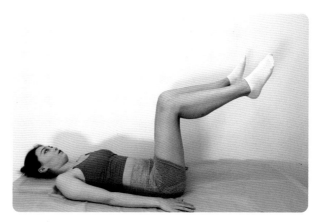

图6-4-30　仰卧收腿

（2）仰卧举腿（动）（图6-4-31）

目标肌群：腹直肌。

动作描述：患者仰卧位，两眼目视上方，两手放身体两侧，两腿伸直。腹部用力抬腿，抬腿时呼气，下落时吸气。

注意事项：腰部始终保持贴地。

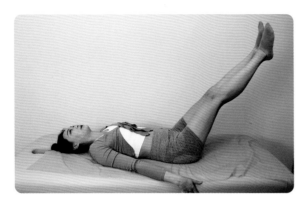

图6-4-31　仰卧举腿（动）

4. 俯卧打水、交叉背起、下背起、跪姿平衡（1~4周）

动作频率：12 ~ 15次/组，3 ~ 4组，间歇20秒。

（1）俯卧打水（图6-4-32）

目标肌群：腹直肌。

动作描述：患者仰卧位，两眼目视上方，两手放身体两侧，两腿保持伸直。两腿交替抬起下落，保持腹部紧张，均匀呼吸。

注意事项：腰部始终保持贴地。

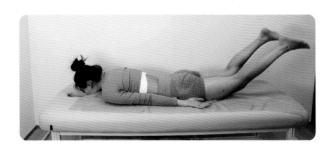

图6-4-32　俯卧打水

（2）交叉背起（图6-4-33）

目标肌群：竖脊肌。

动作描述：患者俯卧位，两手前伸，两腿伸

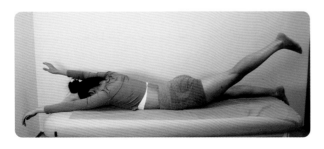

图6-4-33　交叉背起

直。交替抬起一侧手臂和对侧腿部至最高点，回到起始位。手脚上抬时呼气，下落时吸气。

注意事项：每次贴于地面的手臂和腿部保持放松。

（3）下背起（图6-4-34）

目标肌群：竖脊肌。

动作描述：患者俯卧位，两手前伸，两腿伸直。同时抬起双手臂和双侧腿部至最高点，回到起始位。手脚上抬时呼气，下落时吸气。

注意事项：核心收紧。

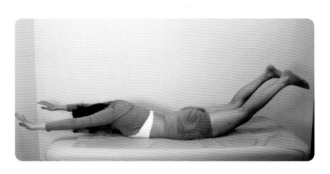

图6-4-34　下背起

（4）跪姿平衡（图6-4-35）

目标肌群：竖脊肌、腰方肌。

动作描述：身体成四点位，手臂和躯干成90°，大腿和躯干成90°，颈、胸、腰成直线。一侧手和腿支撑，另一侧向远处伸展再收于胸前，伸展时吸气，回收时呼气。

注意事项：收紧腹部，腰背挺直，身体保持稳定。

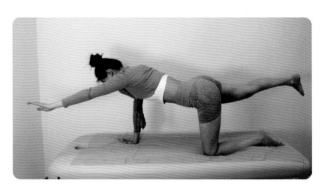

图6-4-35　跪姿平衡

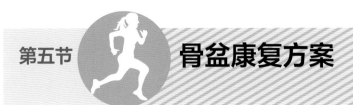

第五节　骨盆康复方案

1. 康复目标

（1）松解张力高肌群，物理因子治疗改善症状。

（2）增强核心及臀部肌力。

（3）提高盆底肌肌力。

（4）提高骨盆稳定性。

2. 康复频率

3次/周，根据不同情况，总康复次数在12～72次之间。

3. 康复周期设置（表6-5-1）

表6-5-1　骨盆康复周期设置

康复周期	骨盆疼痛常见类型						康复目标	运动指标
	拉伤	梨状肌综合征	骶髂炎	骶髂关节紊乱	膨出	突出		
第一阶段（症状康复）	3～5次	3～4周10～12次	3～4周10～12次	3～4周10～12次	3～4周10～12次	3～4周10～12次	症状缓解或消除	3000～5000步
第二阶段（功能康复）	—	6～8周18～24次	6～8周18～24次	6～8周18～24次	6～8周18～24次	6～8周18～24次	肌力提升，有一定的运动能力，且无症状	5000～8000步
第三阶段（专项体能）	—	—	10～12周30～36次	10～12周30～36次	10～12周30～36次	10～12周30～36次	运动能力提升，多关节参与能力，无症状	1万～1.5万步
第四阶段（运动表现）	—	—	16～24周48～72次	16～24周48～72次	16～24周48～72次	16～24周48～72次	运动表现能力显著提升，复合动作，高难动作，无症状	1.5万～2万步

备注：在实际的康复中，患者多部位、多种问题康复，需综合设计康复方案。

髋痛

髋关节由股骨头与髋臼构成，属球窝关节，是典型的杵臼关节。股骨关节面占头面积的2/3，嵌入髋臼内。臼的月状面围绕髋臼窝，窝内充填脂肪；髋臼唇附着于臼缘增加臼的深度。髋臼横韧带封闭髋臼切迹，神经、血管经过韧带下出入关节。髋臼凹陷与股骨头关节面之间的间隙为髋关节间隙，正常成人此间隙宽为4~5mm。间隙的上半较窄，显示两相对骨性关节面的距离。下半较宽，显示股骨头与髋臼窝底之间的距离。关节囊一般坚厚，而其后下方较薄弱；在髋骨附于髋臼周缘及横韧带；在股骨，前方附于转子间线，上方与下方附于大小转子附近，在后方附着于离转子间嵴约1cm处。

关节囊滑膜层的特点是除衬覆纤维囊以外，在纤维囊附着于股骨颈处还反折包绕股骨颈，形成支持带直至关节软骨周缘，支持带内有至头与颈的血管。至关节的动脉主要是臀上、下动脉，旋股内、外侧动脉和闭孔动脉的分支。股神经、闭孔神经、股方肌神经都有分支进入关节。髋关节可作多轴的运动，但因股骨头深深嵌入髋臼内，且有各种韧带的限制，其运动幅度远逊于肩关节。

儿童髋关节远未发育完成，其特点是髋臼之Y形软骨尚未愈合或三骨之间距离较大，股骨头只出现较小的团块状骨化中心，髋臼与股骨头的大小比例相差很大，两者之间的距离较宽等，先天性髋关节脱位在幼儿较为常见，但其结构尚未发育完成。

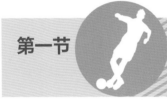

第一节　髋部解剖

一、肌肉解剖

髋部涉及的肌肉主要有髂腰肌、股四头肌、臀大肌、臀中肌、梨状肌、阔筋膜张肌髂胫束、股薄肌、缝匠肌、短收肌、长收肌、股二头肌、半腱肌、半膜肌。

1. **髂腰肌（图7-1-1）**
   起点：腰大肌起于第12胸椎和第1~5腰椎体侧和横突；髂肌起于髂窝。
   止点：股骨小转子。
   功能：①近固定。使大腿在髋关节处屈和旋外。②远固定。一侧收缩，使躯干侧屈；两侧同时收缩，使躯干前屈和骨盆前倾。

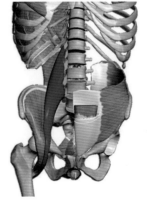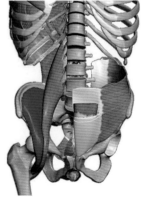

图7-1-1　髂腰肌

2. 股四头肌（图7-1-2）

起点：股直肌起自髂前下棘，股中肌起自股骨体前侧，股外肌起自股骨粗线外侧唇，股内肌起自股骨粗线内侧唇。

止点：股四头肌的四个头形成一条肌腱，环绕髌骨，向下形成髌韧带止于胫骨粗隆。

功能：①近固定。股直肌收缩，使大腿在髋关节处屈。股四头肌整体收缩使小腿在膝关节出伸。②远固定。股四头肌收缩使大腿在膝关节处伸，牵拉股骨向前，以维持人体直立姿势。

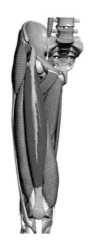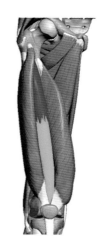

图7-1-2　股四头肌

3. 臀大肌（图7-1-3）

起点：髋骨外面和骶骨背面，纤维斜向外下，覆盖大转子。

止点：股骨的臀肌粗隆。

功能：使大腿后伸并外旋，下肢固定时伸直躯干并防止躯干前倾以维持身体平衡。

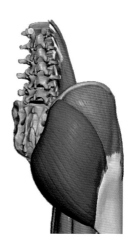

图7-1-3　臀大肌

4. 臀中肌（图7-1-4）

起点：髂骨翼外面。

止点：股骨大转子。

功能：①近固定。使大腿在髋关节处外展，前部收缩可使大腿屈和旋内、后部收缩可使大腿伸和旋外。②远固定。一侧收缩，使骨盆向同侧倾。前部收缩可使骨盆前倾、后部收缩可使骨盆后倾。

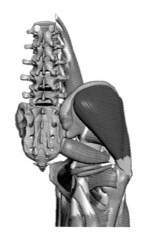

图7-1-4　臀中肌

5. 梨状肌（图7-1-5）

起点：第2、3、4骶椎前面，出坐骨大孔。

止点：大转子内侧面。

功能：外旋大腿。

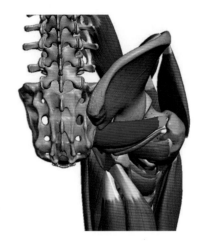

图7-1-5　梨状肌

6. 阔筋膜张肌（图7-1-6）

起点：髂前上棘。

止点：移行于髂胫束，止于胫骨外侧髁。

功能：近固定。使大腿屈和旋内，使髂胫束紧张。

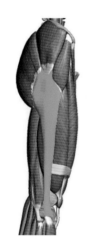

图7-1-6　阔筋膜张肌

7. 股薄肌（图7-1-7）

起点：耻骨下支，肌束下行从膝关节后方转至前方。

止点：胫骨粗隆内侧。

功能：①近固定。使大腿在髋关节处内收，使小腿在膝关节处屈、旋内。②远固定。两侧同时收缩使骨盆前倾。

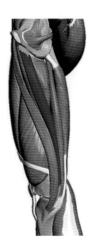

图7-1-7　股薄肌

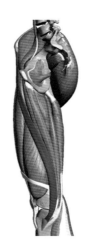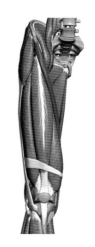

8. 缝匠肌（图7-1-8）

起点：髂前上棘。

止点：胫骨粗隆内侧面。

功能：①近固定。使大腿屈和旋外，使小腿屈和旋内。②远固定。两侧收缩，使骨盆前倾。

图7-1-8　缝匠肌

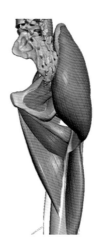

9. 短收肌（图7-1-9）

起点：耻骨下支。

止点：股骨粗线内侧唇中部。

功能：①近固定。使大腿在髋关节处屈和内收。②远固定。两侧同时收缩使骨盆前倾。

图7-1-9　短收肌

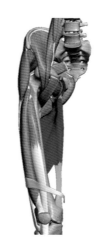

10. 长收肌（图7-1-10）

起点：耻骨上支。

止点：股骨粗线内侧唇中部。

功能：①近固定。使大腿在髋关节处屈和内收。②远固定。两侧同时收缩使骨盆前倾。

图7-1-10　长收肌

11. 股二头肌（图7-1-11）

起点：长头起于坐骨结节；短头起于股骨粗线外侧唇的下半部。

止点：腓骨头。

功能：①近固定。使小腿在膝关节处屈和旋外，当小腿伸直时，可使大腿后伸。②远固定。两侧收缩，使骨盆后倾。

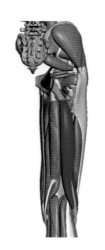

图7-1-11　股二头肌

12. 半腱肌（图7-1-12）

起点：坐骨结节。

止点：胫骨上端内侧。

功能：①近固定。使小腿在膝关节处屈和旋内，当小腿伸直时，可使大腿后伸。②远固定。两侧收缩，使骨盆后倾。

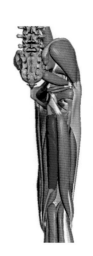

图7-1-12　半腱肌

13. 半膜肌（图7-1-13）

起点：坐骨结节。

止点：胫骨内侧髁后面。

功能：①近固定。使小腿在膝关节处屈和旋内，当小腿伸直时，可使大腿后伸。②远固定。两侧收缩，使骨盆后倾。

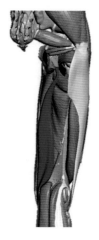

图7-1-13　半膜肌

二、髋部相关肌肉功能

屈髋：髂腰肌、股直肌、阔筋膜张肌。

伸髋：臀大肌、臀中肌。

内收：股内侧头、股薄肌、长收肌、短收肌。

外展：股外侧头、阔筋膜张肌、髂胫束、臀中肌、梨状肌。

旋内：臀中肌前部、阔筋膜张肌。

旋外：髂腰肌、缝匠肌、臀大肌、臀中肌后部、梨状肌。

三、常见的髋关节损伤

1. 髋臼盂唇损伤

定义和特征：髋臼盂唇损伤是导致髋关节疼痛的最常见原因之一。盂唇损伤最常见于前上方，后方损伤相对少见。从撕裂累计的区域看，盂唇和软骨结合部位最易发生损伤。

常见症状：从事剧烈运动的年轻患者，运动后出现腹股沟区疼痛。

2. 髋关节撞击症

定义和特征：髋关节撞击征（FAI）是引起中青年，特别是运动量较大者髋关节疼痛的主要原因，也是引起早期骨关节炎的重要因素。按受累解剖部位形态学改变，FAI可分为：凸轮型撞击（cam impingement）、钳夹型撞击（pincer impingement）、凸轮钳夹混合型撞击（mixed type）。

常见症状：患者常有不明原因的髋关节慢性疼痛，以腹股沟区最为多见，也可出现股骨后侧和外侧疼痛，同时伴有髋关节活动受限，以屈曲内旋受限最为显著。

3. 髋臼或股骨头软骨损伤

定义和特征：髋臼或股骨头软骨损伤多发生于跌倒时，直接暴力作用于大粗隆，使外力直接传导至髋关节，青壮年由于骨质致密，容易造成软骨损伤，老年人发生股骨颈骨折，儿童则易伤及骨骺。单纯体检难以诊断软骨损伤，MRI显示关节腔积液、软骨下骨水肿，间接提示软骨损伤的可能。

常见症状：髋关节周边疼痛，屈髋受限。

第二节　髋部康复评估

一、问诊

患者的基本信息采集，目前症状，髋部的病史，疼痛的时间，疼痛部位和性质，加重疼痛的动作，上、下楼是否疼痛，下蹲、走、跑是否疼痛。

二、特殊检查

1. 托马斯试验（Thomas征）（图7-2-1）

目的：评估髋关节屈肌紧张。

姿势：仰卧，固定腰椎，下肢伸直。

方法：屈曲对侧髋关节至腹部。

意义：试验阳性表现为患侧髋部或者腰椎前屈表明髋部屈肌紧张。

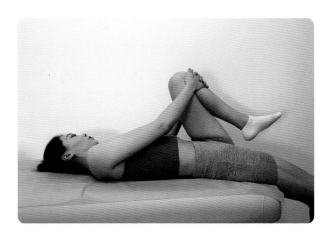

图7-2-1　托马斯试验

2. 跟臀试验（ELY试验）（图7-2-2）

目的：评估股直肌紧张。

姿势：侧卧或者俯卧，髋关节屈曲。

方法：屈膝。

意义：试验阳性表现为髋关节伸展时膝关节屈曲受限，或者膝关节屈曲时髋关节伸直难以维持。

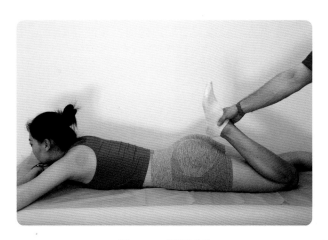

图7-2-2　跟臀试验

3. 髂胫束缩挛试验（Ober试验）（图7-2-3）

目的：评估髂胫束紧张度。

姿势：侧卧，患侧髋关节朝上。

方法：伸展患侧髋关节并使下肢落下成内收姿势。

意义：试验阳性表现为下肢无法内收。

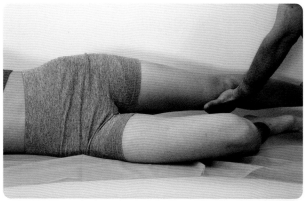

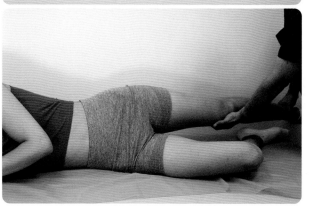

图7-2-3　髂胫束挛缩试验

4. 内收内旋挤压试验（FADIR试验）（图7-2-4）

目的：评估梨状肌病变。

姿势：仰卧位。

方法：被动屈曲，内收、内旋髋关节。

意义：试验阳性表现为局部再次出现疼痛或者牵涉痛。

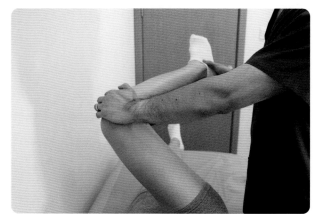

图7-2-4　内收内旋挤压试验

5. 4字试验（FABER试验）（图7-2-5）

目的：评估髋关节、骶髂关节、关节盂唇病变。

姿势：仰卧位，被动屈曲，外展、外旋髋关节，类似"4"字，将患侧外踝置于健侧膝关节上方。

方法：在患侧屈曲的膝关节内侧施加压力。

意义：试验阳性表现为髋关节疼痛（关节炎、骨赘、关节囊内骨折）或者腰痛，骶髂关节病变，该姿势下产生疼痛可能提示缝匠肌异常，如果膝关节外侧距离平面大于4cm且不对称，怀疑盂唇病变。

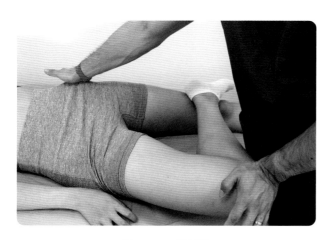

图7-2-5 4字试验

三、影像学检查

可行骨盆 X线（图7-2-6），CT（图7-2-7），MRI（图7-2-8）等检查。

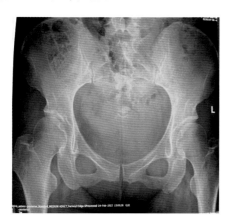

图7-2-6 骨盆X线

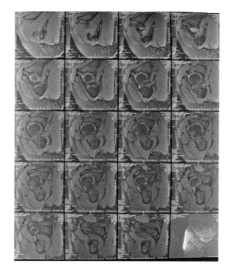

图7-2-7 骨盆CT

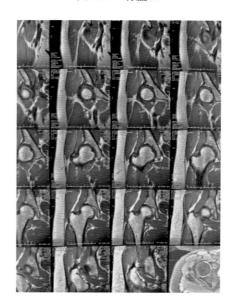

图7-2-8 骨盆MRI

四、姿势评估

脊柱侧弯（图7-2-9）、骨盆前倾（图7-2-10）、骨盆侧倾（图7-2-11）、旋前、旋后（图7-2-12）、X型腿（膝外翻）（图7-2-13）、O型腿（膝内翻）（图7-2-14）、膝超伸（图7-2-15）、长短腿（图7-2-16）、足弓塌陷（扁平足）（图7-2-17）、足内翻（图7-2-18）、足外翻（图7-2-19）、踇外翻（图7-2-20）。

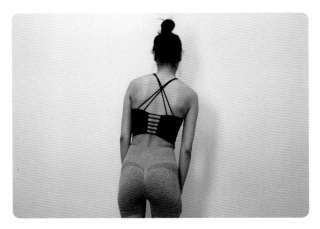

图7-2-9　脊柱侧弯

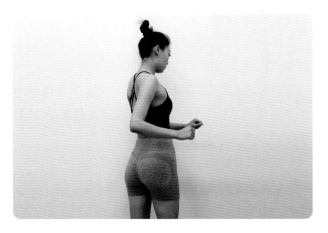

图7-2-12　旋前、旋后

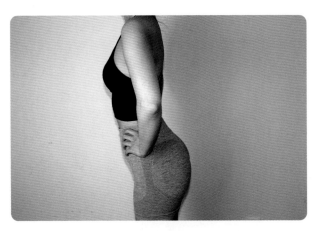

图7-2-10　骨盆前倾

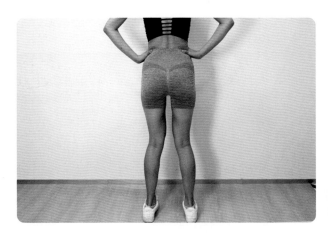

图7-2-13　X型腿

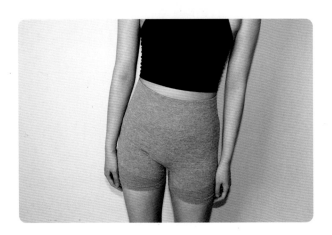

图7-2-11　骨盆侧倾

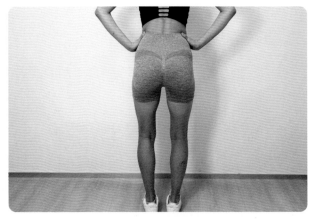

图7-2-14　O型腿

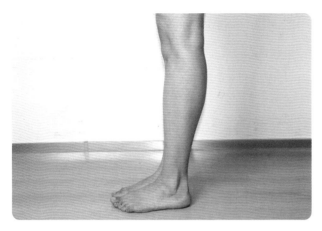

图7-2-15　膝超伸

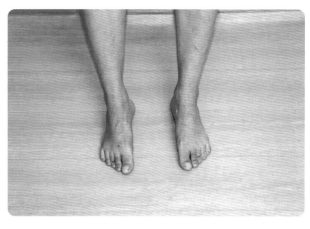

图7-2-18　足内翻

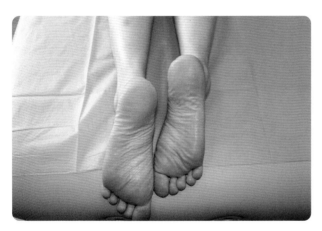

图7-2-16　长短腿

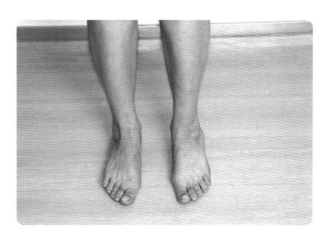

图7-2-19　足外翻

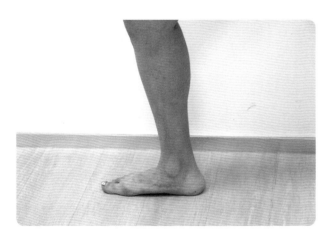

图7-2-17　足弓塌陷

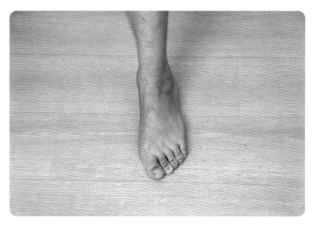

图7-2-20　踇外翻

五、髋部活动度测定

屈曲（110°～120°）（图7-2-21），后伸（10°～15°）（图7-2-22），外展（30°～50°）（图7-2-23），内收（30°）（图7-2-24），内旋（30°～40°）（图7-2-25），外旋（40°～50°）（图7-2-26）。

六、肌力评估

屈曲肌力：前屈对抗；后伸肌力：后伸对抗；内收肌力：内收对抗；外展肌力：外展对抗；左右旋转肌力：旋转对抗。

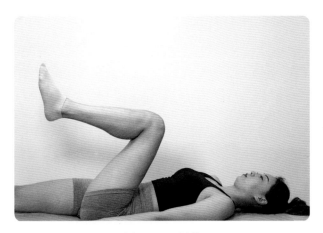

图7-2-21　屈曲

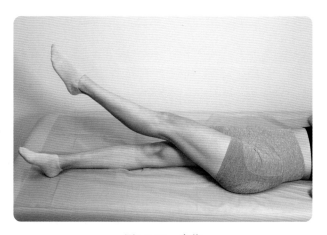

图7-2-24　内收

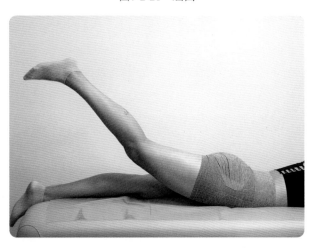

图7-2-22　后伸

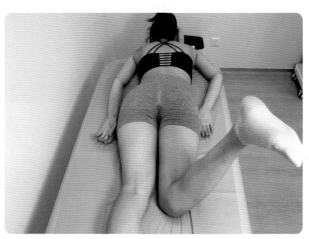

图7-2-25　内旋

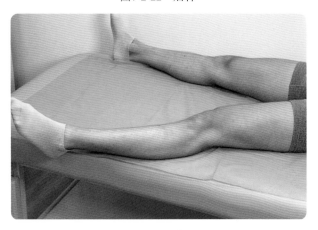

图7-2-23　外展

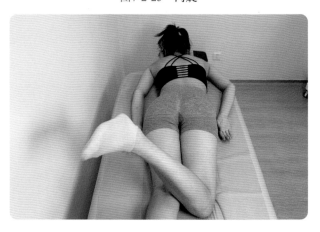

图7-2-26　外旋

七、动作筛查

1. 单腿站立（图7-2-27）

测试标准：睁眼保持稳定大于10秒，闭眼保持稳定大于5秒，抬腿时不失高度。

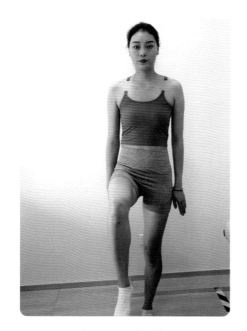

图7-2-27　单腿站立

2. 高举深蹲（图7-2-28）

测试标准：上肢起始姿势能够保持，胫骨和躯干平行或更加趋于挺直，大腿低于水平面。

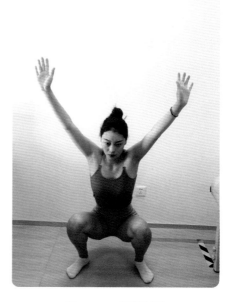

图7-2-28　高举深蹲

八、触诊

1. 检查手法

髂腰肌（指压法），股四头肌（指压），臀大肌（指压法），臀中肌（指压法），阔筋膜张肌（拇指分法），髂胫束（拇指分法），缝匠肌（指压法），短收肌（指压法），长收肌（指压法），腘绳肌（指压法）。

2. 检查目的

测试肌肉张力、肿胀程度、温度、扳机点、疼痛点。

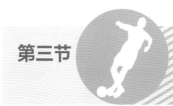

第三节　髋部疼痛原因

不良姿势、错误动作模式、不良体态、外伤、退变都可能造成髋部结构或功能产生问题，使结构变形和肌肉失衡，髋部功能异常产生髋痛。

常见的结构和功能异常如下。

1. 结构

韧带病理变化：韧带撕裂。

软骨病理变化：股骨头软骨磨损。

骨质病理变化：盂唇撕裂，股骨骨裂、骨折、增生。

2. 功能

肌肉病理变化：肌张力高、肌力弱、条索、钙化、扳机点、疼痛点。

筋膜病理变化：肌张力高、条索、钙化、扳

机点、疼痛点。

肌腱病理变化：张力高、条索、钙化、扳机点、疼痛点。

第四节 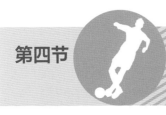 髋部疼痛康复

一、手法治疗

1. 仰卧位手法治疗一

部位：大腿前侧、外侧肌群、髂腰肌。

手法名称：五指拿→双手叠压→掌指按压→指压法。

时间：5~10分钟。

（1）五指拿（图7-4-1）

手法路线：第一条从同侧髌骨下沿胫骨粗隆开始向髂前下棘移动；第二条从从同侧髌骨下沿胫骨粗隆内侧开始向髂前下棘三指移动；第三条从同侧髌骨下沿胫骨粗隆外侧开始向髂前下棘移动。

康复师位置：坐姿或站姿，治疗床高低以康复师不弯腰为基本标准，预防腰痛。

手法角度：手腕与患者身体成0°~45°，预防手腕损伤。

手法要求：连续移动，不跳动；力由身体传递至掌窝，由掌窝传递至五指。

时间：1~2分钟。

（2）双手叠压（图7-4-2）

手法路线：第一条从同侧髌骨上沿1指开始向髂前下棘移动；第二条从同侧髌骨内上沿1指开始向髂前下棘三指移动（接近髂前下棘使用指压法）；第三条从同侧髌骨外上沿1指开始向髂前下棘移动。

康复师位置：站姿，采取正面站立，两脚与肩同宽，治疗床高低以康复师弯腰不超过30°为基本

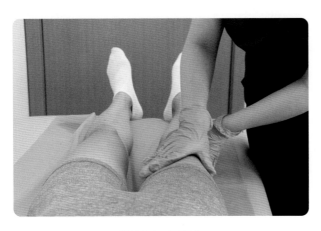

图7-4-1 五指拿

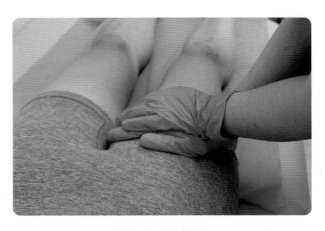

图7-4-2 双手叠压

标准，预防腰痛。

手法角度：手腕与患者身体成0°~60°，预防手腕损伤。

手法要求：一掌3~5次，然后连续依次移动，不跳动；力由足部传递至躯干传递至掌根1/3处，由掌根1/3处传递至五指，手部放松。

时间：2分钟。

（3）掌指按压（图7-4-3）

手法路线：第一条从同侧髌骨上沿1指开始向髂前下棘移动；第二条从同侧髌骨内上沿1指开始向髂前下棘三指移动；第三条从同侧髌骨外上沿1指开始向髂前下棘移动。

康复师位置：站姿，采取正面站立，两脚与肩同宽，治疗床高低以康复师弯腰不超过30°为基本标准，预防腰痛。

手法角度：手腕与患者身体成0°~60°，预防手腕损伤。

手法要求：一掌3~5次，然后连续依次移动，不跳动；力由足部传递至躯干传递至大鱼际及大拇指中线外0.5cm处，张力高处重点处理。

时间：2分钟。

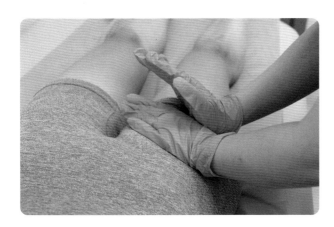

图7-4-3 掌指按压

（4）指压法（图7-4-4）

手法路线：从肋10（1/3）处开始，向髋窝移动。（重点处理）

康复师位置：站姿，采取正面站立，两脚与肩同宽，或弓步，治疗床高低以康复师弯腰不超过30°为基本标准，预防腰痛。

手法角度：手腕与患者身体成0°~60°，预防手腕损伤。

手法要求：一处3~5次，然后连续依次移动，不跳动；力由足部传递至躯干传递至指腹（非指尖），张力高处及疼痛点重点处理。

时间：2分钟。

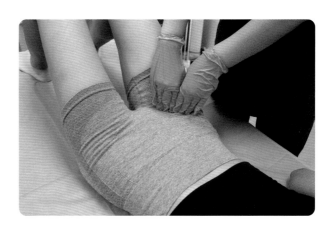

图7-4-4 指压法

2. 侧卧位手法治疗

部位：外侧肌群、阔筋膜张肌、髂胫束。

手法名称：五指拿→双手叠压→掌指按压→拇指分法。

时间：5~10分钟。

（1）五指拿（图7-4-5）

手法路线：第一条从同侧髌骨下沿胫骨粗隆开始向髂前下棘移动；第二条从从同侧髌骨下沿胫骨粗隆内侧开始向髂前下棘三指移动；第三条从同侧髌骨下沿胫骨粗隆外侧开始向髂前下棘移动。

康复师位置：坐姿或站姿，治疗床高低以康复师不弯腰为基本标准，预防腰痛。

手法角度：手腕与患者身体成0°~45°，预防手腕损伤。

手法要求：连续移动，不跳动；力由身体传递至掌窝，由掌窝传递至五指。

时间：1~2分钟。

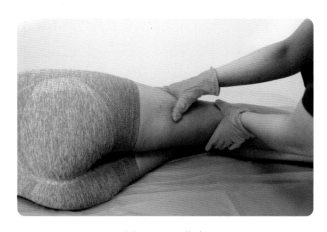

图7-4-5　五指拿

（2）双手叠压（图7-4-6）

手法路线：第一条从同侧髌骨外侧开始向髂前下棘移动；第二条从同侧股骨远端（外侧面上侧）开始向髂前下棘移动；第三条从同侧股骨远端（外侧面中侧）开始向髂骨翼移动。

康复师位置：站姿，采取正面站立，两脚与肩同宽或弓步，治疗床高低以康复师弯腰不超过30°为基本标准，预防腰痛。

手法角度：手腕与患者身体成0°～60°，预防手腕损伤。

手法要求：一掌3～5次，然后连续依次移动，不跳动；力由足部传递至躯干传递至掌根1/3处，由掌根1/3处传递至五指，手部放松。

时间：2分钟。

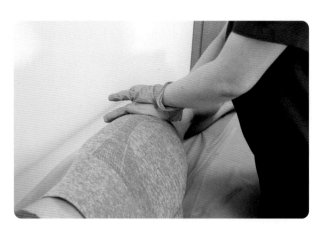

图7-4-6　双手叠压

（3）掌指按压（图7-4-7）

手法路线：第一条从同侧髌骨外侧开始向髂前下棘移动；第二条从同侧股骨远端（外侧面上侧）开始向髂前下棘移动；第三条从同侧股骨远端（外侧面中侧）开始向髂骨翼移动。

康复师位置：站姿，采取正面站立，两脚与肩同宽，治疗床高低以康复师弯腰不超过30°为基本标准，预防腰痛。

手法角度：手腕与患者身体成0°～60°，预防手腕损伤。

手法要求：一掌3～5次，然后连续依次移动，不跳动；力由足部传递至躯干传递至大鱼际及大拇指中线外0.5cm处，张力高处重点处理。

时间：2分钟。

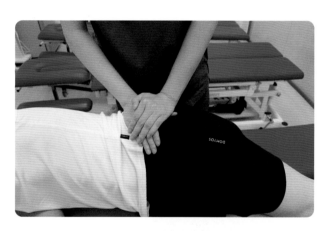

图7-4-7　掌指按压

（4）拇指分法（图7-4-8）

手法路线：从同侧股骨远端（外侧面中侧）开始向髂骨翼移动。

康复师位置：坐姿或站姿，采取正面站立，两脚与肩同宽，治疗床高低以康复师不弯腰为基本标准，预防腰痛。

手法角度：拇指与患者身体成45°～90°，预防手腕损伤。

手法要求：要求患者仰卧位或侧卧，侧卧要

求，屈髋屈膝，连续移动，不跳动；力由身体传递至拇指指腹，疼痛点重点处理。

时间：2分钟。

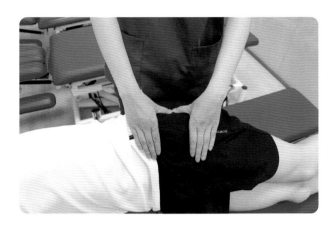

图7-4-8　拇指分法

3. 俯卧位手法治疗

部位：后侧肌群、臀大肌、臀中肌后部、梨状肌、股方肌、闭孔肌。

手法名称：双手叠压→拇指分法→指压法。

时间：5~10分钟。

（1）双手叠压（图7-4-9）

手法路线：第一条从髂骨后棘外侧开始向骶骨S₁~₃方向移动；第二条从髂骨后棘外侧4~5指（大转子）开始，向骶骨S₃~₅方向移动。

康复师位置：站姿，采取正面站立，两脚成弓步，治疗床高低以康复师弯腰不超过30°为基本标准，预防腰痛。

手法角度：手腕与患者身体成0°~60°，预防手腕损伤。

手法要求：一掌3~5次，然后连续依次移动，不跳动；力由足部传递至躯干传递至掌根1/3处，由掌根1/3处传递至五指，手部放松。

时间：2分钟。

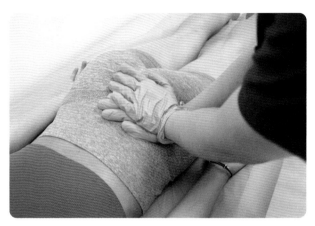

图7-4-9　双手叠压

（2）拇指分法（图7-4-10）

手法路线：从大转子开始向S₂~₄移动。

康复师位置：坐姿或站姿，采取正面站立，两脚与肩同宽，治疗床高低以康复师不弯腰为基本标准，预防腰痛。

手法角度：拇指与患者身体成45°~90，预防手腕损伤。

手法要求：连续移动，不跳动；力由身体传递至拇指指腹，条索、钙化、疼痛点重点处理。

时间：1~2分钟。

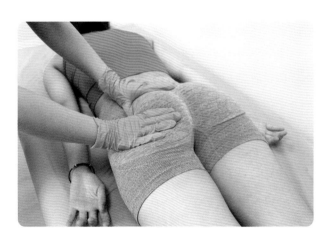

图7-4-10　拇指分法

（3）指压法（图7-4-11）

手法路线：指压法从大转子开始向S$_{2\sim4}$移动。

康复师位置：站姿，采取正面站立，两脚与肩同宽，或弓步，治疗床高低以康复师弯腰不超过30°为基本标准，预防腰痛。

手法角度：手腕与患者身体成0°~60°，预防手腕损伤。

手法要求：一处3~5次，然后连续依次移动，不跳动；力由足部传递至躯干传递至指腹（非指尖），张力高处及疼痛点重点处理。

时间：2分钟。

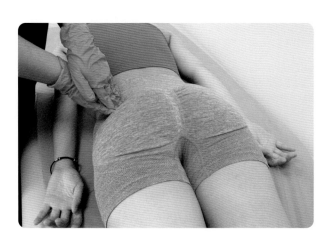

图7-4-11　指压法

4. 仰卧位手法治疗二

部位：髋周边疼痛点。

手法名称：拇指揉法→五指拿。

时间：3~5分钟。

（1）拇指揉法（图7-4-12）

手法路线：髋部疼痛点上–下、左–右、顺逆移动。

康复师位置：坐姿或站姿，采取正面站立，两脚与肩同宽，治疗床高低以康复师不弯腰为基本标准，预防腰痛。

手法角度：拇指与患者身体成0°~45°，预防手腕损伤。

手法要求：连续移动，不跳动；力由身体传递

至拇指指腹，条索、钙化、疼痛点重点处理。

时间：3~5分钟。

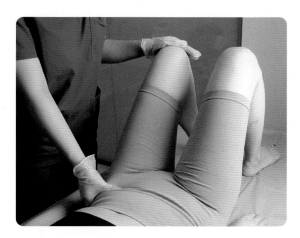

图7-4-12　拇指揉法

（2）五指拿（图7-4-13）

手法路线：第一条从同侧髌骨下沿胫骨粗隆开始向髂前下棘移动；第二条从同侧髌骨下沿胫骨粗隆内侧开始向髂前下棘三指移动；第三条从同侧髌骨下沿胫骨粗隆外侧开始向髂前下棘移动。

康复师位置：坐姿或站姿，治疗床高低以康复师不弯腰为基本标准，预防腰痛。

手法角度：手腕与患者身体成0°~45°，预防手腕损伤。

手法要求：连续移动，不跳动；力由身体传递至掌窝，由掌窝传递至五指。

时间：3~5分钟。

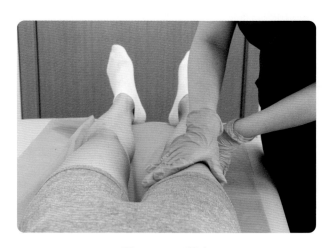

图7-4-13　五指拿

5. 分离拉伸

部位：髂腰肌、股直肌。

动作频率：每组持续20～30秒，4～5次，间歇5秒。

（1）髂腰肌拉伸（图7-4-14）

动作要领：患者仰卧位，臀部位于治疗床边缘，手臂自然放身体两侧。康复师一只手或身体固定患者腿部，另一只手抓患者异侧腿膝关节前侧，缓慢将大腿向下压，直到有轻微的牵扯感。每次大概进行30～60秒，腿部回到起始位，重复2～3组。

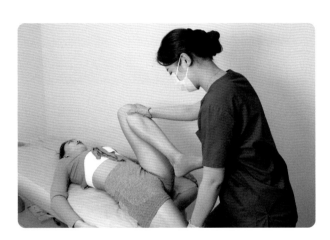

图7-4-14　髂腰肌拉伸

（2）股直肌拉伸（图7-4-15）

动作要领：患者仰卧位，手臂自然放身体两

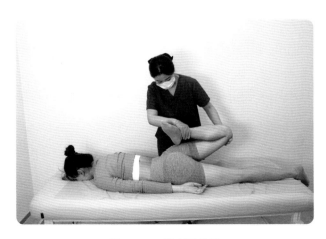

图7-4-15　股直肌拉伸

侧。康复师一只手放在患者膝关节做固定，另一只手抓患者同侧小腿胫骨前侧，缓慢将大腿抬高，小腿尽可能屈曲，直到有轻微的牵扯感。每次大概进行30～60秒，腿部回到起始位，重复2～3组。

6. 关节松动（图7-4-16）

部位：髋关节。

动作频率：每组持续20～30秒，4～5次，间歇5秒。

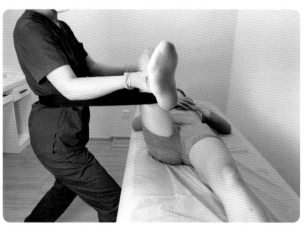

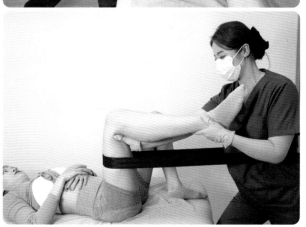

图7-4-16　髋关节松动

二、物理因子治疗

1. 超声波（图7-4-17）、冲击波（图7-4-18）、中频干扰电（图7-4-19）

部位：疼痛点、钙化点。

频率：1MHz作用于深层，3MHz作用于浅层。

波形：10%、25%、50%、100%连续波。

面积：$1cm^2$、$3cm^2$、$5cm^2$。

强度：$0.1 \sim 2.5W/cm^2$，在患者承受范围内。

时间：单侧10分钟以内。

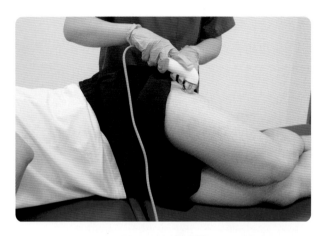

图7-4-17　超声波

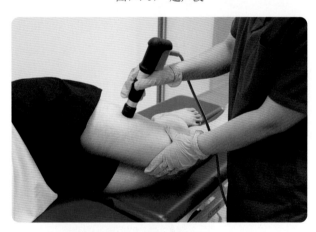

图7-4-18　冲击波

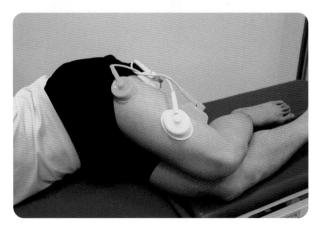

图7-4-19　中频干扰电

2. 筋膜枪（图7-4-20）、筋膜刀（肿胀时期禁用）（图7-4-21）

部位：张力高肌群、疼痛点、钙化点。

强度：在患者承受范围内。

时间：$5 \sim 10$分钟以内。

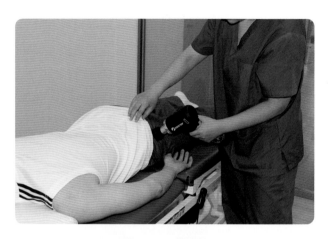

图7-4-20　筋膜枪

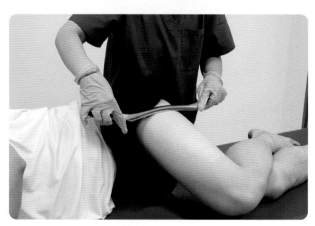

图7-4-21　筋膜刀

3. 肌贴（图7-4-22）

部位：肌力薄弱处、肿胀处。

强度：消肿，疼痛点10%～30%拉力，提高肌力30%～60%拉力。

时间：康复结束后使用，持续3～5天，可正常洗浴。

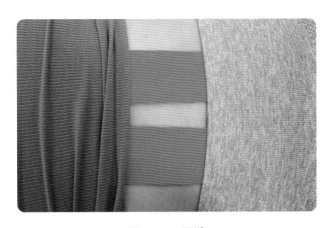

图7-4-22 肌贴

4. 冰敷（图7-4-23）

部位：肿胀部位。

注意事项：非直接接触皮肤，毛巾、卫生纸垫于冰袋下。

时间：3～5分钟，出现刺痛后，需要间歇1分钟。

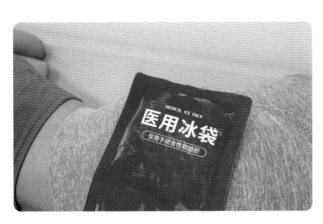

图7-4-23 冰敷

三、康复训练

1. 直腿抬高、靠墙静蹲、坐姿伸膝（注意屈髋角度是否疼痛）（1~4周）

动作频率：12～15次，3～4组，间歇30秒。

（1）直腿抬高（图7-4-24）

目标肌群：股四头肌。

动作描述：患者仰卧位，两眼目视上方，两手放身体两侧，两腿保持伸直。两腿交替抬起下落。

向上时呼气，向下时吸气。

注意事项：腰部始终保持贴地。

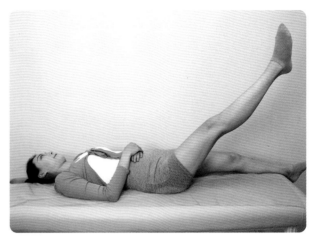

图7-4-24 直腿抬高

（2）靠墙静蹲（图7-4-25）

目标肌群：股四头肌。

动作描述：患者站立位，两眼目视前方，两手放身体两侧，两腿与肩同宽。缓慢下蹲至大腿与地面成90°，保持住，均匀呼吸。

注意事项：腰部始终保持贴墙面。

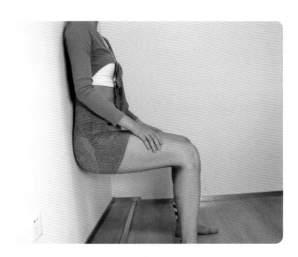

图7-4-25 靠墙静蹲

（3）坐姿伸膝（图7-4-26）

目标肌群：股四头肌。

动作流程：患者坐位，两手放在治疗床上。两眼目视前方，腰腹成直线，两脚自然打开，两脚指向正前方，小腿向正前方伸膝。前伸时呼气，回落时吸气。

注意事项：力由股四头肌传递至小腿。

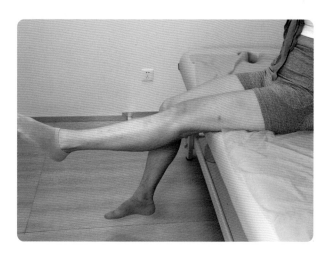

图7-4-26 坐姿伸膝

2. 俯卧抬腿、臀桥、侧卧外展、蚌式开合、螃蟹走（1~4周）；站姿后伸、史密斯臀桥（5~8周）

动作频率：15次/组，3~4组，间歇20秒。

（1）俯卧抬腿（图7-4-27）

目标肌群：腘绳肌。

动作流程：患者俯卧位，两手放在身体两侧。腰腹成直线，两脚伸直，两脚指向正前方。屈曲时呼气，回落时吸气。

注意事项：力由腘绳肌传递至小腿。

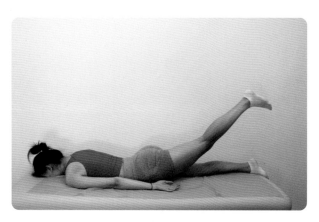

图7-4-27 俯卧抬腿

（2）臀桥（图7-4-28）

目标肌群：臀大肌。

动作描述：患者仰卧位，两眼目视上方，两手放身体两侧，两腿屈曲，脚掌踩地。发力将臀部抬起至大腿与身体成直线，停顿3秒，下落至下背部贴地。向上时呼气，向下时吸气。

注意事项：臀部抬起时背部支撑地面。

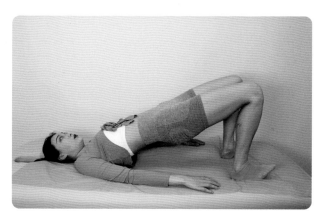

图7-4-28 臀桥

（3）侧卧外展（图7-4-29）

目标肌群：臀中肌。

动作描述：患者侧对地面（不能前后倾斜），两眼目视前方，下面腿屈曲，上面腿伸直。踝、膝、髋、肩成直线，腿向外抬起，外展时呼气，回落时吸气。

注意事项：身体保持稳定，力从臀外侧传递至腿部。

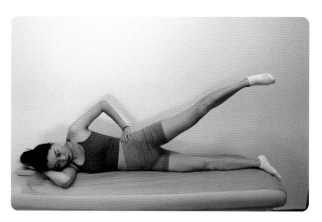

图7-4-29 侧卧外展

（4）蚌式开合（图7-4-30）

目标肌群：臀中肌。

动作描述：患者侧对地面（不能前后倾斜），两眼目视前方，两腿屈曲，下面手枕于头下，上面手叉腰。膝、髋、肩成直线，膝关节向外展，双脚贴实，外展时呼气，回落时吸气。

注意事项：身体保持稳定，力从臀外侧传递至腿部。

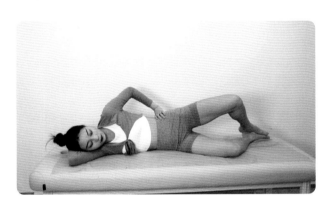

图7-4-30　蚌式开合

（5）螃蟹走（图7-4-31）

目标肌群：臀中肌。

动作描述：患者站立位，两眼目视前方，两手叉腰，两腿与肩同宽。屈髋屈膝（附身），双脚向左或向右迈步行走，步幅不宜过大。主动迈腿时呼气，从动腿上步时吸气。

注意事项：腰背挺直，力从臀部外侧传递至腿部。

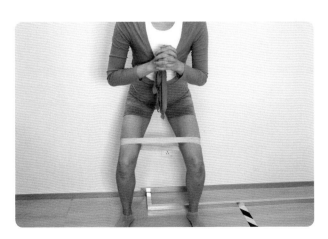

图7-4-31　螃蟹走

（6）站姿后伸（图7-4-32）

目标肌群：臀大肌。

动作描述：患者站立位，两眼目视前方，两手叉腰，两腿与髋同宽。一条腿站立，另一条腿用力向后伸髋，感受臀部发力。后伸时呼气，回落时吸气。

注意事项：腰背挺直，力从臀部传递至腿部。

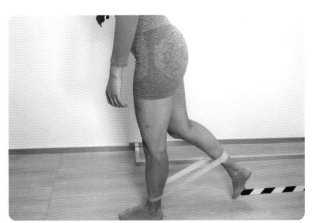

图7-4-32　站姿后伸

（7）史密斯臀桥（图7-4-33）

目标肌群：臀大肌。

动作描述：患者仰卧位，两眼目视上方，两手放身体两侧，两腿屈曲，脚掌踩地。史密斯杠铃置于髂前上棘的位置，发力将臀部抬起至大腿与身体成直线，停顿3秒，下落至下背部贴地。向上时呼气，向下时吸气。

注意事项：臀部抬起时背部支撑地面。

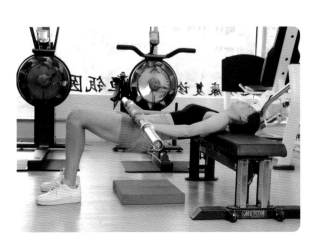

图7-4-33　史密斯臀桥

3. 单脚站立，仰卧/俯卧+球（2~4周）

动作频率：15~30秒/次，3~4组，间歇30秒。

（1）单脚站立（图7-4-34）

目标肌群：下肢稳定肌群。

动作描述：患者站立位，两眼目视前方，两手放身体两侧，双脚并拢，脚尖指向正前方。一条腿抬高，使髋关节和膝关节成90°，另一条腿站立。

注意事项：踝关节、膝关节、核心保持稳定。

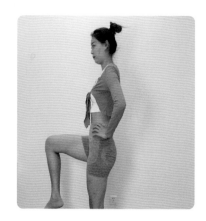

图7-4-34　单脚站立

（2）仰卧+球（图7-4-35）

目标肌群：核心肌群、髋稳定肌群。

动作描述：患者仰卧位，两眼目视上方，两手放身体两侧，两腿伸直将小腿和脚踝置于瑜伽球上。发力抬起臀部至大腿与躯干成直线，保持住，均匀呼吸。

注意事项：臀部和核心收紧，腰部不能塌。

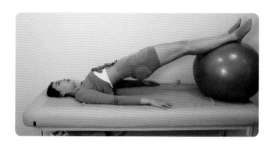

图7-4-35　仰卧+球

（3）俯卧+球（图7-4-36）

目标肌群：核心肌群、髋稳定肌群。

动作描述：患者俯卧位，两眼目视前方，两手肘部支撑，两腿伸直将脚背置于瑜伽球上。发力抬起臀部至大腿与躯干成直线，保持住，均匀呼吸。

注意事项：臀部和核心收紧，腰部不能塌。

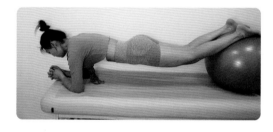

图7-4-36　俯卧+球

第五节　髋部康复方案

1. 康复目标

（1）松解髋部张力高肌群，物理因子治疗改善症状。

（2）改善髋部活动度。

（3）增强腿部、臀部、核心肌力。

（4）提高髋部稳定性。

（5）改善步态及动作模式。

2. 康复频率

3次/周，根据不同情况，总康复次数在12~48次之间。

3. 康复周期设置（表7-5-1）

表7-5-1 髋部康复周期设置

康复周期	髋部疼痛常见类型		康复目标	运动指标
	弹响	疼痛		
第一阶段（症状康复）	3～4周10～12次	3～4周10～12次	症状缓解或消除	3000～5000步
第二阶段（功能康复）	6～8周18～24次	6～8周18～24次	肌力提升，有一定的运动能力，且无症状	5000～8000步
第三阶段（专项体能）	—	10～12周30～36次	运动能力提升，多关节参与能力，无症状	1万～1.5万步
第四阶段（运动表现）	—	16～24周48～72次	运动表现能力显著提升，复合动作，高难动作，无症状	1.5万～2万步

备注：在实际的康复中，患者多部位、多种问题康复，需综合设计康复方案。

第八章

膝痛

膝关节是人体最大的关节，由两个连接面组成，股骨和胫骨形成一个关节，髌骨和股骨形成另外一个关节。膝关节由3块骨组成，分别为近端的股骨、远端的胫骨、前面的髌骨，可以做屈伸运动，也可以做轻微的内旋及外旋动作。综合人体各个关节，膝关节是最容易受伤的关节。

膝关节是一个滑液关节，属于类绞索-滑车关节。膝关节有以下几个动作，在额状轴上做屈、伸运动，在垂直轴上做旋转动作。膝关节伸直时，股骨远端关节面上胫骨旋转可使膝关节完全伸直，形成很重要的膝关节嵌锁机制。

在股骨胫骨关节之间有两个半圆形的纤维软骨环——半月板，内侧半月板和外侧半月板。内侧半月板稍大，外侧半月板形状接近一个完整的戒指。

以下几个结构有助于稳固膝关节：骨骼关节面的结构、膝关节周围的韧带及其他软组织。

骨骼关节面的结构，膝关节前面是髌股关节，包括股骨前侧远端关节面和髌骨后侧关节面。当膝关节完全伸直时，在股骨和髌骨之间没有接触。当膝关节在10°～90°屈曲时，这两个关节面开始接触，然后关节间的压力随膝关节屈曲慢慢增大直到膝关节完全屈曲至135°。

膝关节周围的主要韧带，可分为关节内韧带和关节外韧带。①关节内韧带包括前交叉韧带和后交叉韧带。前交叉韧带防止胫骨相对股骨向前移，同时后交叉韧带限制胫骨相对于股骨向后移。前后交叉韧带共同作用限制胫骨相对于股骨内旋。②关节外韧带包括内侧副韧带、外侧副韧带、弓形腘韧带、股骨半月板韧带。侧副韧带限制胫骨相对于股骨过度外展和内收，同时限制胫骨相对于股骨向前移和膝关节过伸。侧副韧带同时协助限制胫骨外旋。

膝关节周围软组织，如其他滑液关节，膝关节由关节透明软骨、滑膜、关节囊、韧带、滑囊、脂肪垫和支持带几种软组织组成。另外，膝关节内有两个半月板。①关节面被透明软骨覆盖。关节面之间有滑液。②滑膜包绕在关节周围，可分泌关节滑液，且被外层关节囊再加固。③关节囊像一个管子，前面髌骨处有一个洞。④膝关节周围有很多滑囊，主要有髌前滑囊、髌上滑囊、深层髌下滑囊和浅层髌下滑囊。⑤膝关节周围还有一些脂肪垫。⑥髌支持带是股内侧肌和股外侧肌腱膜下延的纤维组织。髌支持带向远端延伸至胫骨平台、侧副韧带的后侧，在外侧，支持带包含髂胫束的延伸。⑦膝关节两个骨骼之间存在半月板。半月板主要功能是减震缓冲，改善关节的吻合度和接触面积，增强关节稳定性。在膝关节旋转动作模式中，半月板伴随股骨移动。在膝关节屈伸过程中，半月板伴随胫骨运动。

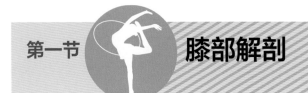

第一节　膝部解剖

一、肌肉解剖

膝部涉及的肌肉主要有臀中肌、阔筋膜张肌、缝匠肌、股四头肌、短收肌、长收肌、股薄肌、股二头肌、半腱肌、半膜肌、小腿三头肌、腘肌。

1. 臀中肌（图8-1-1）

起点：髂骨翼外面。

止点：股骨大转子。

功能：①近固定。使大腿在髋关节处外展，前部收缩可使大腿屈和旋内、后部收缩可使大腿伸和旋外。②远固定。一侧收缩，使骨盆向同侧倾。前部收缩可使骨盆前倾、后部收缩可使骨盆后倾。

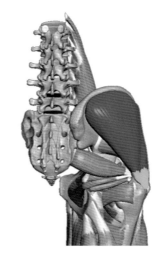

图8-1-1 臀中肌

2. 阔筋膜张肌（图8-1-2）

起点：髂前上棘。

止点：移行于髂胫束，止于胫骨外侧髁。

功能：近固定，使大腿屈和旋内，使髂胫束紧张。

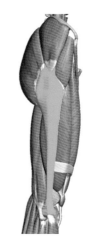

图8-1-2 阔筋膜张肌

3. 缝匠肌（图8-1-3）

起点：髂前上棘。

止点：胫骨粗隆内侧面。

功能：①近固定。使大腿屈和旋外，使小腿屈和旋内。②远固定。两侧收缩，使骨盆前倾。

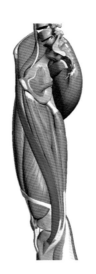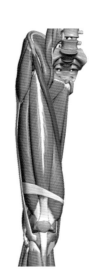

图8-1-3 缝匠肌

4. 股四头肌（图8-1-4）

起点：股直肌起自髂前下棘，股中肌起自股骨体前侧，股外肌起自股骨粗线外侧唇，股内肌起自股骨粗线内侧唇。

止点：股四头肌的四个头形成一条肌腱，环绕髌骨，向下形成髌韧带止于胫骨粗隆。

功能：①近固定。股直肌收缩，使大腿在髋关节处屈。股四头肌整体收缩使小腿在膝关节处伸。②远固定。股四头肌收缩使大腿在膝关节处伸，牵拉股骨向前，以维持人体直立姿势。

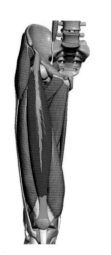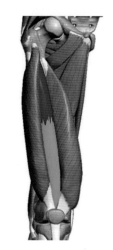

图8-1-4　股四头肌

5. 短收肌（图8-1-5）

起点：耻骨下支。

止点：股骨粗线内侧唇中部。

功能：①近固定。使大腿在髋关节处屈和内收。②远固定。两侧同时收缩使骨盆前倾。

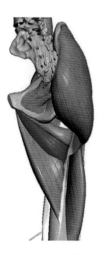

图8-1-5　短收肌

6. 长收肌（图8-1-6）

起点：耻骨上支。

止点：股骨粗线内侧唇中部。

功能：①近固定。使大腿在髋关节处屈和内收。②远固定。两侧同时收缩使骨盆前倾。

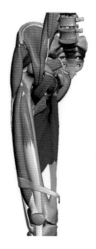

图8-1-6　长收肌

7. 股薄肌（图8-1-7）

起点：耻骨下支，肌束下行从膝关节后方转至前方。

止点：胫骨粗隆内侧。

功能：①近固定。使大腿在髋关节处内收，使小腿在膝关节处屈、旋内。②远固定。两侧同时收缩使骨盆前倾。

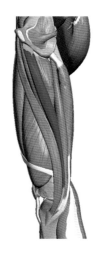

图8-1-7　股薄肌

8. 股二头肌（图8-1-8）

起点：长头，坐骨结节；短头，股骨粗线外侧唇的下半部。

止点：腓骨头。

功能：①近固定。使小腿在膝关节处屈和旋外，当小腿伸直时，可使大腿后伸。②远固定。两侧收缩，使骨盆后倾。

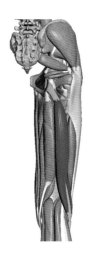

图8-1-8　股二头肌

9. 半腱肌（图8-1-9）

起点：坐骨结节。

止点：胫骨上端内侧。

功能：①近固定。使小腿在膝关节处屈和旋内，当小腿伸直时，可使大腿后伸。②远固定。两侧收缩，使骨盆后倾。

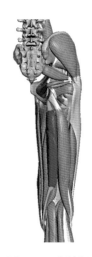

图8-1-9　半腱肌

10. 半膜肌（图8-1-10）

起点：坐骨结节。

止点：胫骨内侧髁后面。

功能：①近固定。使小腿在膝关节处屈和旋内，当小腿伸直时，可使大腿后伸。②远固定。两侧收缩，使骨盆后倾。

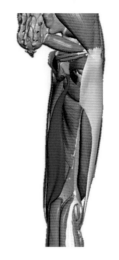

图8-1-10　半膜肌

11. 小腿三头肌（图8-1-11）

（1）腓肠肌

起点：内侧头起自股骨内上髁后面，外侧头起自股骨外上髁后面。

止点：跟结节。

（2）比目鱼肌

起点：胫骨和腓骨后面上部。

止点：同腓肠肌合成跟腱止于跟结节。

功能：①近固定。小腿三头肌整体收缩，使足在踝关节处屈；腓肠肌收缩使小腿在踝关节处屈。②远固定。小腿三头肌整体收缩拉股骨下端和胫骨、腓骨上端向后方，使膝关节伸直。协同维持直立。

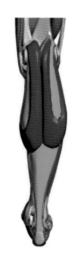

图8-1-11　小腿三头肌

12. 腘肌（图8-1-12）

起点：股骨外侧髁的外侧面上缘，移行为肌腱后穿过腘肌腱裂孔。

止点：胫骨的比目肌线以上的骨面。

功能：屈膝关节并使小腿旋内。

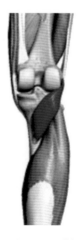

图8-1-12　腘肌

二、膝部相关肌肉功能

屈曲：半腱肌、半膜肌、缝匠肌、阔筋膜张肌、腘肌（弯曲45°～145°）。

伸展：股四头肌、阔筋膜张肌髂胫束（弯曲0°～30°）。

膝弯曲向内旋转：半腱肌、半膜肌、缝匠肌、股薄肌。

膝弯曲向外旋转：股二头肌。

膝部前下侧疼痛：股直肌、股内侧肌、腘肌。

膝部前内侧疼痛：股内侧肌、股薄肌、缝匠肌、长收肌、短收肌、腘肌。

膝部外侧疼痛：股外侧肌、臀中肌、阔筋膜张肌髂胫束、腘肌。

膝部后侧疼痛：股二头肌、半腱肌、半膜肌、腘肌。

三、膝关节常见运动损伤

1. 髌骨软化（CMP）

定义和特性：髌骨软化是髌骨关节面软骨的损伤。经常发生于10～25岁的运动员。因为膝关节屈曲角度增加时，髌骨和股骨关节压力增大导致髌骨后软骨过度负荷。这个压力在膝关节屈曲位50°（膝关节向上用力时）和80°（膝关节向下用力时）是很明显的。

髌骨软化的原因事实上是多方面的。髌骨在股骨上反复的压力，如长期重复深蹲时膝关节负重及离心运动可引起髌骨软化。类似于下楼梯的动作，快走和跑步过程中的急停可引起髌骨软化。

低坐位自行车、赛艇运动、跑步下坡等也可引起髌骨软化。另外，股四头肌肌力不足（特别是离心控制）、膝关节Q角（>20°）、髌骨和股骨关节对位不良时也是诱因。

常见症状：髌骨下面疼痛（特别是股四头肌完成离心运动过程中），髌骨周围压痛，包含髌骨被推到侧面时可以摸到的关节面。还有膝关节局部肿胀、弹响声、研磨试验阳性。上下楼梯、上下坡疼痛；急停时疼痛；膝关节跪下时疼痛；膝关节内弹响；蹲下过程中疼痛。

2. 跳跃膝（髌腱炎）

定义和特性：髌腱炎症性损伤，通常发生于依附在髌骨的一端。髌腱可以出现微小的撕裂、部分断裂、退行性病变、增生甚至坏死。通常会发生在跳跃性的运动中，如羽毛球、篮球、排球、击剑和田径等。

常见症状：膝前痛；当起跳和落地时疼痛；向前踢腿时疼痛；疼痛部位很敏感不能触碰；随着训练强度增大疼痛可能会变化；通常是局部疼痛及压痛；当跳跃和落地时使疼痛加重；甚至休息痛，但是通常疼痛会减轻；当髌骨受到支撑时，疼痛减轻；皮肤发红、发热伴有肿胀。

3. 膝关节周围滑囊炎

定义及特性：膝关节周围滑囊炎是由于膝关节周围组织，如骨头、肌腱或韧带，受到过度刺激引起的炎症。滑囊可以分泌滑液并可充当关节垫子。膝关节周围如膝关节前面、后面、髌前滑囊等有很多滑囊。髌前滑囊炎是最常见的，可由于外伤或膝关节重复性的动作引起。

常见症状：疼痛，甚至会有休息痛；局限性压痛；肿胀；抗阻伸膝时激惹疼痛；休息时疼痛减轻，尽管仍然疼痛；相关部位非常敏感不能触碰；皮肤发红、发热。

4. 腘窝贝克囊肿

定义及特性：腘窝贝克囊肿像一个膨胀的滑囊一样，出现于膝关节后面的凹陷处。这个囊肿与关节相连，当关节受刺激且滑液渗出较多时，滑液可以被挤压到滑囊里面形成一个囊肿，成为贝克囊肿。由于腘窝有一定的容量，囊肿早期不容易察觉到。

常见症状：膝关节后侧肿胀；肿胀可以是膨胀的和变硬的；疼且按压痛；影响完全屈膝；温热感；膝关节后侧感觉球样的结构。

5. 半月板损伤

定义及特征：半月板损伤是指膝关节里面的软骨损伤，发生在很多运动中，通常发生于接触性的运动，如足球、手球、滑雪等。当半月板受伤时，通常会合并其他组织损伤例如韧带。内侧半月板更容易损伤，内侧半月板受伤概率大约是外侧半月板的5倍。

常见症状：疼痛和肿胀；膝关节不能完全屈曲和伸直；可以走路，跛行；症状2～3天后会减轻；可以局限性地恢复正常功能；偶尔出现膝关节绞索现象。

6. 髂胫束摩擦综合征

定义和特性：髂胫束摩擦综合征是指髂胫束末端发炎，可能包含滑膜和/或滑囊。疼痛区域为股骨外侧髁的部位。长跑可以引发。脚过度旋前的跑步者具有较高的风险。

常见症状：膝关节外侧疼痛；跑步一段距离后疼痛出现，不能继续跑步；长距离跑步时激发疼痛；髂胫束附着在股骨外上髁的位置按压痛；局限性热；局限性肿胀。

7. 膝关节周围韧带损伤

定义和特性：膝关节周围韧带损伤是指膝关节周围的韧带由于各种原因受到的损伤。常见损伤包括主要的两条侧副韧带和两条交叉韧带。

常见症状：疼痛、肿胀、膝关节功能障碍；膝关节局限性压痛；膝关节不能自如地移动；伤后几天内症状减轻，最后残余的疼痛和肿胀出现；膝关节不稳；股四头肌萎缩。

8. 大腿肌肉断裂

定义和特性：大腿肌肉断裂是指大腿部位的肌肉纤维部分或全部连续性中断，主要发生于大腿前外侧，肌肉在收缩或被拉长时被物体碰撞，或者肌肉突然强有力的收缩时容易断裂。短跑、跳高、冲浪，接触性项目更容易肌肉拉伤。

常见症状：可能听到也可能没听到声音；受伤部位疼痛；当受伤肌肉疼痛（主动）；牵拉受伤肌肉疼痛；压痛；肿胀、发红、发热。

9. 股二头肌肌腱损伤

定义和特性：股二头肌肌腱损伤是指大腿后侧外侧的股二头肌由于各种原因出现结构和功能异常。

常见症状：①急性期。疼痛、肿胀、发红、发热；压痛；腘肌收缩时引发疼痛；休息时疼痛缓解；偶尔听到弹响音。②慢性期。残余的疼痛及肿胀；压痛范围变大。

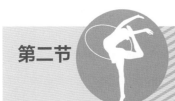

第二节 膝部康复评估

一、问诊

患者的基本信息采集，目前症状，膝部的病史，疼痛的时间，疼痛部位和性质，加重疼痛的动作，上、下楼是否疼痛，下蹲、走、跑是否疼痛。

二、特殊检查

1. 拉赫曼试验（Lachman试验）（图8-2-1）

目的：评估前交叉韧带（ACL）松弛度。

姿势：仰卧位，屈膝0°～30°，腘绳肌放松。

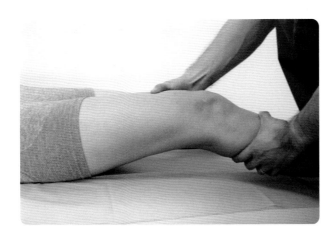

图8-2-1　拉赫曼试验

方法：稳定股骨远端，并使胫骨近端相对股骨向前移动。

意义：试验阳性表现为移位超过5mm或者模糊柔软的末端感觉。

注意：测试假阴性可能是腘绳肌紧张，关节内积血，后内侧半月板撕裂引起。

2. 前抽屉试验（图8-2-2）

目的：评估ACL松弛度。

姿势：仰卧位，屈膝80°～90°，腘绳肌放松，并将脚稳定地放在桌子上。

方法：使胫骨近端相对股骨向前移动。

意义：试验阳性表现为移位超过5mm，前抽屉试验时出现噼啪声或者可触及的痉挛，提示半月板有问题。

注意：如果是胫骨原始位置更靠后侧，可能是同时伴有后交叉韧带（PCL）受伤而出现过度的移位。

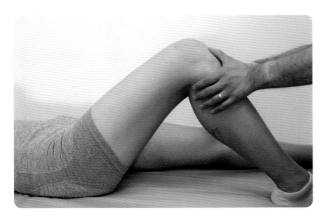

图8-2-2　前抽屉试验

3. 后抽屉试验（图8-2-3）

目的：评估PCL松弛度。

姿势：仰卧位，屈膝90°，并将脚稳定地放在桌子上。

方法：使胫骨近端相对股骨远端向后移动。

意义：试验阳性表现为向后移位超过5mm。

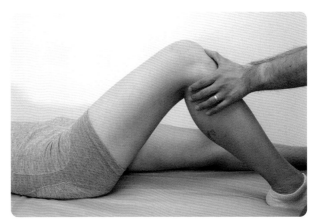

图8-2-3　后抽屉试验

4. 内翻试验（图8-2-4）

目的：评估外侧副韧带（LCL）松弛度。

姿势：仰卧位，膝关节完全伸直，屈膝30°，重复试验。

方法：检查者用一只手掌根部在受试者膝关节内侧关节线处握住受试者膝关节，用另一只手的手指触诊外侧关节线，在受试者膝关节由检查者内侧手掌和外侧手的前臂施加一个内翻压力。

意义：试验阳性表现为疼痛或者比健侧关节间隙增宽。

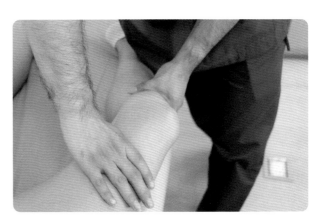

图8-2-4　内翻试验

5. 外翻试验（图8-2-5）

目的：评估内侧副韧带（MCL）松弛度。

姿势：仰卧位，膝部完全伸展，然后屈膝至30°重复试验。

方法：检查者用一只手掌根部在受试者膝部外侧关节线处握住受试者膝部；用另一只手的手指触诊内侧关节线；在受试者膝部由检查者外侧手掌和内侧手的前臂/手施加一个外翻压力。

意义：试验阳性表现为疼痛或患侧比健侧关节间隙增宽。

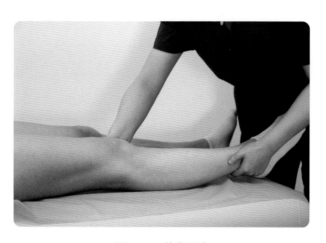

图8-2-5　外翻试验

6. 麦克马瑞试验（Mcmurray试验）（图8-2-6）

目的：评估半月板损伤。

姿势：仰卧位，检查者一只手置于髌骨旁，另一只手握住胫骨远端。

方法：从最大屈膝位开始，伸膝同时内旋、内翻胫骨，逐渐恢复最大屈膝位，然后伸膝并外旋、外翻胫骨。

意义：试验阳性表现为内旋时疼痛或发出噼啪声弹响，表明有外侧半月板的问题；发生于外旋时表明有内侧半月板问题。如果屈膝位时发生疼痛、发出噼啪声/弹响，与半月板的后角有关系；如果随伸膝角度增大过程中出现疼痛、噼啪声、弹响表明前角有问题。

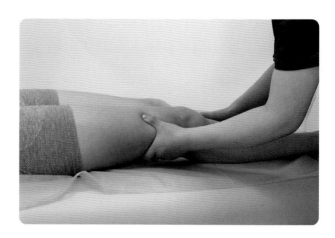

图8-2-6　麦克马瑞试验

7. 髌骨恐惧试验（图8-2-7）

目的：评估是否有髌骨半脱位。

姿势：仰卧位或坐位，屈膝30°，股四头肌放松。

方法：检查者小心地将髌骨推向外侧。

意义：试验阳性表现为检查者感觉到髌骨马上就要脱位并可感觉到股四头肌为避免脱位发生而产生收缩。

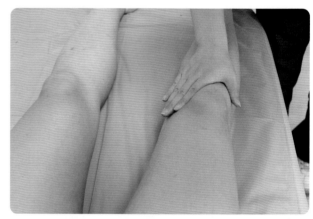

图8-2-7　髌骨恐惧试验

三、影像学检查

可行膝关节X线（图8-2-8），CT（图8-2-9），MRI（图8-2-10）等检查。

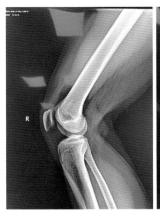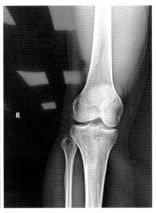

图8-2-8　膝关节X线

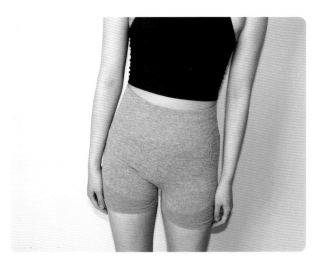

图8-2-12　骨盆侧倾

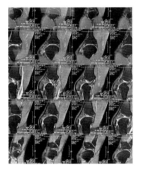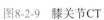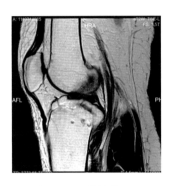

图8-2-9　膝关节CT　　　图8-2-10　膝关节MRI

四、姿势评估

骨盆前倾（图8-2-11）、骨盆侧倾（图8-2-12）、长短腿（图8-2-13）、X型腿（图8-2-14）、O型腿（图8-2-15）、膝超伸（图8-2-16）、足弓塌陷（扁平足）（图8-2-17）、高足弓（图8-2-18）、足内翻（图8-2-19）、足外翻（图8-2-20）、踇外翻（图8-2-21）。

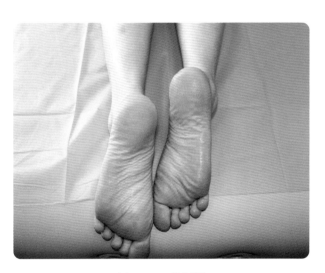

图8-2-13　长短腿

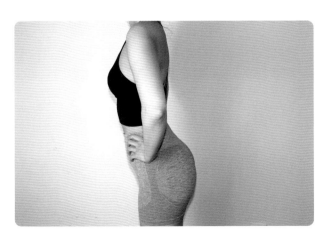

图8-2-11　骨盆前倾

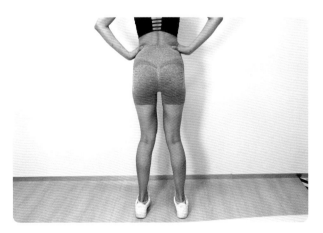

图8-2-14　X型腿

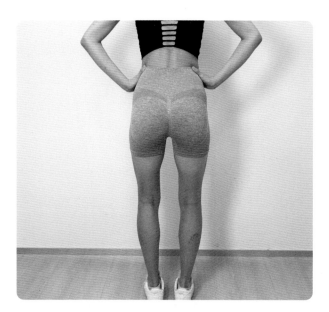

图8-2-15　O型腿

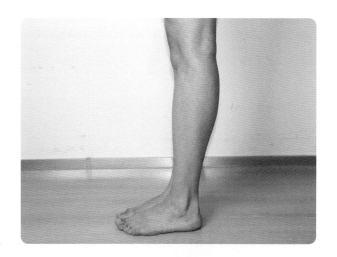

图8-2-16　膝超伸

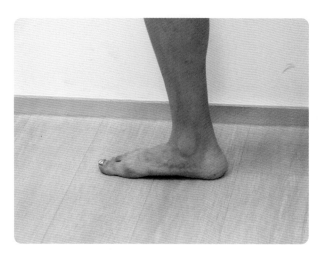

图8-2-17　足弓塌陷（扁平足）

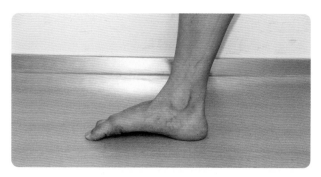

图8-2-18　高足弓

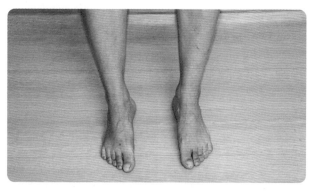

图8-2-19　足内翻

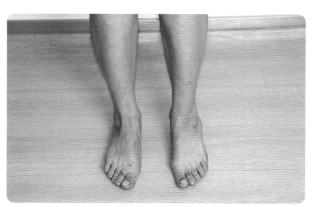

图8-2-20　足外翻

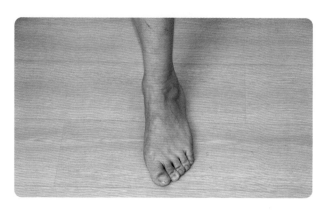

图8-2-21　姆外翻

五、膝部活动度测定

屈曲（0°~130°）（图8-2-22），伸展（5°~10°）（图8-2-23）。

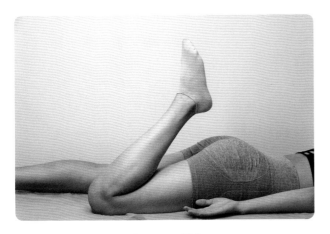

图8-2-22　屈曲

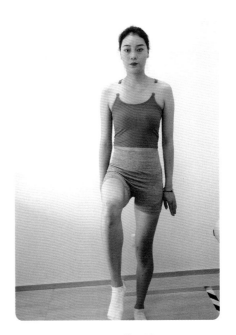

图8-2-24　单腿站立

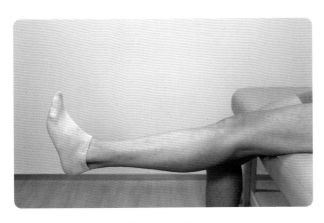

图8-2-23　伸展

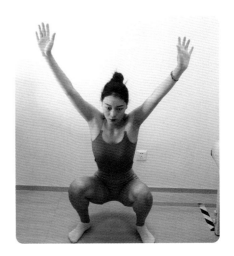

图8-2-25　高举深蹲

六、肌力评估

前伸肌力：前伸对抗；后曲肌力：后曲对抗；左右旋转肌力：旋转对抗。

七、动作筛查

1. 单腿站立（图8-2-24）

测试标准：睁眼保持稳定大于10秒，闭眼保持稳定大于5秒，抬腿时不失高度。

2. 高举深蹲（图8-2-25）

测试标准：上肢起始姿势能够保持，胫骨和躯干平行或更加趋于挺直，大腿低于水平面。

八、触诊

1. 检查手法

臀中肌（指压法），阔筋膜张肌（拇指分法），髂胫束（拇指分法），缝匠肌（掌指按压），股四头肌（掌指按压），短收肌（掌指按压），长收肌（掌指按压），股薄肌（掌指按压），腘绳肌（掌指按压），小腿三头肌（拇指分法）。

2. 检查目的

测试肌肉张力、肿胀程度、温度、扳机点、疼痛点。

第三节 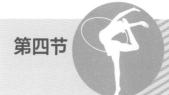 膝部疼痛原因

不良姿势、错误动作模式、不良体态、外伤、退变都可能使膝部结构变形和肌肉失衡，膝部功能异常产生膝痛。

常见的结构和功能异常如下。

1. 结构

半月板病理变化：内侧前后角撕裂、外侧前后角撕裂。

韧带病理变化：前叉撕裂、后叉撕裂、内外侧副韧带撕裂。

软骨病理变化：髌骨软骨磨损、软化、股骨软骨磨损。

骨质病理变化：髌骨、胫骨平台、胫骨、腓骨、股骨骨裂、骨折、增生。

2. 功能

肌肉病理变化：肌张力高、肌力弱、条索、钙化、扳机点、疼痛点。

筋膜病理变化：肌张力高、条索、钙化、扳机点、疼痛点。

肌腱病理变化：张力高、条索、钙化、扳机点、疼痛点。

第四节 膝部疼痛康复

一、膝前-下侧疼痛康复

（一）手法治疗

1. 仰卧位手法治疗一

部位：大腿前侧肌群。

手法名称：五指拿→双手叠压→掌指按压→拇指分法→指压法（辅助使用）。

时间：8~10分钟。

（1）五指拿（图8-4-1）

手法路线：第一条从同侧髌骨下沿胫骨粗隆开始向髂前下棘移动；第二条从同侧髌骨下沿胫骨粗隆内侧开始向髂前下棘3指移动；第三条从同侧髌骨下沿胫骨粗隆外侧开始向髂前下棘移动。

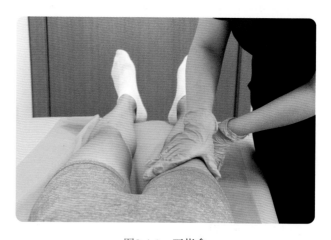

图8-4-1　五指拿

康复师位置：坐姿或站姿，治疗床高低以康复师不弯腰为基本标准，预防腰痛。

手法角度：手腕与患者身体成0°~45°，预防手腕损伤。

手法要求：连续移动，不跳动；力由身体传递至掌窝，由掌窝传递至五指。

时间：1~2分钟。

（2）双手叠压（图8-4-2）

手法路线：第一条从同侧髌骨上沿1指开始向髂前下棘移动；第二条从同侧髌骨内上沿1指开始向髂前下棘3指移动（接近髂前下棘使用指压法）；第三条从同侧髌骨外上沿1指开始向髂前下棘移动。

康复师位置：站姿，采取正面站立，两脚与肩同宽，治疗床高低以康复师弯腰不超过30°为基本标准，预防腰痛。

手法角度：手腕与患者身体成0°~60°，预防手腕损伤。

手法要求：一掌3~5次，然后连续依次移动，不跳动；力由足部传递至躯干传递至掌根1/3处，由掌根1/3处传递至五指，手部放松。

时间：2分钟。

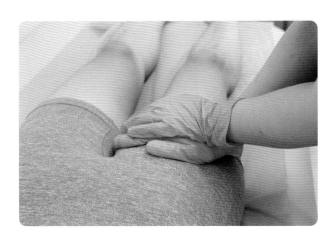

图8-4-2　双手叠压

（3）掌指按压（图8-4-3）

手法路线：第一条从同侧髌骨上沿1指开始向髂前下棘移动；第二条从同侧髌骨内上沿1指开始向髂前下棘3指移动；第三条从同侧髌骨外上沿1指开始向髂前下棘移动。

康复师位置：站姿，采取正面站立，两脚与肩同宽，治疗床高低以康复师弯腰不超过30°为基本标准，预防腰痛。

手法角度：手腕与患者身体成0°~60°，预防手腕损伤。

手法要求：一掌3~5次，然后连续依次移动，不跳动；力由足部传递至躯干传递至大鱼际及大拇指中线外0.5cm处，张力高处重点处理。

时间：2分钟。

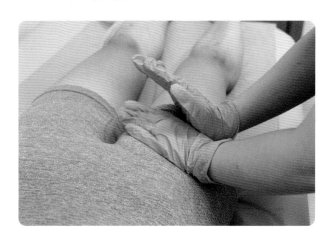

图8-4-3　掌指按压

（4）拇指分法（图8-4-4）

手法路线：第一条从同侧髌骨上沿1指开始向髂前下棘移动；第二条从同侧髌骨内上沿1指开始向髂前下棘3指移动；第三条从同侧髌骨外上沿1指开始向髂前下棘移动。

康复师位置：坐姿或站姿，采取正面站立，两

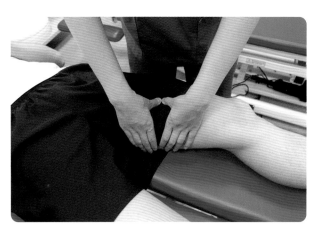

图8-4-4　拇指分法

脚与肩同宽，治疗床高低以康复师不弯腰为基本标准，预防腰痛。

手法角度：拇指与患者身体成45°～90°，预防手腕损伤。

手法要求：连续移动，不跳动；力由身体传递至拇指指腹、条索、钙化、疼痛点重点处理。

时间：1～2分钟。

（5）指压法（辅助使用）（图8-4-5）

手法路线：第一条从同侧髌骨上沿1指开始向髂前下棘移动；第二条从同侧髌骨内上沿1指开始向髂前下棘3指移动；第三条从同侧髌骨外上沿1指开始向髂前下棘移动。

康复师位置：站姿，采取正面站立，两脚与肩同宽，以康复师不弯腰为标准，预防腰痛。

手法角度：手腕与患者身体成0°～60°，预防手腕损伤。

手法要求：一掌3～5次，连续移动，不跳动；力由足部传递至躯干传递至指腹、条索、钙化、疼痛点重点处理。

时间：2分钟。

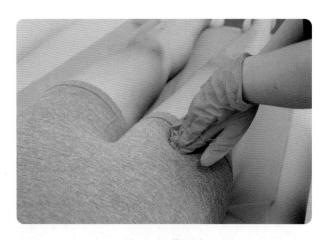

图8-4-5　指压法

2. 仰卧位手法治疗二

部位：髌骨。

手法名称：髌骨松动。

动作频率：上-下，左-右，每个方向20次。

时间：3～5分钟。

髌骨松动（图8-4-6）

手法路线：上-下（12点钟向6点钟方向），左-右（3点钟向9点钟方向）。

康复师位置：坐姿或站姿，采取正面站立，两脚与肩同宽，治疗床高低以康复师不弯腰为基本标准，预防腰痛。

手法角度：拇指与患者身体成0°～45°，预防手腕损伤。

手法要求：大拇指与示指指腹，分别固定髌骨四角，向上打开髌骨与股骨面空隙，再进行松动，力由身体传递至指腹。

时间：3～5分钟。

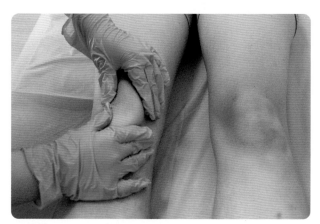

图8-4-6　髌骨松动

3. 仰卧位手法治疗三

部位：髌腱、疼痛点。

手法名称：拇指揉法。

时间：3～5分钟。

拇指揉法（图8-4-7）

手法路线：髌腱左-右移动；髌骨下侧左-右移动；疼痛点上-下，左-右，顺逆移动。

康复师位置：坐姿或站姿，采取正面站立，两脚与肩同宽，治疗床高低以康复师不弯腰为基本标准，预防腰痛。

手法角度：拇指与患者身体成0°～45°，预防手腕损伤。

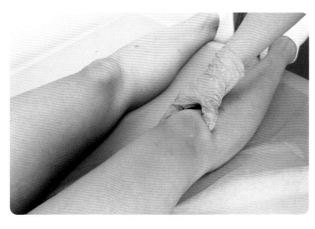

图8-4-7　拇指揉法

手法要求：连续移动，不跳动；力由身体传递至拇指指腹，条索、钙化、疼痛点重点处理。

时间：3～5分钟。

4. 仰卧位手法治疗四

部位：小腿至大腿。

手法名称：五指拿。

时间：单侧3～5分钟。

五指拿（图8-4-8）

手法路线：第一条从同侧髌骨下沿胫骨粗隆开始向髂前下棘移动；第二条从同侧髌骨下沿胫骨粗隆内侧开始向髂前下棘3指移动；第三条从同侧髌骨下沿胫骨粗隆外侧开始向髂前下棘移动。

康复师位置：坐姿或站姿，治疗床高低以康复师不弯腰为基本标准，预防腰痛。

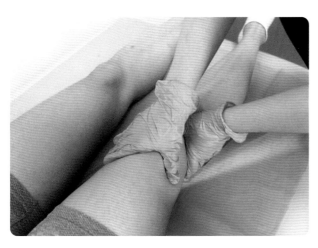

图8-4-8　五指拿

手法角度：手腕与患者身体成0°～45°，预防手腕损伤。

手法要求：连续移动，不跳动；力由身体传递至掌窝，由掌窝传递至五指。

时间：3～5分钟。

5. 分离拉伸

部位：腘绳肌、小腿三头肌、股四头肌。

动作频率：每组持续20～30秒，4～5次，间歇5秒。

（1）腘绳肌拉伸（图8-4-9）

动作要领：患者仰卧位，手臂自然放身体两侧。康复师让患者将一条腿抬高至90°，一只手放在患者同侧小腿后侧做固定，另一只手放在对侧大腿前侧做固定，缓慢将同侧腿部向胸部移动（膝关节伸直），直到有轻微的牵扯感。每次大概进行30～60秒，腿部回到起始位，重复2～3组。

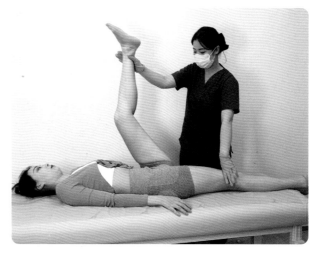

图8-4-9　腘绳肌拉伸

（2）小腿三头肌拉伸（图8-4-10）

动作要领：患者仰卧位，手臂自然放身体两侧。康复师让患者将一条腿抬高至90°，康复师抱住患者大腿，一只手放在患者大腿前侧做固定，另一只手放在同侧脚掌处，缓慢将脚掌向下压（膝关节伸直），直到有轻微的牵扯感。每次大概进行30～60秒，腿部回到起始位，重复2～3组。

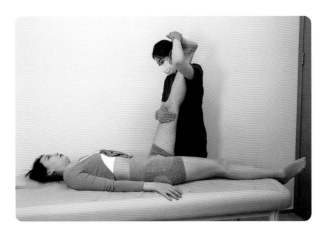

图8-4-10　小腿三头肌拉伸

（3）股四头肌拉伸（图8-4-11）

动作要领：患者仰卧位，手臂自然放身体两侧。康复师一只手放在患者膝关节做固定，另一只手抓患者同侧小腿胫骨前侧，缓慢将大腿抬高，小腿尽可能屈曲，直到有轻微的牵扯感。每次大概进行30~60秒，腿部回到起始位，重复2~3组。

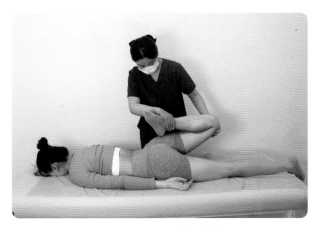

图8-4-11　股四头肌拉伸

（二）物理因子治疗

1. 超声波（图8-4-12）、冲击波（图8-4-13）、中频干扰电（图8-4-14）

部位：疼痛点、钙化点。

频率：1MHz作用于深层，3MHz作用于浅层。

波形：10%、25%、50%、100%连续波。

面积：$1cm^2$、$3cm^2$、$5cm^2$。

强度：$0.1~2.5W/cm^2$，在患者承受范围内。

时间：单侧10分钟以内。

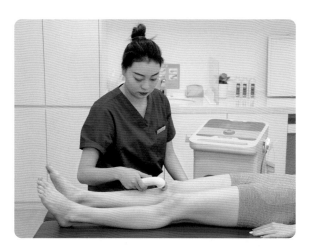

图8-4-12　超声波

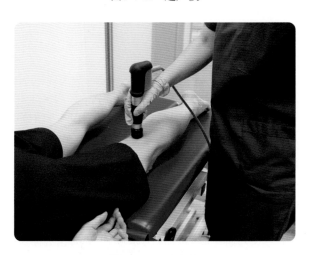

图8-4-13　冲击波

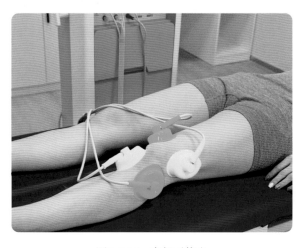

图8-4-14　中频干扰电

2. 筋膜枪（图8-4-15）、筋膜刀（肿胀时期禁用）（图8-4-16）

部位：张力高肌群、疼痛点、钙化点。

强度：在患者承受范围内。

时间：5~10分钟以内。

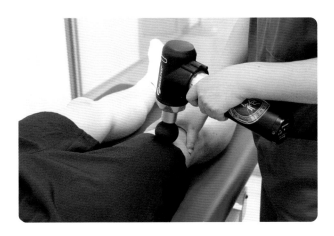

图8-4-15　筋膜枪

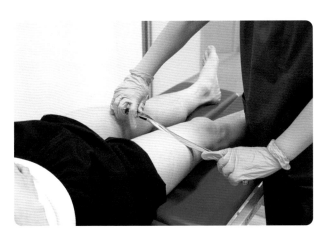

图8-4-16　筋膜刀

3. 肌贴（图8-4-17）

部位：肌力薄弱处、肿胀处。

强度：消肿，疼痛点10%~30%拉力，提高肌力30%~60%拉力。

时间：康复结束后使用，持续3~5天，可正常洗浴。

4. 冰敷（图8-4-18）

部位：肿胀部位。

注意事项：非直接接触皮肤，毛巾、卫生纸垫于冰袋下。

时间：3~5分钟，出现刺痛后，需要间歇1分钟。

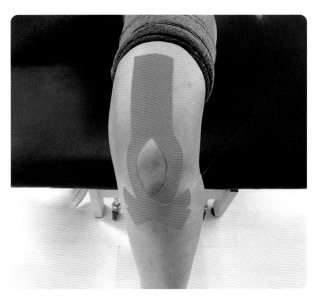

图8-4-17　肌贴

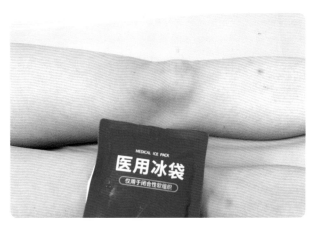

图8-4-18　冰敷

（三）康复训练

1. 直腿抬高、靠墙静蹲、坐姿伸膝、坐姿抬腿（1~4周）

动作频率：12~15次，30~45秒/次，3~4组，间歇30秒。

（1）直腿抬高（图8-4-19）

目标肌群：股四头肌。

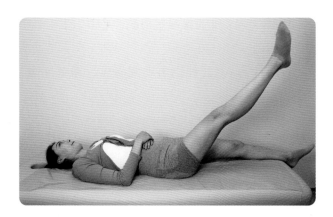

图8-4-19　直腿抬高

动作描述：患者仰卧位，两眼目视上方，两手放身体两侧，两腿保持伸直。两腿交替抬起下落。向上时呼气，向下时吸气。

注意事项：腰部始终保持贴地。

（2）靠墙静蹲（图8-4-20）

目标肌群：股四头肌。

动作描述：患者站立位，两眼目视前方，两手放身体两侧，两腿与肩同宽。缓慢下蹲至大腿与地面成90°，保持住，均匀呼吸。

注意事项：腰部始终保持贴墙面。

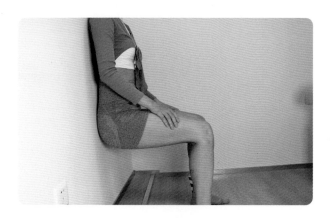

图8-4-20　靠墙静蹲

（3）坐姿伸膝（图8-4-21）

目标肌群：股四头肌。

动作流程：患者坐位，两手放在治疗床上。两眼目视前方，腰腹成直线，两脚自然打开，两脚指向正前方，小腿向正前方伸膝。前伸时呼气，回落时吸气。

注意事项：力由股四头肌传递至小腿。

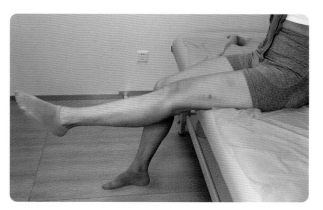

图8-4-21　坐姿伸膝

（4）坐姿抬腿（图8-4-22）

目标肌群：髂腰肌、股直肌。

动作流程：患者坐位，两眼目视前方，两手握把，左右平衡，腰腹垂直于地面，两脚自然打开，两脚外展45°。弹力带置于膝关节上方，膝关节向上时呼气，下落时吸气。

注意事项：力从髂腰肌传递至腿部。

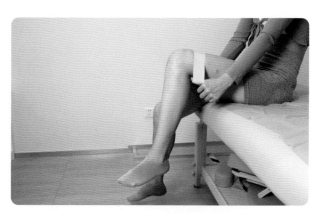

图8-4-22　坐姿抬腿

2. 靠墙静蹲+bosu（静-动态）、靠墙静蹲+bosu（重心移动）、弓步伸膝、站立屈髋（5~8周）

动作频率：12~15次，30~45秒/次，3~4组，间歇30秒。

（1）靠墙静蹲+bosu（静-动态）（图8-4-23）

目标肌群：股四头肌。

动作描述：患者站立位，两眼目视前方，两手放身体两侧，两腿与肩同宽。缓慢下蹲至大腿与地

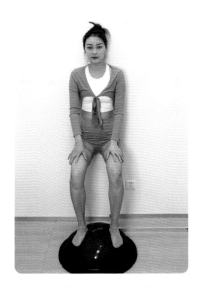

图8-4-23　靠墙静蹲+bosu（静-动态）

面成90°，保持住，均匀呼吸。

注意事项：腰部始终保持贴墙面，感受股四头发力。

（2）靠墙静蹲+bosu（重心移动）（图8-4-24）

目标肌群：股四头肌。

动作描述：患者站立位，两眼目视前方，两手放身体两侧，两腿与肩同宽，一脚置于球面，另一脚踏地，下蹲至大腿与地面成120°~90°，重心由健侧向患侧逐渐移动。均匀呼吸。

注意事项：腰部始终保持贴墙面，感受股四头发力。

（3）弓步伸膝（图8-4-25）

目标肌群：股四头肌。

动作描述：患者站立位，两眼目视前方，两手叉腰，两脚前后打开，脚尖指向正前方。绳索置于患侧脚踝，健侧腿站立，患侧向前伸膝迈步。伸膝时呼气，回落时吸气。

注意事项：力由股四头肌传递至脚踝。

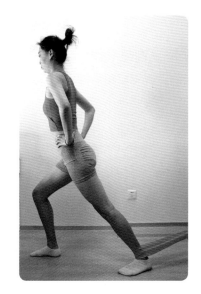

图8-4-25　弓步伸膝

（4）站立屈髋（图8-4-26）

目标肌群：髂腰肌、股直肌。

动作描述：患者站立位，两眼目视前方，两手

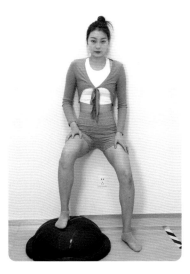

图8-4-24　靠墙静蹲+bosu（重心移动）

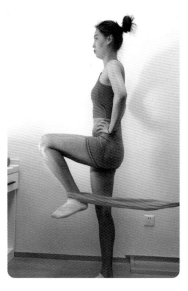

图8-4-26　站立屈髋

叉腰，两脚前后打开，脚尖指向正前方。绳索置于脚踝上方，一条腿抬高，使髋关节和膝关节成90°，另一条腿站立，抬高时呼气，回落时吸气。

注意事项：腰背挺直，身体保持稳定，力由髂腰肌和股直肌传递至脚踝。

3. 仰卧两腿起（1～4周）；仰卧单腿起、直腿硬拉、单腿硬拉（原地）（5～8周）

动作频率：12～15次/组，3～4组，间歇30秒。

（1）仰卧两腿起（图8-4-27）

目标肌群：臀部肌肉、腘绳肌。

动作描述：患者仰卧位，两眼目视上方，两手放身体两侧，两腿微曲，脚跟踩地。发力将臀部抬起至大腿与身体成直线，停顿3秒，下落至下背部贴地。

注意事项：臀部抬起时背部支撑地面。

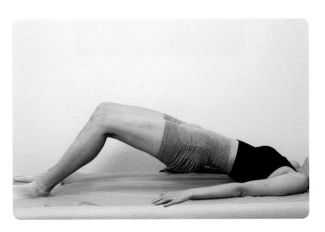

图8-4-27　仰卧两腿起

（2）仰卧单腿起（图8-4-28）

目标肌群：臀部肌肉、腘绳肌。

动作描述：患者仰卧位，两眼目视上方，两手放身体两侧，一条腿微曲，脚跟踩地，另一条腿伸直。发力将臀部抬起至大腿与身体成直线，停顿3秒，下落至下背部贴地。

注意事项：臀部抬起时背部支撑地面。

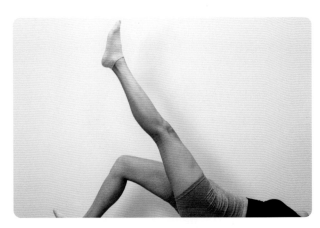

图8-4-28　仰卧单腿起

（3）直腿硬拉（图8-4-29）

目标肌群：腘绳肌、臀大肌。

动作流程：身体前倾，两手握把，左右平衡，腰腹成直线，两脚与髋同宽，两膝微曲，两膝不超过脚尖，两脚指向正前方。上拉时呼气，回落时吸气。

注意事项：力由腘绳肌和臀大肌传递至两臂。

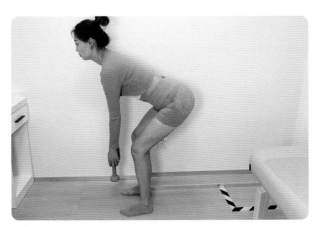

图8-4-29　直腿硬拉

（4）单腿硬拉（原地）（图8-4-30）

目标肌群：腘绳肌、臀大肌。

动作流程：身体前倾，两手握把，左右平衡，腰腹成直线，单腿站立，膝关节微曲，膝关节不超过脚尖，脚指向正前方。上拉时呼气，回落时吸气。

注意事项：力由腘绳肌和臀大肌传递至两臂。

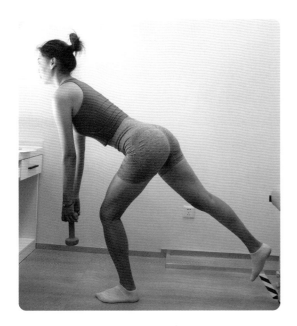

图8-4-30　单腿硬拉（原地）

4. 俯卧抬腿、臀桥、侧卧外展、蛙式开合（1～4周）；站姿后伸、史密斯臀桥（5～8周）

动作频率：12～15次/组，3～4组，间歇30秒。

（1）俯卧抬腿（图8-4-31）

目标肌群：腘绳肌。

动作流程：患者俯卧位，两手放在身体两侧。腰腹成直线，两脚伸直，两脚指向正前方。屈曲时呼气，回落时吸气。

注意事项：力由腘绳肌传递至小腿。

（2）臀桥（图8-4-32）

目标肌群：臀大肌。

动作描述：患者仰卧位，两眼目视上方，两手放身体两侧，两腿屈曲，脚掌踩地。发力将臀部抬起至大腿与身体成直线，停顿3秒，下落至下背部贴地。

注意事项：臀部抬起时背部支撑地面。

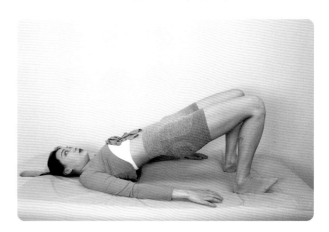

图8-4-32　臀桥

（3）侧卧外展（图8-4-33）

目标肌群：臀中肌。

动作描述：患者侧对地面（不能前后倾斜），两眼目视前方，下面腿屈曲，上面腿伸直。踝、膝、髋、肩成直线，腿向外抬起，外展时呼气，回落时吸气。

注意事项：身体保持稳定，力从臀外侧传递至腿部。

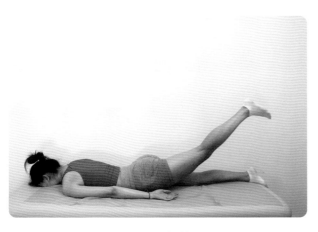

图8-4-31　俯卧抬腿

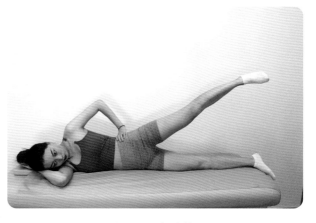

图8-4-33　侧卧外展

（4）蚌式开合（图8-4-34）

目标肌群：臀中肌。

动作描述：患者侧对地面（不能前后倾斜），两眼目视前方，两腿屈曲，下面手枕于头下，上面手叉腰。膝、髋、肩成直线，膝关节向外展，双脚贴实，外展时呼气，回落时吸气。

注意事项：身体保持稳定，力从臀外侧传递至腿部。

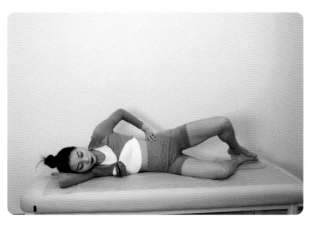

图8-4-34　蚌式开合

（5）站姿后伸（图8-4-35）

目标肌群：臀大肌。

动作描述：患者站立位，两眼目视前方，两手叉腰，两腿与髋同宽。一条腿站立，另一条腿用力向后伸髋，感受臀部发力。后伸时呼气，回落时吸气。

注意事项：腰背挺直，力从臀部传递至腿部。

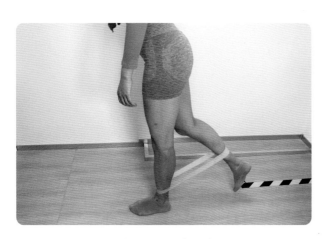

图8-4-35　站姿后伸

（6）史密斯臀桥（图8-4-36）

目标肌群：臀大肌。

动作描述：患者仰卧位，两眼目视上方，两手放身体两侧，两腿屈曲，脚掌踩地。史密斯杠铃置于髂前上棘的位置，发力将臀部抬起至大腿与身体成直线，停顿3秒，下落至下背部贴地。

注意事项：臀部抬起时背部支撑地面。

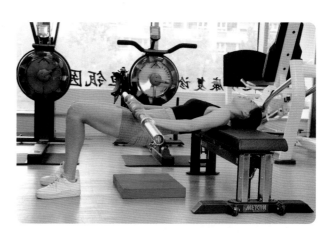

图8-4-36　史密斯臀桥

5. 单脚站立、软垫（2~4周）；BOSU、圆垫（5~8周）

动作频率：15~30秒/次，3~4组，间歇30秒。

单脚站立、软垫；BOSU、圆垫（图8-4-37~8-4-40）

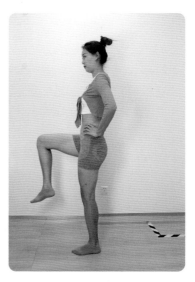

图8-4-37　单脚站立

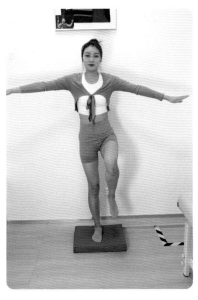

图8-4-38 软垫

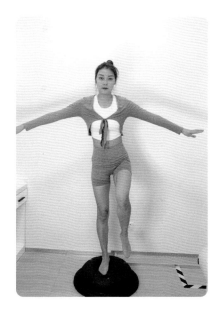

图8-4-39 BOSU

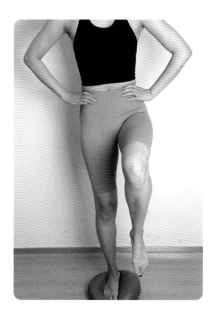

图8-4-40 圆垫

目标肌群：下肢稳定肌群。

动作描述：患者站立位，两眼目视前方，两手放身体两侧，两脚并拢，脚尖指向正前方。一条腿抬高，使髋关节和膝关节成90°，另一条腿站立。

注意事项：踝关节、膝关节、核心保持稳定。

6. 仰卧举腿、仰卧交叉、俯卧下背起（1~4周）

动作频率：12~15次/组，3~4组，间歇30秒。

（1）仰卧举腿（动）（图8-4-41）

目标肌群：腹直肌、腹外斜肌膈肌、腹横肌。

动作描述：患者仰卧位，两眼目视上方，两手放身体两侧，两腿伸直。腹部用力抬腿，抬腿时呼气，下落时吸气。

注意事项：腰部始终保持贴地。

（2）仰卧交叉（图8-4-42）

目标肌群：腹直肌、腹外斜肌、膈肌。

动作描述：患者仰卧位，两眼目视上方，两手放身体两侧，手臂前伸与地面成90°，屈膝抬腿，膝关节与髋关节成90°。异侧手和腿交替下落至地面平行再收回，收腿时呼气，伸腿时吸气。

注意事项：腰部始终保持贴地。

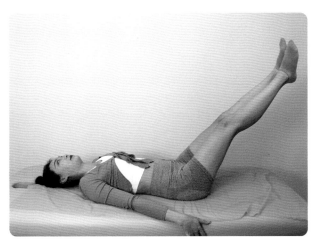

图8-4-41 仰卧举腿

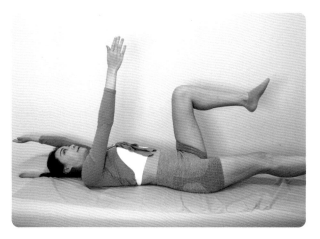

图8-4-42 仰卧交叉

（3）俯卧下背起（图8-4-43）

目标肌群：竖脊肌。

动作描述：患者俯卧位，两手前伸，两腿伸直。双手固定，抬起双侧腿部至最高点，回到起始位。手脚上抬时呼气，下落时吸气。

注意事项：核心收紧。

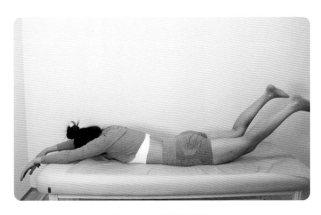

图8-4-43　俯卧下背起

二、膝内侧疼痛康复

（一）手法治疗

1. 仰卧位手法治疗一

部位：大腿前侧肌群。

手法名称：五指拿→双手叠压→指压法（辅助使用手法）。

时间：3～5分钟。

（1）五指拿（图8-4-44）

手法路线：第一条从同侧髌骨下沿胫骨粗隆开始向髂前下棘移动；第二条从同侧髌骨下沿胫骨粗隆内侧开始向髂前下棘三指移动；第三条从同侧髌骨下沿胫骨粗隆外侧开始向髂前下棘移动。

康复师位置：坐姿或站姿，治疗床高低以康复师不弯腰为基本标准，预防腰痛。

手法角度：手腕与患者身体成0°～45°，预防手腕损伤。

手法要求：连续移动，不跳动；力由身体传递至掌窝，由掌窝传递至五指。

时间：1～2分钟。

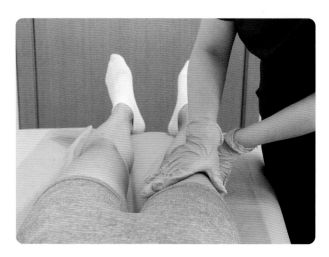

图8-4-44　五指拿

（2）双手叠压（图8-4-45）

手法路线：第一条从同侧髌骨上沿1指开始向髂前下棘移动；第二条从同侧髌骨内上沿1指开始向髂前下棘三指移动（接近髂前下棘使用指压法）；第三条从同侧髌骨外上沿1指开始向髂前下棘移动。

康复师位置：站姿，采取正面站立，两脚与肩同宽，治疗床高低以康复师弯腰不超过30°为基本标准，预防腰痛。

手法角度：手腕与患者身体成0°～60°，预防手腕损伤。

手法要求：一掌3～5次，然后连续依次移动，不跳动；力由足部传递至躯干传递至掌根1/3处，由掌根1/3处传递至五指，手部放松。

时间：1～2分钟。

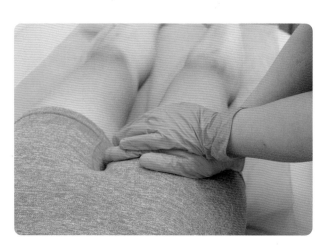

图8-4-45　双手叠压

（3）指压法（辅助使用）（图8-4-46）

手法路线：第一条从同侧髌骨上沿1指开始向髂前下棘移动；第二条从同侧髌骨内上沿1指开始向髂前下棘三指移动（接近髂前下棘使用指压法）；第三条从同侧髌骨外上沿1指开始向髂前下棘移动。

康复师位置：站姿，采取正面站立，两脚与肩同宽以康复师不弯腰为标准，预防腰痛。

手法角度：手腕与患者身体成0°～60°，预防手腕损伤。

手法要求：一掌3~5次，连续移动，不跳动；力由足部传递至躯干传递至指腹，条索、钙化、疼痛点重点处理。

时间：2分钟。

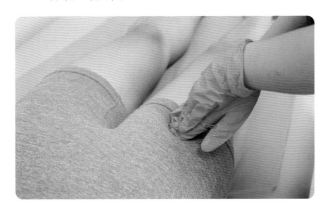

图8-4-46　指压法

2. 仰卧位手法治疗二

部位：内收肌群。

手法名称：双手叠压→拇指分法→指压法（辅助使用）。

时间：5分钟。

（1）双手叠压（图8-4-47）

手法路线：第一条从同侧股骨远端（内侧面上侧）开始向髂前下棘三指移动（接近髂前下棘使用指压法）；第二条从同侧股骨远端（内侧面中侧）开始向髂前下棘移动（接近髂前下棘使用指压法）；第三条从同侧股骨远端（内侧面下侧）开始向髂前下棘移动（接近髂前下棘使用指压法）。

康复师位置：站姿，采取正面站立，两脚与肩同宽，治疗床高低以康复师弯腰不超过30°为基本

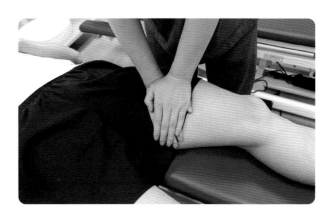

图8-4-47　双手叠压

标准，预防腰痛。

手法角度：手腕与患者身体成0°～60°，预防手腕损伤。

手法要求：一掌3～5次，然后连续依次移动，不跳动；力由足部传递至躯干传递至掌根1/3处，由掌根1/3处传递至五指，手部放松。

时间：2分钟。

（2）拇指分法（图8-4-48）

手法路线：第一条从同侧股骨远端（内侧面上侧）开始向髂前下棘三指移动（接近髂前下棘使用指压法）；第二条从同侧股骨远端（内侧面中侧）开始向髂前下棘移动（接近髂前下棘使用指压法）；第三条从同侧股骨远端（内侧面下侧）开始向髂前下棘移动（接近髂前下棘使用指压法）。

康复师位置：坐姿或站姿，采取正面站立，两脚与肩同宽，治疗床高低以康复师不弯腰为基本标准，预防腰痛。

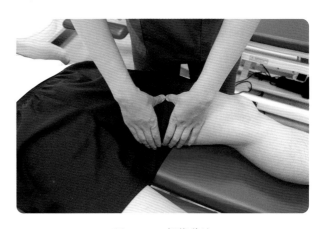

图8-4-48　拇指分法

手法角度：拇指与患者身体成45°~90°，预防手腕损伤。

手法要求：连续移动，不跳动；力由身体传递至拇指指腹，疼痛点重点处理。

时间：2分钟。

（3）指压法（辅助使用）（图8-4-49）

手法路线：第一条从同侧股骨远端（内侧面上侧）三分之一处开始向髂前下棘移动；第二条从同侧股骨远端（内侧面中侧）三分之一处开始向髂前下棘移动；第三条从同侧股骨远端（内侧面下侧）三分之一处开始向髂前下棘移动。

康复师位置：站姿，采取正面站立，两脚与肩同宽以康复师不弯腰为标准，可预防腰痛。

手法角度：手腕与患者身体成0°~60°，预防手腕损伤。

手法要求：一掌3~5次，连续移动，不跳动；力由足部传递至躯干传递至指腹，条索、钙化、疼痛点重点处理。

时间：2分钟。

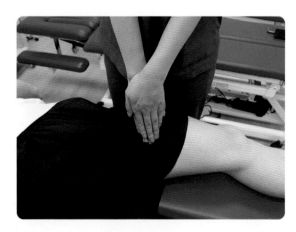

图8-4-49　指压法

3. 仰卧位手法治疗三

部位：髌骨。

手法名称：髌骨松动。

动作频率：上-下，左-右，每个方向20次。

时间：3~5分钟。

髌骨松动（图8-4-50）

手法路线：上-下（12点钟向6点钟方向），

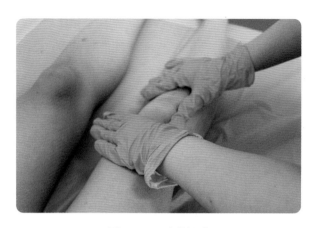

图8-4-50　髌骨松动

左-右（3点钟向9点钟方向）

康复师位置：坐姿或站姿，采取正面站立，两脚与肩同宽，治疗床高低以康复师不弯腰为基本标准，预防腰痛。

手法角度：拇指与患者身体成0°~45°，预防手腕损伤。

手法要求：大拇指与示指指腹，分别固定髌骨四角，向上打开髌骨与股骨面空隙，再进行松动，力由身体传递至指腹。

时间：3~5分钟。

4. 仰卧位手法治疗四

部位：髌腱内侧、内收肌内侧髁、内侧半月板、疼痛点。

手法名称：拇指揉法。

时间：3~5分钟。

拇指揉法（图8-4-51）

手法路线：髌腱左-右移动；髌骨下侧左-右移动；疼痛点上-下，左-右，顺逆移动。

康复师位置：坐姿或站姿，采取正面站立，两脚与肩同宽，治疗床高度以康复师不弯腰为基本标准，预防腰痛。

手法角度：拇指与患者身体成0°~45°，预防手腕损伤。

手法要求：连续移动，不跳动；力由身体传递至拇指指腹，条索、钙化、疼痛点重点处理。

时间：3~5分钟。

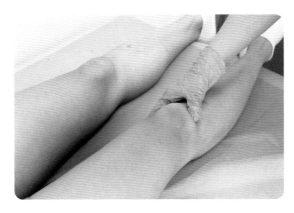

图8-4-51　拇指揉法

5. 仰卧位手法五

部位：小腿至大腿。

手法名称：五指拿。

时间：单侧3~5分钟。

五指拿（图8-4-52）

手法路线：第一条从同侧髌骨下沿胫骨粗隆开始向髂前下棘移动；第二条从同侧髌骨下沿胫骨粗隆内侧开始向髂前下棘三指移动；第三条从同侧髌骨下沿胫骨粗隆外侧开始向髂前下棘移动。

康复师位置：坐姿或站姿，治疗床高低以康复师不弯腰为基本标准，预防腰痛。

手法角度：手腕与患者身体成0°~45°，预防手腕损伤。

手法要求：连续移动，不跳动；力由身体传递至掌窝，由掌窝传递至五指。

时间：3~5分钟。

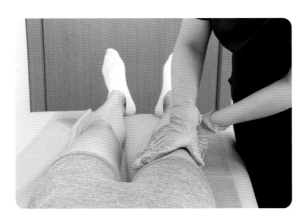

图8-4-52　五指拿

6. 分离拉伸

部位：腘绳肌、小腿三头肌、股内侧肌、股四头肌。

动作频率：每组持续20~30秒，4~5次，间歇5秒。

（1）腘绳肌拉伸（图8-4-53）

动作要领：患者仰卧位，手臂自然放身体两侧。康复师让患者将一条腿抬高至90°，一只手放在患者同侧小腿后侧做固定，另一只手放在对侧大腿前侧做固定，缓慢将同侧腿部向胸部移动（膝关节伸直），直到有轻微的牵扯感。每次大概进行30~60秒，腿部回到起始位，重复2~3组。

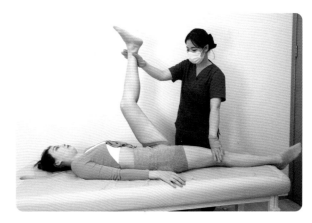

图8-4-53　腘绳肌拉伸

（2）小腿三头肌拉伸（图8-4-54）

动作要领：患者仰卧位，手臂自然放身体两侧。康复师让患者将一条腿抬高至90°，康复师抱

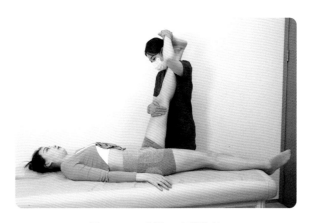

图8-4-54　小腿三头肌拉伸

住患者大腿，一只手放在患者大腿前侧做固定，另一只手放在同侧脚掌处，缓慢将脚掌向下压（膝关节伸直），直到有轻微的牵扯感。每次大概进行30～60秒，腿部回到起始位，重复2～3组。

（3）股内侧肌拉伸（图8-4-55）

动作要领：患者仰卧位，手臂自然放身体两侧。康复师一只手放在患者对侧髂前上棘做固定，另一只手抓患者同侧小腿，缓慢将腿部向外移动，直到有轻微的牵扯感。每次大概进行30～60秒，腿部回到起始位，重复2～3组。

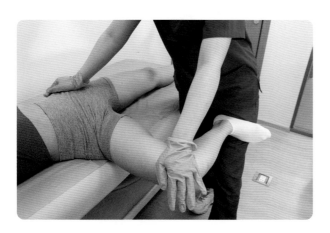

图8-4-55　股内侧肌拉伸

（4）股四头肌拉伸（图8-4-56）

动作要领：患者俯卧位，手臂自然放身体两侧。康复师一只手放在患者膝关节做固定，另

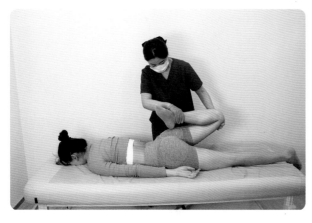

图8-4-56　股四头肌拉伸

一只手抓患者同侧小腿胫骨前侧，缓慢将大腿抬高，小腿尽可能屈曲，直到有轻微的牵扯感。每次大概进行30～60秒，腿部回到起始位，重复2～3组。

（二）物理因子治疗

1. 超声波（图8-4-57）、冲击波（图8-4-58）、中频干扰电（图8-4-59）

部位：疼痛点、钙化点。

频率：1MHz作用于深层，3MHz作用于浅层。

波形：10%、25%、50%、100%连续波。

面积：$1cm^2$、$3cm^2$、$5cm^2$。

强度：0.1～2.5W/cm^2，在患者承受范围内。

时间：单侧10分钟以内。

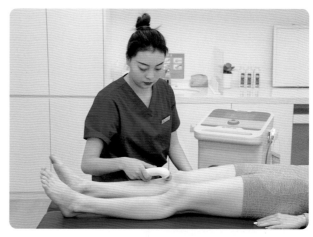

图8-4-57　超声波

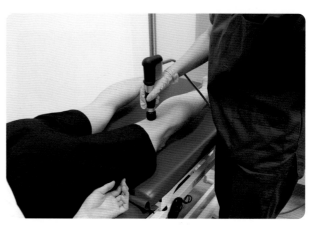

图8-4-58　冲击波

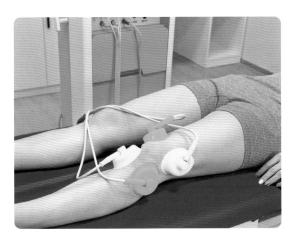

图8-4-59 中频干扰电

2. 筋膜枪（图8-4-60）、筋膜刀（肿胀时期禁用）（图8-4-61）

部位：张力高肌群、疼痛点、钙化点。

强度：在患者承受范围内。

时间：5～10分钟以内。

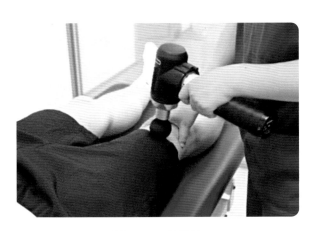

图8-4-60 筋膜枪

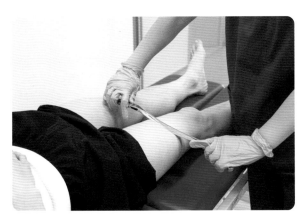

图8-4-61 筋膜刀

3. 肌贴（图8-4-62）

部位：肌力薄弱处、肿胀处。

强度：消肿，疼痛点10%～30%拉力，提高肌力30%～60%拉力。

时间：康复结束后使用，持续3～5天，可正常洗浴。

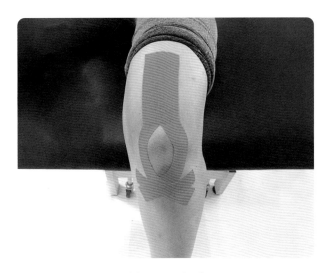

图8-4-62 肌贴

4. 冰敷（图8-4-63）

部位：肿胀部位。

注意事项：非直接接触皮肤，毛巾、卫生纸垫于冰袋下。

时间：3～5分钟，出现刺痛后，需要间歇1分钟。

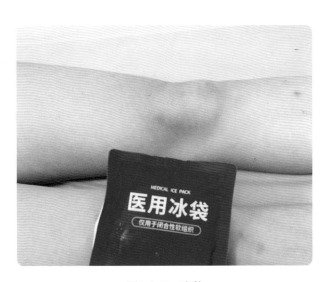

图8-4-63 冰敷

（三）康复训练

1. 直腿抬高、靠墙静蹲、坐姿伸膝、坐姿抬腿

动作频率：12~15次，30~45秒/次，3~4组，间歇30秒。

（1）直腿抬高（图8-4-64）

目标肌群：股四头肌。

动作描述：患者仰卧位，两眼目视上方，两手放身体两侧，两腿保持伸直。两腿交替抬起下落。向上时呼气，向下时吸气。

注意事项：腰部始终保持贴地。

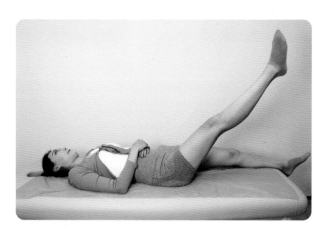

图8-4-64　直腿抬高

（2）靠墙静蹲（图8-4-65）

目标肌群：股四头肌。

动作描述：患者站立位，两眼目视前方，两手放身体两侧，两腿与肩同宽。缓慢下蹲至大腿与地

面成90°，保持住，均匀呼吸。

注意事项：腰部始终保持贴墙面。

（3）坐姿伸膝（图8-4-66）

目标肌群：股四头肌。

动作流程：患者坐位，双手放在治疗床。两眼目视前方，腰腹成直线，两脚自然打开，两脚指向正前方，小腿向正前方伸膝。前伸时呼气，回落时吸气。

注意事项：力由股四头肌传递至小腿。

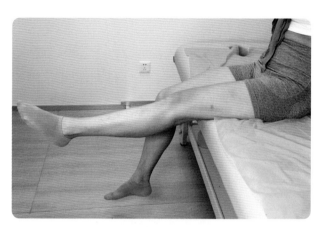

图8-4-66　坐姿伸膝

（4）坐姿抬腿（图8-4-67）

目标肌群：髂腰肌，股直肌。

动作流程：患者坐位，两眼目视前方，两手握把，左右平衡，腰腹垂直于地面，两脚自然打开，两脚外展45°。弹力带置于膝关节上方，膝关节向上时呼气，下落时吸气。

注意事项：力从髂腰肌传递至腿部。

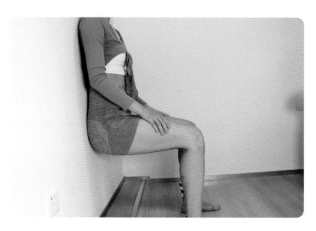

图8-4-65　靠墙静蹲

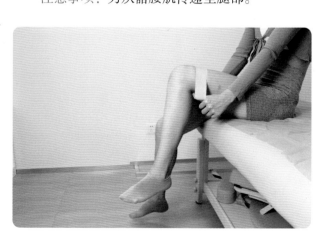

图8-4-67　坐姿抬腿

2. 靠墙静蹲+bosu（静-动态）、靠墙静蹲+bosu（重心移动）、弓步伸膝、站立屈髋（5~8周）

动作频率：12~15次，30~45秒/次，3~4组，间歇30秒。

（1）靠墙静蹲+bosu（静-动态）（图8-4-68）

目标肌群：股四头肌。

动作描述：患者站立位，两眼目视前方，两手放身体两侧，两腿与肩同宽。缓慢下蹲至大腿与地面成90°，保持住，均匀呼吸。

注意事项：腰部始终保持贴墙面，感受股四头肌发力。

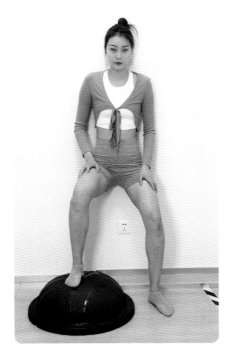

图8-4-69　靠墙静蹲+bosu（重心移动）

（3）弓步伸膝（图8-4-70）

目标肌群：股四头肌。

动作描述：患者站立位，两眼目视前方，两手叉腰，两脚前后打开，脚尖指向正前方。绳索置于

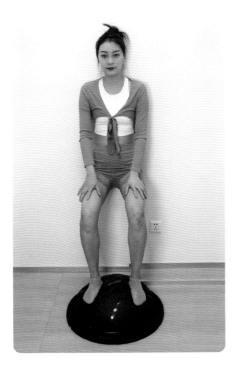

图8-4-68　靠墙静蹲+bosu（静-动态）

（2）靠墙静蹲+bosu（重心移动）（图8-4-69）

目标肌群：股四头肌。

动作描述：患者站立位，两眼目视前方，两手放身体两侧，两腿与肩同宽，一脚置于球面，另一脚踏地，下蹲至大腿与地面成90°~120°，重心由健侧向患侧逐渐移动。均匀呼吸。

注意事项：腰部始终保持贴墙面，感受股四头肌发力。

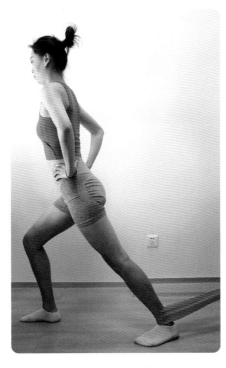

图8-4-70　弓步伸膝

患侧脚踝，健侧腿站立，患侧向前伸膝迈步。伸膝时呼气，回落时吸气。

注意事项：力由股四头肌传递至脚踝。

（4）站立屈髋（图8-4-71）

目标肌群：髂腰肌、股直肌。

动作描述：患者站立位，两眼目视前方，两手叉腰，两脚前后打开，脚尖指向正前方。绳索置于脚踝上方，一条腿抬高，使髋关节和膝关节成90°，另一条腿站立，抬高时呼气，回落时吸气。

注意事项：腰背挺直，身体保持稳定，力由髂腰肌和股直肌传递至脚踝。

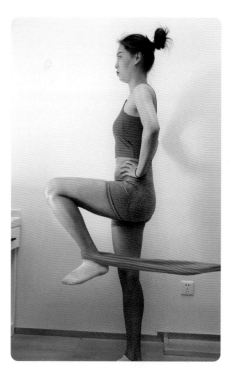

图8-4-71　站立屈髋

3．仰卧两腿起（1~4周）；仰卧单腿起、直腿硬拉、单腿硬拉（原地）（5~8周）

动作频率：12~15次/组，3~4组，间歇30秒。

（1）仰卧两腿起（图8-4-72）

目标肌群：臀部肌肉、腘绳肌。

动作描述：患者仰卧位，两眼目视上方，两手放身体两侧，两腿微曲，脚跟踩地。发力将臀部抬起至大腿与身体成直线，停顿3秒，下落至下背部贴地。

注意事项：臀部抬起时背部支撑地面。

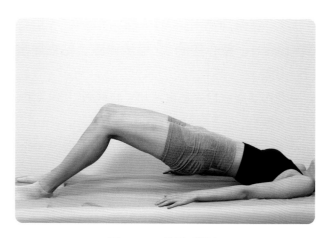

图8-4-72　仰卧两腿起

（2）仰卧单腿起（图8-4-73）

目标肌群：臀部肌肉、腘绳肌。

动作描述：患者仰卧位，两眼目视上方，两手放身体两侧，一条腿微曲，脚跟踩地，另一条腿伸直。发力将臀部抬起至大腿与身体成直线，停顿3秒，下落至下背部贴地。

注意事项：臀部抬起时背部支撑地面。

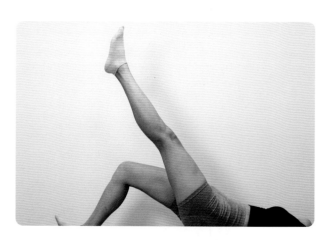

图8-4-73　仰卧单腿起

（3）直腿硬拉（图8-4-74）

目标肌群：腘绳肌、臀大肌。

动作流程：身体前倾，两手握把，左右平衡，腰腹成直线，两脚与髋同宽，两膝微曲，两膝不超过脚尖，两脚指向正前方。上拉时呼气，回落时吸气。

注意事项：力由腘绳肌和臀大肌传递至两臂。

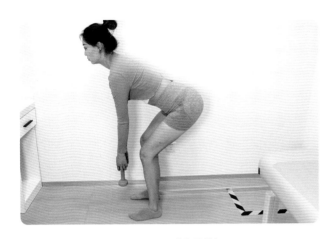

图8-4-74　直腿硬拉

4．俯卧抬腿、臀桥、侧卧外展、蚌式开合（1～4周）；站姿后伸、史密斯臀桥（5～8周）

动作频率：12～15次/组，3～4组，间歇30秒。

（1）俯卧抬腿（图8-4-76）

目标肌群：腘绳肌。

动作流程：患者俯卧位，双手放在身体两侧。腰腹成直线，两脚伸直，两脚指向正前方。屈曲时呼气，回落时吸气。

注意事项：力由腘绳肌传递至小腿。

（4）单腿硬拉（原地）（图8-4-75）

目标肌群：腘绳肌、臀大肌。

动作流程：身体前倾，两手握把，左右平衡，腰腹成直线，单腿站立，膝关节微曲，膝关节不超过脚尖，脚指向正前方。上拉时呼气，回落时吸气。

注意事项：力由腘绳肌和臀大肌传递至两臂。

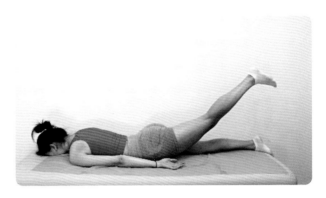

图8-4-76　俯卧抬腿

（2）臀桥（图8-4-77）

目标肌群：臀大肌。

动作描述：患者仰卧位，两眼目视上方，两手放身体两侧，两腿屈曲，脚掌踩地。发力将臀部抬起至大腿与身体成直线，停顿3秒，下落至下背部贴地。

注意事项：臀部抬起时背部支撑地面。

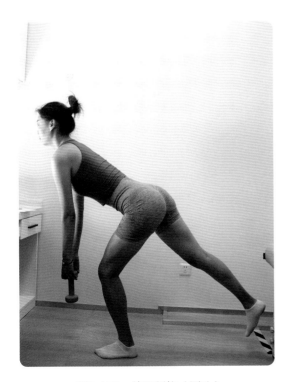

图8-4-75　单腿硬拉（原地）

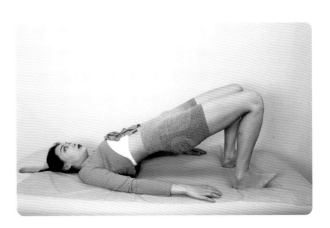

图8-4-77　臀桥

（3）侧卧外展（图8-4-78）

目标肌群：臀中肌。

动作描述：患者侧对地面（不能前后倾斜），两眼目视前方，下面腿屈曲，上面腿伸直。踝、膝、髋、肩成直线，腿向外抬起，外展时呼气，回落时吸气。

注意事项：身体保持稳定，力从臀外侧传递至腿部。

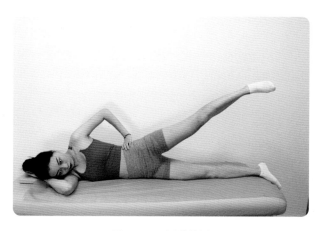

图8-4-78　侧卧外展

（4）蚌式开合（图8-4-79）

目标肌群：臀中肌。

动作描述：患者侧对地面（不能前后倾斜），两眼目视前方，两腿屈曲，下面手枕于头下，上面手叉腰。膝、髋、肩成直线，膝关节向外展，两脚贴实，外展时呼气，回落时吸气。

注意事项：身体保持稳定，力从臀外侧传递至腿部。

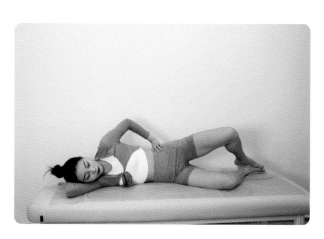

图8-4-79　蚌式开合

腿部。

（5）站姿后伸（图8-4-80）

目标肌群：臀大肌。

动作描述：患者站立位，两眼目视前方，两手叉腰，两腿与髋同宽。一条腿站立，另一条腿用力向后伸髋，感受臀部发力。后伸时呼气，回落时吸气。

注意事项：腰背挺直，力从臀部传递至腿部。

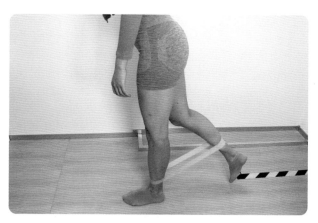

图8-4-80　站姿后伸

（6）史密斯臀桥（图8-4-81）

目标肌群：臀大肌。

动作描述：患者仰卧位，两眼目视上方，两手放身体两侧，两腿屈曲，脚掌踩地。史密斯杠铃置于髂前上棘的位置，发力将臀部抬起至大腿与身体成直线，停顿3秒，下落至下背部贴地。

注意事项：臀部抬起时背部支撑地面。

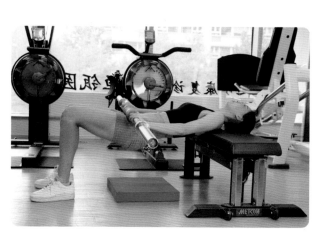

图8-4-81　史密斯臀桥

5. 单脚站立、软垫（2～4周）；BOSU、圆垫（5～8周）

动作频率：15～30秒/次，3～4组，间歇30秒。

单脚站立、软垫、BOSU、圆垫（图8-4-82～8-4-85）

目标肌群：下肢稳定肌群。

动作描述：患者站立位，两眼目视前方，两手放身体两侧，两脚并拢，脚尖指向正前方。一条腿抬高，使髋关节和膝关节成90°，另一条腿站立。

注意事项：踝关节、膝关节核心保持稳定。

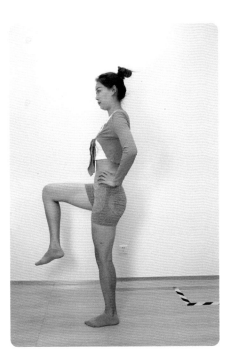

图8-4-82 单脚站立

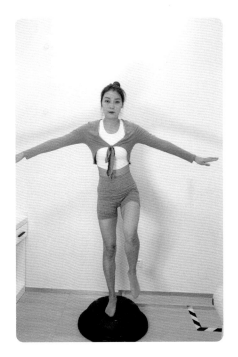

图8-4-84 BOSU

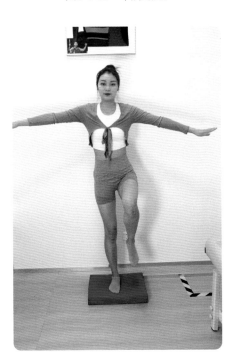

图8-4-83 软垫

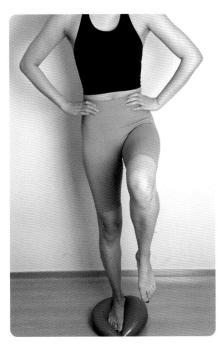

图8-4-85 圆垫

6．仰卧举腿、仰卧交叉、俯卧下背起（1～4周）

动作频率：12～15次/组，3～4组，间歇30秒。

（1）仰卧举腿（动）（图8-4-86）

目标肌群：腹直肌、腹外斜肌膈肌、腹横肌。

动作描述：患者仰卧位，两眼目视上方，两手放身体两侧，两腿伸直。腹部用力抬腿，抬腿时呼气，下落时吸气。

注意事项：腰部始终保持贴地。

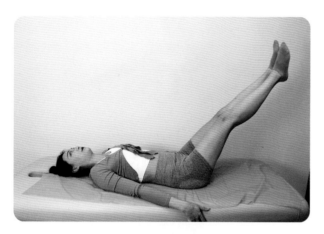

图8-4-86　仰卧举腿

（2）仰卧交叉（图8-4-87）

目标肌群：腹直肌、腹外斜肌膈肌、腹横肌。

动作描述：患者仰卧位，两眼目视上方，两手放身体两侧，手臂前伸与地面成90°，屈膝抬腿，膝关节与髋关节成90°。异侧手和腿交替下落至地面平行再收回，收腿时呼气，伸腿时吸气。

注意事项：腰部始终保持贴地。

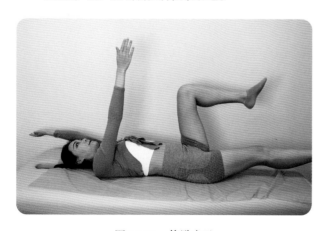

图8-4-87　仰卧交叉

（3）俯卧下背起（图8-4-88）

目标肌群：竖脊肌。

动作描述：患者俯卧位，两手前伸，两腿伸直。双手固定，抬起双侧腿部至最高点，回到起始位。手脚上抬时呼气，下落时吸气。

注意事项：核心收紧。

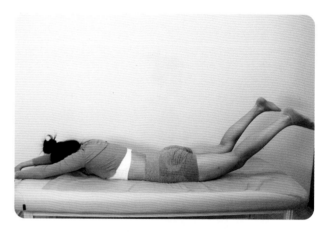

图8-4-88　俯卧下背起

三、膝外侧疼痛康复

（一）手法治疗

1．俯卧位手法治疗一

部位：臀部。

手法：双手叠压。

时间：单侧1～2分钟。

双手叠压（图8-4-89）

手法路线：第一条从髂骨后棘外侧开始向骶骨$S_{1～3}$方向移动；第二条从髂骨后棘外侧4～5指（大转子）开始，向骶骨$S_{3～5}$方向移动。

康复师位置：站姿，采取正面站立，两脚成弓步，治疗床高低以康复师弯腰不超过30°为基本标准，预防腰痛。

手法角度：手腕与患者身体成0°～60°，预防手腕损伤。

手法要求：一掌3～5次，然后连续依次移动，不跳动；力由足部传递至躯干传递至掌根1/3处，由掌根1/3处传递至五指，手部放松。

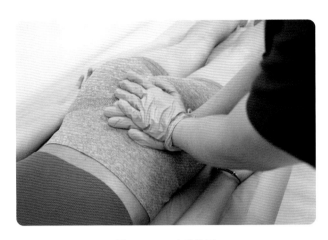

图8-4-89 双手叠压

时间：1~2分钟。

2. 仰卧位或侧卧位手法治疗

部位：股外侧、阔筋膜张肌、髂胫束。

手法：五指拿→双手叠压→掌指按压→拇指分法（仰卧、侧卧）。

时间：10分钟。

（1）五指拿（图8-4-90）

手法路线：第一条从同侧髌骨下沿胫骨粗隆开始向髂前下棘移动；第二条从同侧髌骨下沿胫骨粗隆内侧开始向髂前下棘三指移动；第三条从同侧髌骨下沿胫骨粗隆外侧开始向髂前下棘移动。

康复师位置：坐姿或站姿，治疗床高低以康复师不弯腰为基本标准，预防腰痛。

手法角度：手腕与患者身体成0°~45°，预防手腕损伤。

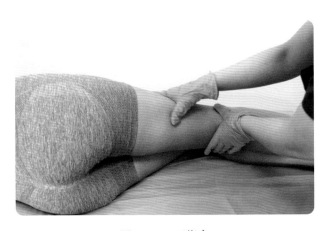

图8-4-90 五指拿

手法要求：连续移动，不跳动；力由身体传递至掌窝，由掌窝传递至五指。

时间：1~2分钟。

（2）双手叠压（图8-4-91）

手法路线：第一条从同侧髌骨外侧开始向髂前下棘移动；第二条从同侧股骨远端（外侧面上侧）开始向髂前下棘移动；第三条从同侧股骨远端（外侧面中侧）开始向髂骨翼移动。

康复师位置：站姿，采取正面站立，两脚与肩同宽或弓步，治疗床高低以康复师弯腰不超过30°为基本标准，预防腰痛。

手法角度：手腕与患者身体成0°~60°，预防手腕损伤。

手法要求：一掌3~5次，然后连续依次移动，不跳动；力由足部传递至躯干传递至掌根1/3处，由掌根1/3处传递至五指，手部放松。

时间：2分钟。

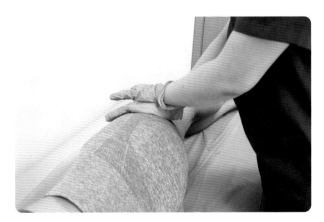

图8-4-91 双手叠压

（3）掌指按压（图8-4-92）

手法路线：第一条从同侧髌骨外侧开始向髂前下棘移动；第二条从同侧股骨远端（外侧面上侧）开始向髂前下棘移动；第三条从同侧股骨远端（外侧面中侧）开始向髂骨翼移动。

康复师位置：站姿，采取正面站立，两脚与肩同宽，治疗床高低以康复师弯腰不超过30°为基本标准，预防腰痛。

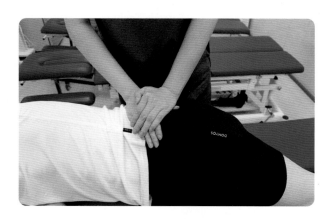

图8-4-92　掌指按压

手法角度：手腕与患者身体成0°~60°，预防手腕损伤。

手法要求：一掌3~5次，然后连续依次移动，不跳动；力由足部传递至躯干传递至大鱼际及大拇指中线外0.5cm处，张力高处重点处理。

时间：2分钟。

（4）拇指分法（图8-4-93）

手法路线：从同侧髌骨外侧开始向髂骨翼移动。

康复师位置：坐姿或站姿，采取正面站立，两脚与肩同宽，治疗床高低以康复师不弯腰为基本标准，预防腰痛。

手法角度：拇指与患者身体成45°~90°，预防手腕损伤。

手法要求：要求患者仰卧或侧卧，屈髋屈膝，连续移动，不跳动；力由身体传递至拇指指腹，疼痛点重点处理。

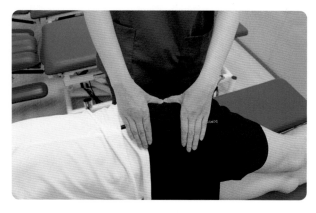

图8-4-93　拇指分法（仰卧、侧卧）

时间：2分钟。

3. 仰卧位手法治疗一

部位：髌骨。

手法名称：髌骨松动。

动作频率：上-下，左-右，每个方向20次。

时间：3~5分钟。

髌骨松动（图8-4-94）

手法路线：上-下（12点钟向6点钟方向），左-右（3点钟向9点钟方向）。

康复师位置：坐姿或站姿，采取正面站立，两脚与肩同宽，治疗床高低以康复师不弯腰为基本标准，预防腰痛。

手法角度：拇指与患者身体成0°~45°，预防手腕损伤。

手法要求：大拇指与示指指腹，分别固定髌骨四角，向上打开髌骨与股骨面空隙，再进行松动，力由身体传递至指腹。

时间：3~5分钟。

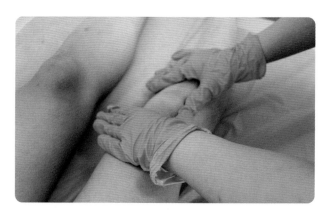

图8-4-94　髌骨松动

4. 仰卧位手法治疗二

部位：髌腱、股外侧髁、外侧半月板、疼痛点。

手法名称：拇指揉法。

时间：3~5分钟。

拇指揉法（图8-4-95）

手法路线：髌腱左-右移动；髌骨下侧左-右移动；疼痛点上-下，左-右，顺逆移动。

康复师位置：坐姿或站姿，采取正面站立，两

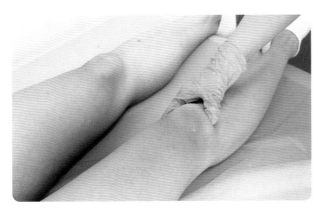

图8-4-95 拇指揉法

脚与肩同宽，治疗床高低以康复师不弯腰为基本标准，预防腰痛。

手法角度：拇指与患者身体成0°~45°，预防手腕损伤。

手法要求：连续移动，不跳动；力由身体传递至拇指指腹，条索、钙化、疼痛点重点处理。

时间：3~5分钟。

5. 仰卧位手法治疗三

部位：小腿至大腿。

手法名称：五指拿。

时间：单侧3~5分钟。

五指拿（图8-4-96）

手法路线：第一条从同侧髌骨下沿胫骨粗隆开始向髂前下棘移动；第二条从同侧髌骨下沿胫骨粗隆外侧开始向髂前下棘移动；第三条从同侧胫骨外侧髁开始向髂骨翼移动。

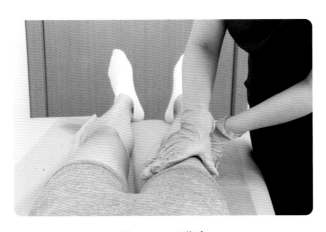

图8-4-96 五指拿

康复师位置：坐姿或站姿，治疗床高低以康复师不弯腰为基本标准，预防腰痛。

手法角度：手腕与患者身体成0°~45°，预防手腕损伤。

手法要求：连续移动，不跳动；力由身体传递至掌窝，由掌窝传递至五指。

时间：3~5分钟。

6. 分离拉伸

部位：腘绳肌、小腿三头肌、髂胫束、股四头肌。

动作频率：每组持续20~30秒，4~5次，间歇5秒。

（1）腘绳肌拉伸（图8-4-97）

动作要领：患者仰卧位，手臂自然放身体两侧。康复师让患者将一条腿抬高至90°，一只手放在患者同侧小腿后侧做固定，另一只手放在对侧大腿前侧做固定，缓慢将同侧腿部向胸部移动（膝关节伸直），直到有轻微的牵扯感。每次大概进行30~60秒，腿部回到起始位，重复2~3组。

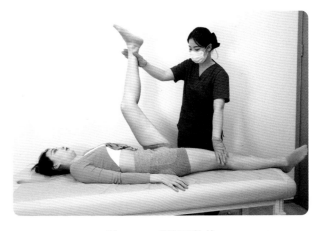

图8-4-97 腘绳肌拉伸

（2）小腿三头肌拉伸（图8-4-98）

动作要领：患者仰卧位，手臂自然放身体两侧。康复师让患者将一条腿抬高至90°，康复师抱住患者大腿，一只手放在患者大腿前侧做固定，另一只手放在同侧脚掌处，缓慢将脚掌向下压（膝关节伸直），直到有轻微的牵扯感。每次

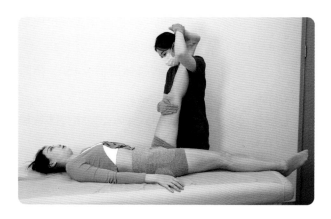

图8-4-98　小腿三头肌拉伸

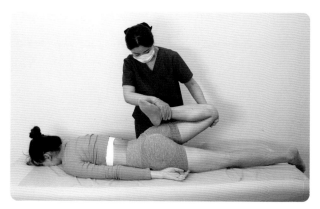

图8-4-100　股四头肌拉伸

大概进行30～60秒，腿部回到起始位，重复2～3组。

（3）髂胫束拉伸（图8-4-99）

动作要领：患者仰卧位，手臂自然放身体两侧。康复师让患者将一条腿抬高至90°，一只手放在患者对侧小腿做固定，另一只手抓患者同侧小腿，缓慢将腿部向内向上移动，直到有轻微的牵扯感。每次大概进行30～60秒，腿部回到起始位，重复2～3组。

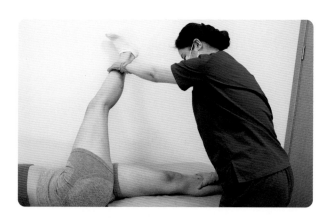

图8-4-99　髂胫束拉伸

（4）股四头肌拉伸（图8-4-100）

动作要领：患者俯卧位，手臂自然放身体两侧。康复师一只手放在患者膝关节做固定，另一手抓患者同侧小腿胫骨前侧，将大腿抬高，小腿尽可能屈曲，直到有轻微牵扯感。每次大概进行30～60秒，腿部回到起始位，重复2～3组。

（二）物理因子治疗

1. 超声波（图8-4-101）、冲击波（图8-4-102）、中频干扰电（图8-4-103）

频率：1MHz作用于深层，3MHz作用于浅层。

波形：10%、25%、50%、100%连续波。

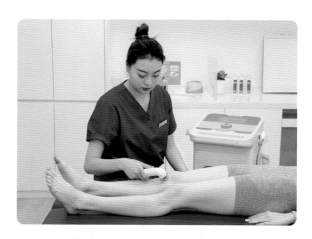

图8-4-101　超声波

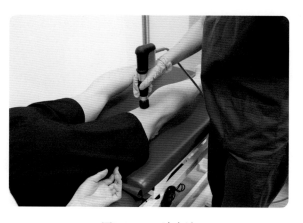

图8-4-102　冲击波

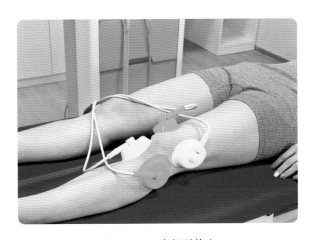

图8-4-103 中频干扰电

面积：1cm²、3cm²、5cm²。

强度：0.1～2.5W/cm²，在患者承受范围内。

时间：单侧10分钟以内。

2. 筋膜刀（图8-4-104）、筋膜枪（肿胀时期禁用）（图8-4-105）

部位：张力高肌群、疼痛点、钙化点。

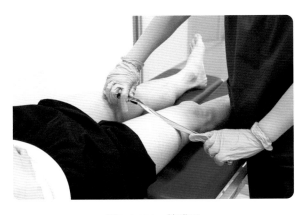

图8-4-104 筋膜刀

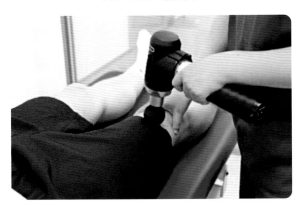

图8-4-105 筋膜枪

强度：在患者承受范围内。

时间：5～10分钟以内。

3. 肌贴（图8-4-106）

部位：肌力薄弱处、肿胀处。

强度：消肿，疼痛点10%～30%拉力，提高肌力30%～60%拉力。

时间：康复结束后使用，持续3～5天，可正常洗浴。

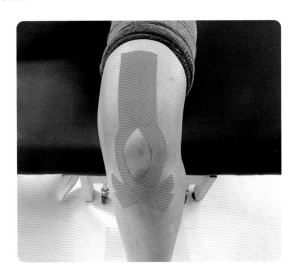

图8-4-106 肌贴

4. 冰敷（图8-4-107）

部位：肿胀部位。

注意事项：非直接接触皮肤，毛巾、卫生纸垫于冰袋下。

时间：3～5分钟，出现刺痛后，需要间歇1分钟。

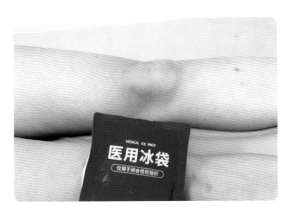

图8-4-107 冰敷

（三）康复训练

1. 直腿抬高、靠墙静蹲、坐姿伸膝、坐姿抬腿

动作频率：12～15次，30～45秒/次，3～4组，间歇30秒。

（1）直腿抬高（图8-4-108）

目标肌群：股四头肌。

动作描述：患者仰卧位，两眼目视上方，两手放身体两侧，两腿保持伸直。两腿交替抬起下落。向上时呼气，向下时吸气。

注意事项：腰部始终保持贴地。

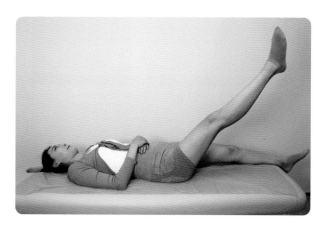

图8-4-108　直腿抬高

（2）靠墙静蹲（图8-4-109）

目标肌群：股四头肌。

动作描述：患者站立位，两眼目视前方，两手放身体两侧，两腿与肩同宽。缓慢下蹲至大腿与地

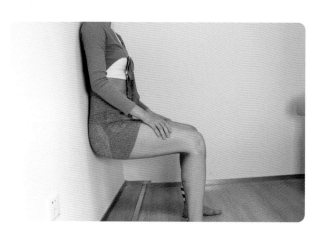

图8-4-109　靠墙静蹲

面成90°，保持住，均匀呼吸。

注意事项：腰部始终保持贴墙面。

（3）坐姿伸膝（图8-4-110）

目标肌群：股四头肌。

动作流程：患者坐位，双手放在治疗床。两眼目视前方，腰腹成直线，两脚自然打开，两脚指向正前方。前伸时呼气，回落时吸气。

注意事项：力由股四头肌传递至小腿。

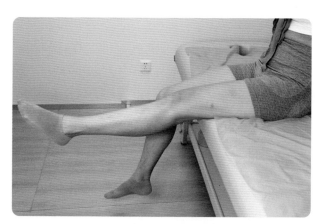

图8-4-110　坐姿伸膝

（4）坐姿抬腿（图8-4-111）

目标肌群：髂腰肌、股直肌。

动作流程：患者坐位，两眼目视前方，两手握把，左右平衡，腰腹垂直于地面，两脚自然打开，两脚外展45°。弹力带置于膝关节上方，膝关节向上时呼气，下落时吸气。

注意事项：力从髂腰肌传递至腿部。

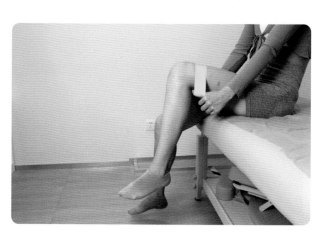

图8-4-111　坐姿抬腿

2. 靠墙静蹲+bosu（静-动态）、靠墙静蹲+bosu（重心移动）、弓步伸膝、站立屈髋（5~8周）

动作频率：12~15次，30~45秒/次，3~4组，间歇30秒。

（1）靠墙静蹲+bosu（静-动态）（图8-4-112）

目标肌群：股四头肌。

动作描述：患者站立位，两眼目视前方，两手放身体两侧，两腿与肩同宽。缓慢下蹲至大腿与地面成90°，保持住，均匀呼吸。

注意事项：腰部始终保持贴墙面，感受股四头发力。

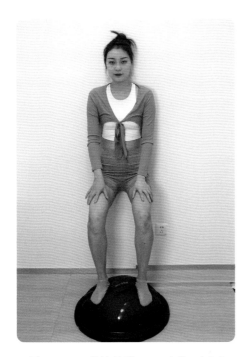

图8-4-112　靠墙静蹲+bosu（静-动态）

（2）靠墙静蹲+bosu（重心移动）（图8-4-113）

目标肌群：股四头肌。

动作描述：患者站立位，两眼目视前方，两手放身体两侧，两腿与肩同宽，一脚置于球面，另一脚踏地，下蹲至大腿与地面成120°~90°，重心由健侧向患侧逐渐移动。均匀呼吸。

注意事项：腰部始终保持贴墙面，感受股四头发力。

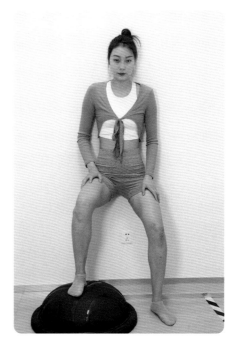

图8-4-113　靠墙静蹲+bosu（重心移动）

（3）弓步伸膝（图8-4-114）

目标肌群：股四头肌。

动作描述：患者站立位，两眼目视前方，两手叉腰，双脚前后打开，脚尖指向正前方。绳索置于患侧脚踝，健侧腿站立，患侧向前伸膝迈步。伸膝

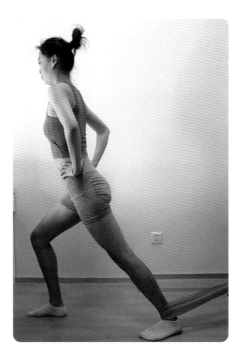

图8-4-114　弓步伸膝

时呼气，回落时吸气。

注意事项：力由股四头肌传递至脚踝。

（4）站立屈髋（图8-4-115）

目标肌群：髂腰肌、股直肌。

动作描述：患者站立位，两眼目视前方，两手叉腰，双脚前后打开，脚尖指向正前方。绳索置于脚踝上方，一条腿抬高，使髋关节和膝关节成90°，另一条腿站立，抬高时呼气，回落时吸气。

注意事项：腰背挺直，身体保持稳定，力由髂腰肌和股直肌传递至脚踝。

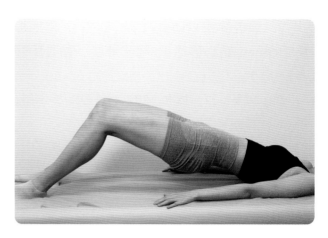

图8-4-116　仰卧两腿起

（2）仰卧单腿起（图8-4-117）

目标肌群：臀部肌肉、腘绳肌。

动作描述：患者仰卧位，两眼目视上方，两手放身体两侧，一条腿微曲，脚跟踩地，另一条腿伸直。发力将臀部抬起至大腿与身体成直线，停顿3秒，下落至下背部贴地。

注意事项：臀部抬起时背部支撑地面。

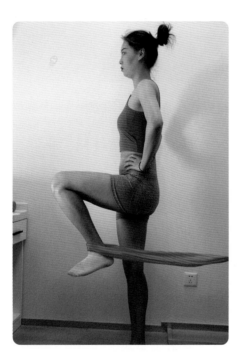

图8-4-115　站立屈髋

3. 仰卧两腿起（1～4周）；仰卧单腿起、直腿硬拉、单腿硬拉（原地）（5～8周）

动作频率：12～15次/组，3～4组，间歇30秒。

（1）仰卧两腿起（图8-4-116）

目标肌群：臀部肌肉、腘绳肌。

动作描述：患者仰卧位，两眼目视上方，两手放身体两侧，两腿微曲，脚跟踩地。发力将臀部抬起至大腿与身体成直线，停顿3秒，下落至下背部贴地。

注意事项：臀部抬起时背部支撑地面。

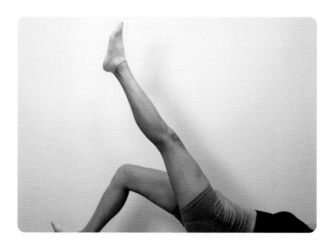

图8-4-117　仰卧单腿起

（3）直腿硬拉（图8-4-118）

目标肌群：腘绳肌、臀大肌。

动作流程：身体前倾，两手握把，左右平衡，腰腹成直线，两脚与髋同宽，两膝微曲，两膝不超过脚尖，两脚指向正前方。上拉时呼气，回落时吸气。

注意事项：力由腘绳肌和臀大肌传递至两臂。

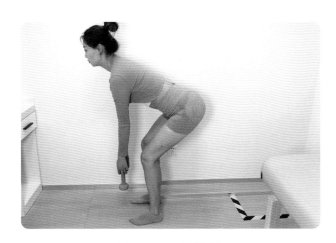

图8-4-118　直腿硬拉

（4）单腿硬拉（原地）（图8-4-119）

目标肌群：腘绳肌、臀大肌。

动作流程：身体前倾，两手握把，左右平衡，腰腹成直线，单腿站立，膝关节微曲，膝关节不超过脚尖，脚指向正前方。上拉时呼气，回落时吸气。

注意事项：力由腘绳肌和臀大肌传递至两臂。

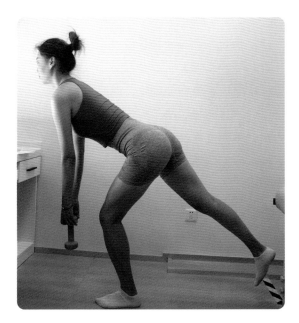

图8-4-119　单腿硬拉（原地）

4. 俯卧抬腿、臀桥、侧卧外展、蛙式开合（1~4周）；站姿后伸、史密斯臀桥（5~8周）

动作频率：12~15次/组，3~4组，间歇30秒。

（1）俯卧抬腿（图8-4-120）

目标肌群：腘绳肌。

动作流程：患者俯卧位，双手放在身体两侧。腰腹成直线，两脚伸直，两脚指向正前方。屈曲时呼气，回落时吸气。

注意事项：力由腘绳肌传递至小腿。

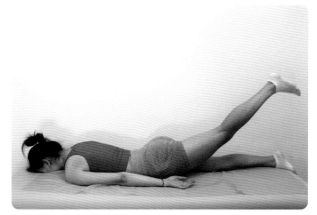

图8-4-120　俯卧抬腿

（2）臀桥（图8-4-121）

目标肌群：臀大肌。

动作描述：患者仰卧位，两眼目视上方，两手放身体两侧，两腿屈曲，脚掌踩地。发力将臀部抬起至大腿与身体成直线，停顿3秒，下落至下背部贴地。

注意事项：臀部抬起时背部支撑地面。

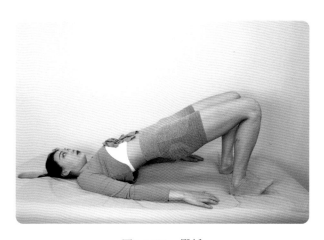

图8-4-121　臀桥

（3）侧卧外展（图8-4-122）

目标肌群：臀中肌。

动作描述：患者侧对地面（不能前后倾斜），两眼目视前方，下面腿屈曲上面腿伸直。踝、膝、髋、肩成直线，腿部向外抬起，外展时呼气，回落时吸气。

注意事项：身体保持稳定，力从臀外侧传递至腿部。

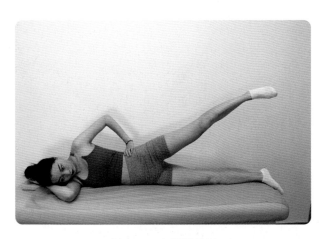

图8-4-122　侧卧外展

（4）蚌式开合（图8-4-123）

目标肌群：臀中肌。

动作描述：患者侧对地面（不能前后倾斜），两眼目视前方，两腿屈曲，下面手枕于头下，上面手叉腰。膝、髋、肩成直线，膝关节向外展，双脚贴实，外展时呼气，回落时吸气。

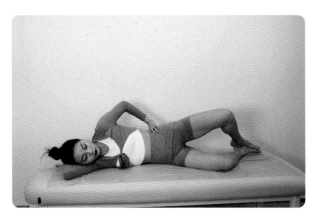

图8-4-123　蚌式开合

注意事项：身体保持稳定，力从臀外侧传递至腿部。

（5）站姿后伸（图8-4-124）

目标肌群：臀大肌。

动作描述：患者站立位，两眼目视前方，两手叉腰，两腿与髋同宽。一条腿站立，另一条腿用力向后伸髋，感受臀部发力。后伸时呼气，回落时吸气。

注意事项：腰背挺直，力从臀部传递至腿部。

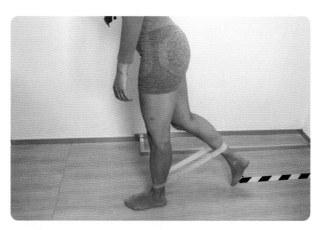

图8-4-124　站姿后伸

（6）史密斯臀桥（图8-4-125）

目标肌群：臀大肌。

动作描述：患者仰卧位，两眼目视上方，两手放身体两侧，两腿屈曲，脚掌踩地。史密斯杠铃置于髂前上棘的位置，发力将臀部抬起至大腿与身体成直线，停顿3秒，下落至下背部贴地。

注意事项：臀部抬起时背部支撑地面。

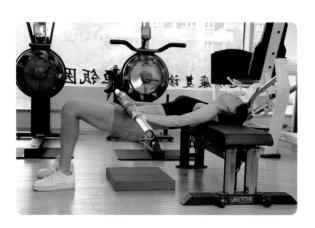

图8-4-125　史密斯臀桥

5. 单脚站立、软垫（2~4周）；BOSU、圆垫（5~8周）

动作频率：15~30秒/次，3~4组，间歇30秒。

单脚站立、软垫；BOSU、圆垫（图8-4-126~8-4-129）

目标肌群：下肢稳定肌群。

动作描述：患者站立位，两眼目视前方，两手放身体两侧，两脚并拢，脚尖指向正前方。一条腿抬高，使髋关节和膝关节成90°，另一条腿站立。

注意事项：踝关节、膝关节、核心保持稳定。

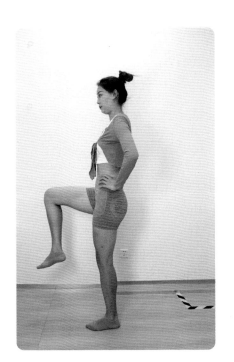

图8-4-126　单脚站立

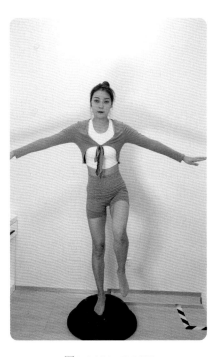

图8-4-128　BOSU

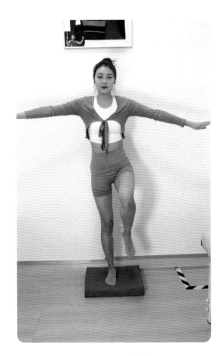

图8-4-127　软垫

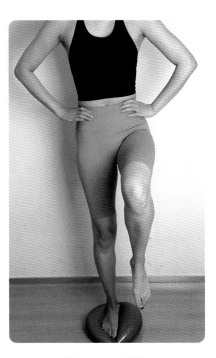

图8-4-129　圆垫

6．仰卧举腿、仰卧交叉、俯卧下背起（1～4周）

动作频率：12～15次/组，3～4组，间歇30秒。

（1）仰卧举腿（动）（图8-4-130）

目标肌群：腹直肌、腹外斜肌膈肌、腹横肌。

动作描述：患者仰卧位，两眼目视上方，两手放身体两侧，两腿伸直。腹部用力抬腿，抬腿时呼气，下落时吸气。

注意事项：腰部始终保持贴地。

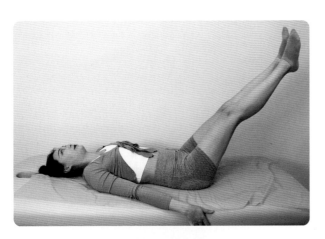

图8-4-130　仰卧举腿

（2）仰卧交叉（图8-4-131）

目标肌群：腹直肌、腹外斜肌膈肌、腹横肌。

动作描述：患者仰卧位，两眼目视上方，两手放身体两侧，手臂前伸与地面成90°，屈膝抬腿，膝关节与髋关节成90°。异侧手和腿交替下落至地

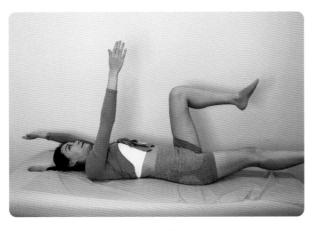

图8-4-131　仰卧交叉

面平行再收回，收腿时呼气，伸腿时吸气。

注意事项：腰部始终保持贴地。

（3）俯卧下背起（图8-4-132）

目标肌群：竖脊肌。

动作描述：患者俯卧位，两手前伸，两腿伸直。双手固定，抬起双侧腿部至最高点，回到起始位。手脚上抬时呼气，下落时吸气。

注意事项：核心收紧。

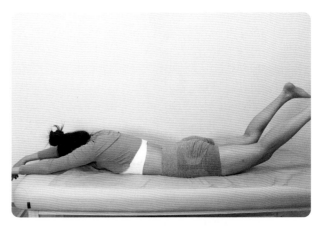

图8-4-132　俯卧下背起

四、膝后侧疼痛康复

（一）手法治疗

1．俯卧位手法治疗一

部位：小腿至大腿。

手法名称：五指拿。

时间：单侧3～5分钟。

五指拿（图8-4-133）

手法路线：从同侧腘窝下侧3指（胫骨中侧，胫骨外侧，胫骨内侧）开始至坐骨结节移动。

康复师位置：坐姿或站姿，治疗床高低以康复师不弯腰为基本标准，预防腰痛。

手法角度：手腕与患者身体成0°～45°，预防手腕损伤。

手法要求：连续移动，不跳动；力由身体传递至掌窝，由掌窝传递至五指。

时间：3～5分钟。

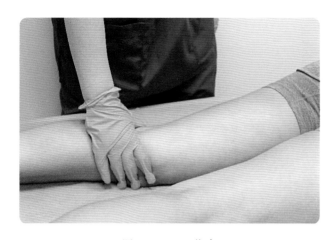

图8-4-133　五指拿

2. 俯卧位手法治疗二

部位：腿后侧、小腿三头。

手法：双手叠压→掌指按压→拇指分法。

时间：8 ~ 10分钟。

（1）双手叠压（图8-4-134）

手法路线：①大腿后侧，第一条从同侧腘窝上侧3指向坐骨结节移动；第二条从同侧股骨远端外侧向坐骨结节移动；第三条从同侧股骨远端内侧开始向坐骨结节移动（勿压髌骨）。②小腿后侧，第一条从同侧跟腱上侧4 ~ 5指，向腘窝中侧移动；第二条从同侧跟腱上侧4 ~ 5指（外侧），向腘窝外侧移动；第三条从同侧跟腱上侧4 ~ 5指（内侧），向腘窝内侧移动（勿压腘窝）。

康复师位置：站姿，采取正面站立，两脚与肩同宽或弓步，治疗床高低以康复师弯腰不超过30°

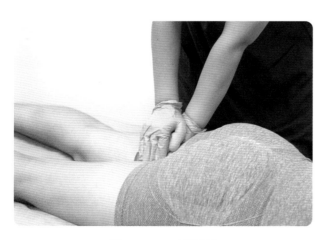

图8-4-134　双手叠压

为基本标准，预防腰痛。

手法角度：手腕与患者身体成0° ~ 60°，预防手腕损伤。

手法要求：一掌3 ~ 5次，然后连续依次移动，不跳动；力由足部传递至躯干传递至掌根1/3处，由掌根1/3处传递至五指，手部放松。

时间：2分钟。

（2）掌指按压（图8-4-135）

手法路线：第一条从同侧腘窝上侧3指向坐骨结节移动；第二条从同侧股骨远端外侧向坐骨结节移动；第三条从同侧股骨远端内侧开始向坐骨结节移动。

康复师位置：站姿，采取正面站立，两脚与肩同宽，治疗床高低以康复师弯腰不超过30°为基本标准，预防腰痛。

手法角度：手腕与患者身体成0° ~ 60°，预防手腕损伤。

手法要求：一掌3 ~ 5次，然后连续依次移动，不跳动；力由足部传递至躯干传递至大鱼际及大拇指中线外0.5cm处，张力高处重点处理。

时间：2分钟。

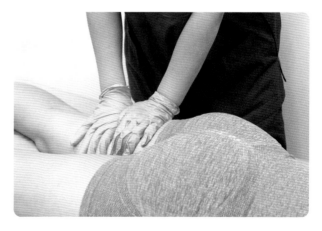

图8-4-135　掌指按压

（3）拇指分法（图8-4-136）

手法路线：第一条从同侧腘窝上侧3指向坐骨结节移动；第二条从同侧股骨远端外侧向坐骨结节移动；第三条从同侧股骨远端内侧开始向坐骨结节

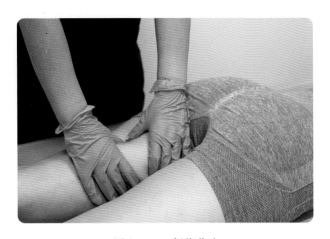

图8-4-136 拇指分法

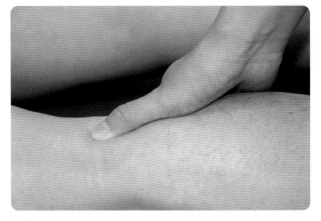

图8-4-137 拇指揉法

移动。

康复师位置：坐姿或站姿，采取正面站立，两脚与肩同宽，治疗床高低以康复师不弯腰为基本标准，预防腰痛。

手法角度：拇指与患者身体成45°～90°，预防手腕损伤。

手法要求：要求患者仰卧位或侧卧位。侧卧位要求，屈髋屈膝，连续移动，不跳动；力由身体传递至拇指指腹，疼痛点重点处理。

时间：2分钟。

3. 俯卧位手法治疗二

部位：腘窝、腘肌、疼痛点。

手法名称：拇指揉法、拇指分法。

时间：3～5分钟。

拇指揉法（图8-4-137）、拇指分法（图8-4-138）

手法路线：髌腱左-右移动；髌骨下侧左-右移动；疼痛点上-下，左-右，顺逆移动。

康复师位置：坐姿或站姿，采取正面站立，两脚与肩同宽，治疗床高低以康复师不弯腰为基本标准，预防腰痛。

手法角度：拇指与患者身体成0°～45°，预防手腕损伤。

手法要求：连续移动，不跳动；力由身体传递至拇指指腹，条索、钙化、疼痛点重点处理。

时间：3～5分钟。

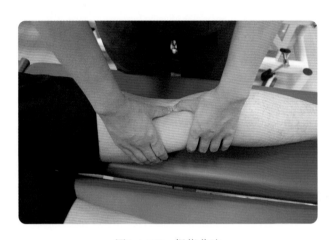

图8-4-138 拇指分法

4. 俯卧位手法治疗三

手法：五指拿。

部位：小腿至大腿。

时间：单侧3～5分钟。

五指拿（图8-4-139）

手法路线：从同侧腘窝下侧3指开始向坐骨结节移动。

康复师位置：坐姿或站姿，治疗床高低以康复师不弯腰为基本标准，预防腰痛。

手法角度：手腕与患者身体成0°～45°，预防手腕损伤。

手法要求：连续移动，不跳动；力由身体传递至掌窝，由掌窝传递至五指。

时间：3～5分钟。

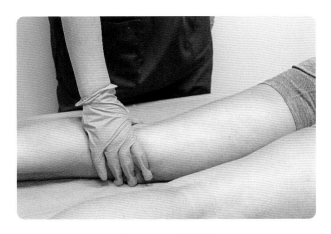

图8-4-139 五指拿

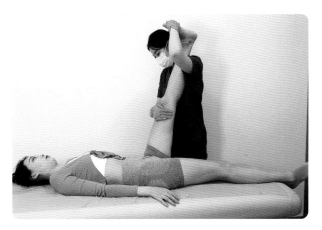

图8-4-141 小腿三头肌拉伸

5. 分离拉伸

部位：腘绳肌、小腿三头肌、跟腱。

动作频率：每组持续20~30秒，4~5次，间歇5秒。

（1）腘绳肌拉伸（图8-4-140）

动作要领：患者仰卧位，手臂自然放身体两侧。康复师让患者将一条腿抬高至90°，一只手放在患者同侧小腿后侧做固定，另一只手放在对侧大腿前侧做固定，缓慢将同侧腿部向胸部移动（膝关节伸直），直到有轻微的牵扯感。每次大概进行30~60秒，腿部回到起始位，重复2~3组。

住患者大腿，一只手放在患者大腿前侧做固定，另一只手放在同侧脚掌，缓慢将脚掌向下压（膝关节伸直），直到有轻微的牵扯感。每次大概进行30~60秒，腿部回到起始位，重复2~3组。

（3）跟腱拉伸（图8-4-142）

动作要领：患者仰卧位，手臂自然放身体两侧。康复师左手抓患者脚后跟，右手抓脚掌，将腿抬高，同时右手缓慢向前压，直到有轻微的牵扯感。每次大概进行30~60秒，腿部回到起始位，重复2~3组。

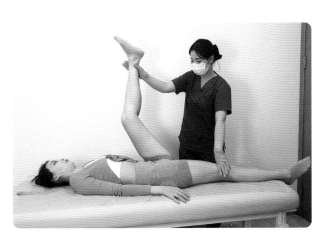

图8-4-140 腘绳肌拉伸

（2）小腿三头肌拉伸（图8-4-141）

动作要领：患者仰卧位，手臂自然放身体两侧。康复师让患者将一条腿抬高至90°，康复师抱

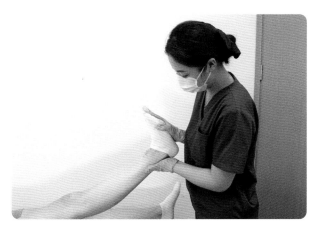

图8-4-142 跟腱拉伸

（二）物理因子治疗

1. 超声波（图8-4-143）、冲击波（图8-4-144）、中频干扰电（图8-4-145）

部位：疼痛点、钙化点。

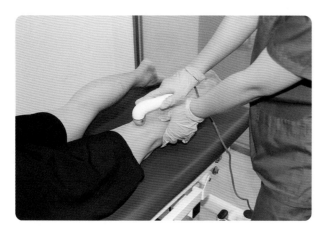

图8-4-143　超声波

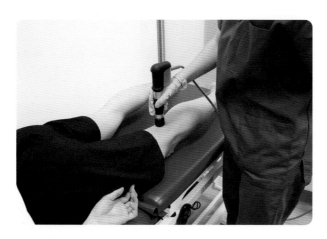

图8-4-144　冲击波

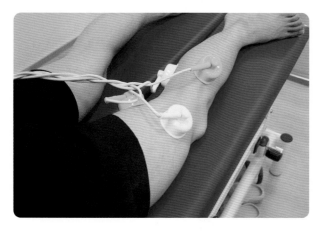

图8-4-145　中频干扰电

频率：1MHz作用于深层，3MHz作用于浅层。

波形：10%、25%、50%、100%连续波。

面积：$1cm^2$、$3cm^2$、$5cm^2$。

强度：$0.1\sim2.5W/cm^2$，在患者承受范围内。

时间：单侧10分钟以内。

2. 筋膜枪（图8-4-146）、筋膜刀（肿胀时期禁用）（图8-4-147）

部位：张力高肌群、疼痛点、钙化点。

强度：在患者承受范围内。

时间：$5\sim10$分钟以内。

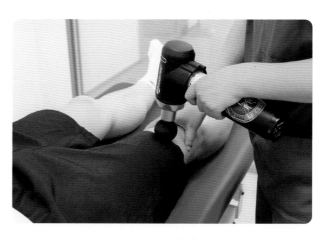

图8-4-146　筋膜枪

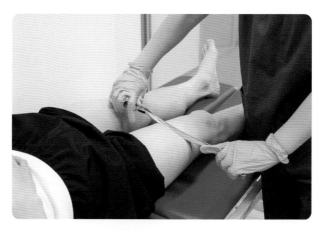

图8-4-147　筋膜刀

3. 肌贴（图8-4-148）

部位：肌力薄弱处、肿胀处。

强度：消肿，疼痛点10%～30%拉力，提高肌力30%～60%拉力。

时间：康复结束后使用，持续3～5天，可正常洗浴。

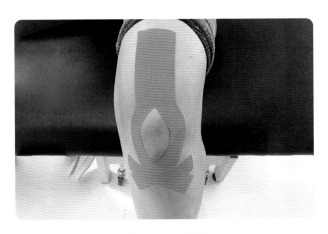

图8-4-148　肌贴

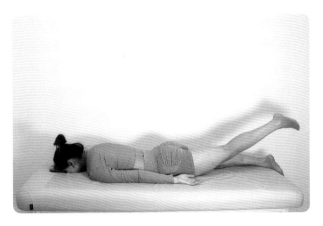

图8-4-150　俯卧直腿抬高

4. 冰敷（图8-4-149）

部位：肿胀部位。

注意事项：非直接接触皮肤，毛巾、卫生纸垫于冰袋下。

时间：3~5分钟，出现刺痛后，需要间歇1分钟。

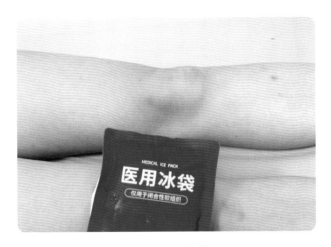

图8-4-149　冰敷

（三）康复训练

1. 俯卧直腿抬高、俯卧屈膝、仰卧两腿起（1~4周）；仰卧单腿起（5~8周）

动作频率：12~15次/组，3~4组，间歇30秒。

（1）俯卧直腿抬高（图8-4-150）

目标肌群：腘绳肌。

动作流程：患者俯卧位，两手放在身体两侧。腰腹成直线，两脚伸直，两脚指向正前方。屈曲时

呼气，回落时吸气。

注意事项：力由腘绳肌传递至小腿。

（2）俯卧屈膝（图8-4-151）

目标肌群：臀大肌。

动作描述：患者俯卧位，两手放身体两侧，单腿屈曲，发力将小腿举向天花板，并保持5~10秒。向上时呼气，向下时吸气。

注意事项：臀部抬起时身体不抬离地面。

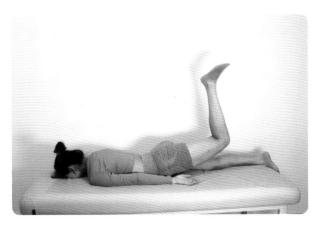

图8-4-151　俯卧屈膝

（3）仰卧两腿起（图8-4-152）

目标肌群：臀部肌肉、腘绳肌。

动作描述：患者仰卧位，两眼目视上方，两手放身体两侧，两腿微曲，脚跟踩地。发力将臀部抬起至大腿与身体成直线，停顿3秒，下落至下背部贴地。

注意事项：臀部抬起时背部支撑地面。

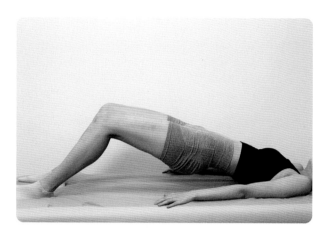

图8-4-152　仰卧两腿起

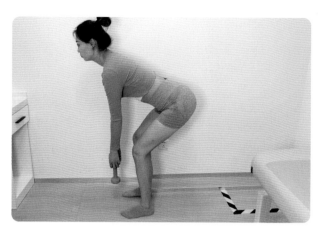

图8-4-154　直腿硬拉

（4）仰卧单腿起（图8-4-153）

目标肌群：臀部肌肉、腘绳肌。

动作描述：患者仰卧位，两眼目视上方，两手放身体两侧，一条腿微曲，脚跟踩地，另一条腿伸直。发力将臀部抬起至大腿与身体成直线，停顿3秒，下落至下背部贴地。

注意事项：臀部抬起时背部支撑地面。

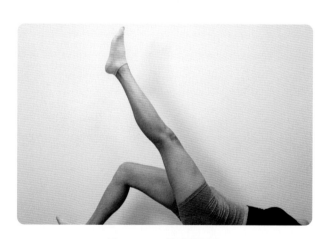

图8-4-153　仰卧单腿起

2. 直腿硬拉、单腿硬拉（原地）

动作频率：12～15次/组，3～4组，间歇30秒。

（1）直腿硬拉（图8-4-154）

目标肌群：腘绳肌、臀大肌。

动作流程：身体前倾，两手握把，左右平衡，腰腹成直线，两脚与髋同宽，两膝微曲，两膝不超过脚尖，两脚指向正前方。上拉时呼气，回落时吸气。

注意事项：力由腘绳肌和臀大肌传递至两臂。

（2）单腿硬拉（原地）（图8-4-155）

目标肌群：腘绳肌、臀大肌。

动作流程：身体前倾，两手握把，左右平衡，腰腹成直线，单腿站立，膝关节微曲，膝关节不超过脚尖，脚指向正前方。上拉时呼气，回落时吸气。

注意事项：力由腘绳肌和臀大肌传递至两臂。

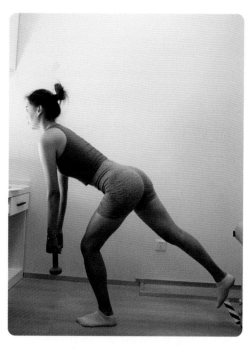

图8-4-155　单腿硬拉（原地）

3. 直腿抬高、靠墙静蹲、坐姿伸膝、坐姿抬腿（1～4周）

动作频率：12～15次，30～45秒/次，3～4组，间歇30秒。

（1）直腿抬高（图8-4-156）

目标肌群：股四头肌。

动作描述：患者仰卧位，两眼目视上方，两手放身体两侧，两腿保持伸直。两腿交替抬起下落。向上时呼气，向下时吸气。

注意事项：腰部始终保持贴地。

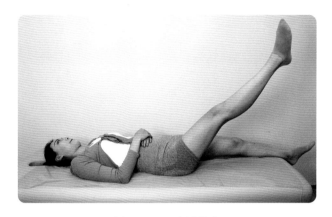

图8-4-156　直腿抬高

（2）靠墙静蹲（图8-4-157）

目标肌群：股四头肌。

动作描述：患者站立位，两眼目视前方，两手放身体两侧，两腿与肩同宽。缓慢下蹲至大腿与地面成90°，保持住，均匀呼吸。

注意事项：腰部始终保持贴墙面。

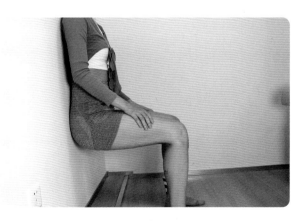

图8-4-157　靠墙静蹲

（3）坐姿伸膝（图8-4-158）

目标肌群：股四头肌。

动作流程：患者坐位，两手放在治疗床上。两

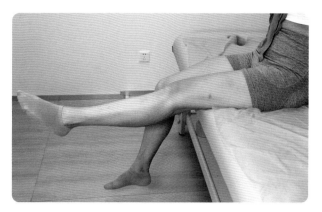

图8-4-158　坐姿伸膝

眼目视前方，腰腹成直线，两脚自然打开，两脚指向正前方。前伸时呼气，回落时吸气。

注意事项：力由股四头肌传递至小腿。

（4）坐姿抬腿（图8-4-159）

目标肌群：髂腰肌、股四头肌。

动作流程：身体坐位，两眼目视前方，两手握把，左右平衡，腰腹垂直于地面，两脚自然打开，两脚外展45°。弹力带置于膝关节上方，膝关节向上时呼气，下落时吸气。

注意事项：力从髂腰肌传递至腿部。

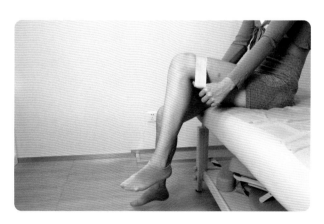

图8-4-159　坐姿抬腿

4. 俯卧抬腿、臀桥、侧卧外展、蚌式开合（1~4周）；站姿后伸、史密斯臀桥（5~8周）

动作频率：12~15次/组，3~4组，间歇30秒。

（1）俯卧抬腿（图8-4-160）

目标肌群：腘绳肌。

动作流程：患者俯卧位，两手放在身体两侧。

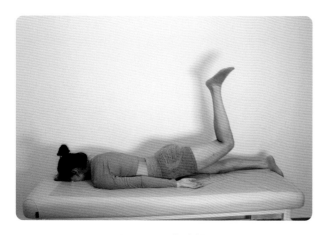

图8-4-160 俯卧抬腿

腰腹成直线，两脚伸直，两脚指向正前方。屈曲时呼气，回落时吸气。

注意事项：力由腘绳肌传递至小腿。

（2）臀桥（图8-4-161）

目标肌群：臀大肌。

动作描述：患者仰卧位，两眼目视上方，两手放身体两侧，两腿屈曲，脚掌踩地。发力将臀部抬起至大腿与身体成直线，停顿3秒，下落至下背部贴地。

注意事项：臀部抬起时背部支撑地面。

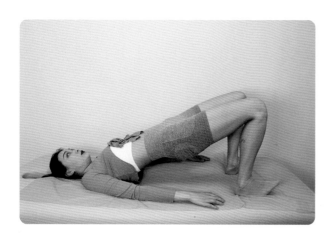

图8-4-161 臀桥

（3）侧卧外展（图8-4-162）

目标肌群：臀中肌。

动作描述：患者侧对地面（不能前后倾斜），两眼目视前方，下面腿屈曲上面腿伸直。踝、膝、髋、肩成直线，腿向外抬起，外展时呼气，回落时吸气。

注意事项：身体保持稳定，力从臀外侧传递至腿部。

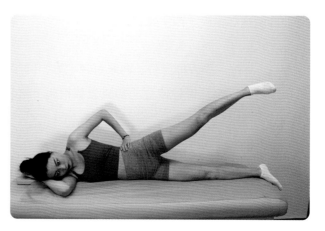

图8-4-162 侧卧外展

（4）蚌式开合（图8-4-163）

目标肌群：臀中肌。

动作描述：患者侧对地面（不能前后倾斜），两眼目视前方，两腿屈曲，下面手枕于头下，上面手叉腰。膝、髋、肩成直线，膝关节向外展，双脚贴实，外展时呼气，回落时吸气。

注意事项：身体保持稳定，力从臀外侧传递至腿部。

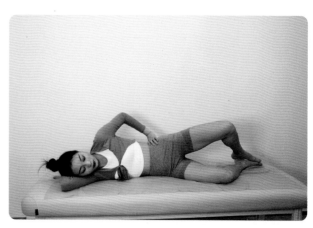

图8-4-163 蚌式开合

（5）站姿后伸（图8-4-164）

目标肌群：臀大肌。

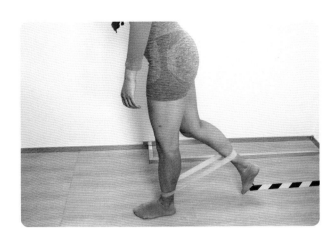

图8-4-164　站姿后伸

动作描述：患者站立位，两眼目视前方，两手叉腰，两腿与髋同宽。一条腿站立，另一条腿用力向后伸髋，感受臀部发力。后伸时呼气，回落时吸气。

注意事项：腰背挺直，力从臀部传递至腿部。

（6）史密斯臀桥（图8-4-165）

目标肌群：臀大肌。

动作描述：患者仰卧位，两眼目视上方，两手放身体两侧，两腿屈曲，脚掌踩地。史密斯杠铃置于髂前上棘的位置，发力将臀部抬起至大腿与身体成直线，停顿3秒，下落至下背部贴地。

注意事项：臀部抬起时背部支撑地面。

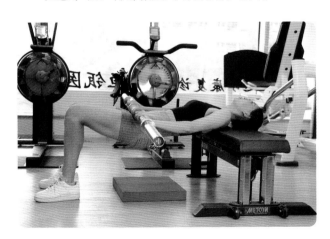

图8-4-165　史密斯臀桥

5. 单脚站立、软垫（2~4周）；BOSU、圆垫（5~8周）

动作频率：15~30秒/次，3~4组，间歇30秒。

单脚站立、软垫；BOSU、圆垫（图8-4-166~8-4-169）

目标肌群：下肢稳定肌群。

动作描述：患者站立位，两眼目视前方，两手放身体两侧，两脚并拢，脚尖指向正前方。一条腿抬高，使髋关节和膝关节成90°，另一条腿站立。

注意事项：踝关节、膝关节核心保持稳定。

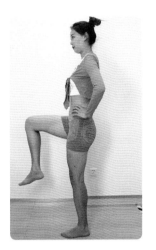 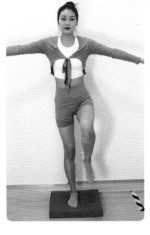

图8-4-166　单脚站立　　　图8-4-167　软垫

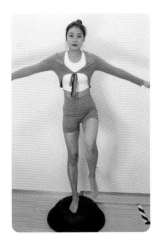 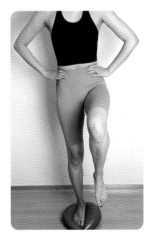

图8-4-168　BOSU　　　图8-4-169　圆垫

6. 仰卧举腿、仰卧交叉、俯卧下背起（1~4周）

动作频率：12~15次/组，3~4组，间歇30秒。

（1）仰卧举腿（动）（图8-4-170）

目标肌群：腹直肌、腹外斜肌膈肌、腹横肌。

动作描述：患者仰卧位，两眼目视上方，两手放身体两侧，两腿伸直。腹部用力抬腿，抬腿时呼气，下落时吸气。

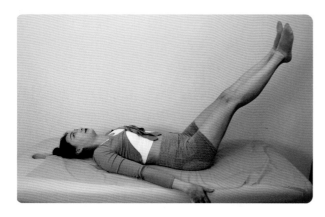

图8-4-170　仰卧举腿

注意事项：腰部始终保持贴地。

（2）仰卧交叉（图8-4-171）

目标肌群：腹直肌、腹外斜肌膈肌。

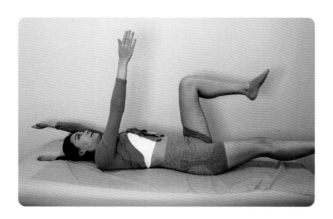

图8-4-171　仰卧交叉

动作描述：患者仰卧位，两眼目视上方，两手放身体两侧，手臂前伸与地面成90°，屈膝抬腿，膝关节与髋关节成90°。异侧手和腿交替下落至地面平行再收回，收腿时呼气，伸腿时吸气。

注意事项：腰部始终保持贴地。

（3）俯卧下背起（图8-4-172）

目标肌群：竖脊肌。

动作描述：患者俯卧位，两手前伸，两腿伸直。双手固定，抬起双侧腿部至最高点，回到起始位。手脚上抬时呼气，下落时吸气。

注意事项：核心收紧。

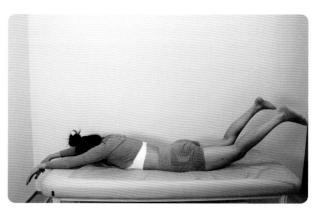

图8-4-172　俯卧下背起

第五节　膝部康复方案

1. 康复目标

（1）松解膝部张力高肌群，物理因子治疗改善症状。

（2）改善膝部活动度。

（3）增强腿部，臀部，核心肌力。

（4）提高膝部稳定性。

（5）改善步态及动作模式。

2. 康复频率

3次/周，根据不同情况，总康复次数在12～72次之间。

3. 康复周期设置（表8-5-1）

表8-5-1　膝部康复周期设置

康复周期	膝部疼痛常见类型								康复目标	运动指标
	髂胫束	髌骨软化	股四头髌腱炎	鹅足腱炎腘肌肌腱炎	脂肪垫炎	半月板损伤2度以内	韧带损伤2度以内	退行性关节炎		
第一阶段（症状康复）	3~4周10~12次	3~4周10~12次	3~4周10~12次	3~4周10~12次	3~4周10~12次	3~4周10~12次	3~4周10~12次	3~4周10~12次	症状缓解或消除	3000~5000步
第二阶段（功能康复）	6~8周18~24次	6~8周18~24次	6~8周18~24次	6~8周18~24次	6~8周18~24次	6~8周18~24次	6~8周18~24次	6~8周18~24次	肌力提升，有一定的运动能力，且无症状	5000~8000步
第三阶段（专项体能）	—	10~12周30~36次	10~12周30~36次	10~12周30~36次	10~12周30~36次	10~12周30~36次	10~12周30~36次	—	运动能力提升，多关节参与能力，无症状	1万~1.5万步
第四阶段（运动表现）	—	—	—	—	—	16~24周48~72次	16~24周48~72次	—	运动表现能力显著提升，复合动作，高难动作，无症状	1.5万~2万步

备注：在实际的康复中，患者多部位、多种问题康复，需综合设计康复方案。

足踝痛

踝关节包括三块骨头。它们是胫骨、腓骨和距骨。胫骨和腓骨的远端分别形成内踝和外踝。内外踝被结实的韧带包裹形成包绕着距骨的榫状结构，从而形成踝关节。

踝关节是典型的滑车关节。近端表面是胫骨和腓骨的远端和胫腓后韧带的下侧部分。远端表面是距骨滑车。

踝关节的稳定性是由纤维囊和结实的韧带来维持。纤维囊是薄的，并位于关节的前方和后方。在踝关节的医学概念上，内侧副韧带把胫骨、跟骨和舟状骨连接在一起，形成三角形的形状，这就是所谓的三角韧带。外侧副韧带把腓骨、距骨、跟骨连接在一起，它们是距腓前韧带、距腓后韧带和跟腓韧带。在运动医学上，距腓前韧带在所有其他韧带中是最重要的韧带。踝关节的运动有跖屈、背伸、外翻、内翻。

第一节　足踝解剖

一、肌肉解剖

足踝涉及的肌肉主要有腓肠肌、比目鱼肌、跖肌、蹬长屈肌、趾长屈肌、胫骨后肌、胫骨前肌、趾长伸肌、蹬长伸肌、腓骨长肌、腓骨短肌、足底筋膜。

1. 小腿三头肌（图9-1-1）

（1）腓肠肌

起点：内侧头起自股骨内上髁后面，外侧头起自股骨外上髁后面。

止点：跟结节。

（2）比目鱼肌

起点：胫骨和腓骨后面上部。

止点：同腓肠肌合成跟腱止于跟结节。

功能：①近固定。小腿三头肌整体收缩，使足在踝关节处屈；腓肠肌收缩使小腿在膝关节处屈。②远固定。小腿三头肌整体收缩拉股骨下端和胫骨、腓骨上端向后方，使膝关节伸直。协同维持直立。

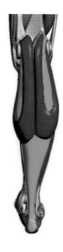

图9-1-1　小腿三头肌

2. 跖肌（图9-1-2）

起点：位于腓肠肌与比目鱼肌之间，起自股骨外侧踝及膝关节囊，肌腹窄短呈梭形，在比目鱼肌上缘处即形成一细长腱，经腓肠肌与比目鱼肌之间的内侧下降。

止点：跟结节。

功能：在膝关节屈曲时，可向后牵引膝关节，并有协助小腿三头肌运动的作用。

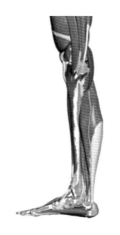
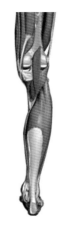

图9-1-2 跖肌

3. 拇长屈肌（图9-1-3）

起点：腓骨后下面。

止点：肌腱经过内侧踝至足底，止于拇趾远节趾骨底。

功能：①近固定。使足在踝关节处屈，内翻，趾屈。②远固定。使小腿在踝关节处屈，维持脚尖站立。

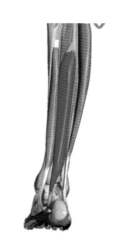

图9-1-3 拇长屈肌

4. 趾长屈肌（图9-1-4）

起点：胫骨后面中部。

止点：长腱至内踝后方转足底，分4条肌腱，止于2～5趾远节趾骨底。

功能：①近固定。使足在踝关节处屈，内翻，2～5趾屈。②远固定。使小腿在踝关节处屈，维持脚尖站立。

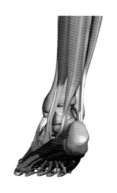
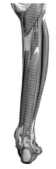
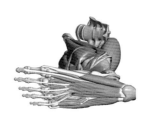

图9-1-4 趾长屈肌

5. 胫骨后肌（图9-1-5）

起点：胫、腓骨后面和小腿骨间膜。

止点：肌腱经过内侧踝至足底，止于足舟骨和内侧、中侧、外侧楔骨。

功能：①近固定。使足在踝关节处屈，内翻。②远固定。使小腿在踝关节处屈，维持脚尖站立。

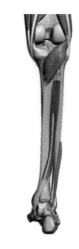

图9-1-5　胫骨后肌

6. 胫骨前肌（图9-1-6）

起点：胫骨外侧面。

止点：下行经小腿横韧带和十字韧带的深处，止于第1楔骨和第1跖骨底。

功能：①近固定。使足在踝关节处伸，内翻。②远固定。使小腿在踝关节处伸。

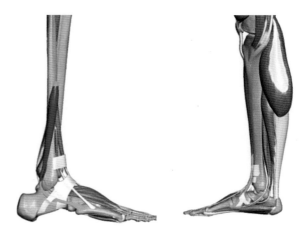

图9-1-6　胫骨前肌

7. 趾长伸肌（图9-1-7）

起点：胫骨内侧面上2/3和小腿骨间膜。

止点：其长腱通过踝关节前外侧转至足背，分4条肌腱，分别止于2~5足趾的中节和远节。

功能：①近固定。使足伸，外翻，2~5趾伸。②远固定。使小腿在踝关节处伸。

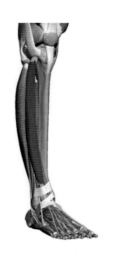

图9-1-7　趾长伸肌

8. **蹲长伸肌**（图9-1-8）

　　起点：胫骨内侧面中部和小腿骨间膜。

　　止点：肌腱经过踝关节前方至足背，止于蹲趾远节趾骨底。

　　功能：①近固定。使趾伸，趾足伸，内翻，2~5趾伸。②远固定。使小腿在踝关节处伸。

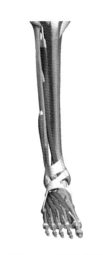

图9-1-8　蹲长伸肌

9. **腓骨长、短肌**（图9-1-9）

　（1）腓骨长肌

　　　　起点：腓骨外侧上部。

　　　　止点：内侧楔骨及1跖骨底。

　　　　功能：①近固定。使足在踝关节处屈，外翻。②远固定。使小腿在踝关节处屈，维持脚尖站立。

　（2）腓骨短肌

　　　　起点：腓骨外侧下部。

　　　　止点：第5跖骨底。

　　　　功能：①近固定。使足在踝关节处屈，外翻。②远固定。使小腿在踝关节处屈，维持脚尖站立。

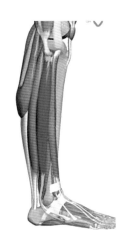

图9-1-9　腓骨长、短肌

10. **足底筋膜**（图9-1-10）

　　足底筋膜是跟腱及足部屈肌肌腱的延伸。

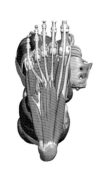

图9-1-10　足底筋膜

二、足踝相关肌肉功能

背屈：胫骨前肌、姆长伸肌、趾长伸肌。

跖屈：腓肠肌、比目鱼肌、胫骨后肌、姆长屈肌、趾长屈肌。

内翻：足外侧肌群韧带、腓肠肌外侧头、比目鱼肌、胫骨后肌。

外翻：足内侧肌群韧带、腓肠肌内侧头、比目鱼肌、腓骨长肌、腓骨短肌。

足底：腓肠肌、比目鱼肌、足底筋膜。

三、常见的下肢运动损伤

1. 踝关节扭伤

定义和特点：踝关节扭伤是指踝关节周围的韧带受到过度的拉伸、扭转或撕裂而导致的损伤。踝扭伤时距腓前韧带是最常见的损伤。它在韧带损伤中占20%，有很高的复发风险。可能原因是落地时足内翻，或是走在凹凸不平的地面时绊倒。它是由足外旋和外翻肌力不足而诱发的。

常见症状：疼痛；肿胀；淤青；影响功能（运动）。

2. 跟腱滑囊炎

定义和特点：跟腱滑囊炎是指跟腱与跟骨后上方之间的滑囊发生的炎症。滑囊是一种充满滑液的小囊，它的主要作用是减少摩擦，在跟腱和跟骨之间起到缓冲作用。当滑囊受到刺激、损伤或感染等因素影响时，就会引发炎症。表浅的滑囊会受到外部压力影响，如鞋；深层的滑囊会被肌腱刺激。

常见症状：疼痛，特别是跑步的时候；较难把足跟塞进鞋里；影响下肢运动。

3. 足底筋膜炎

定义和特点：当提起足跟，足部不同部位之间的角度就会增加，筋膜会被拉远。由于脚趾弯曲，

屈筋膜就被伸展。当脚跟用力快速地提起时，筋膜的始端和短屈肌的肌膜会出现撕裂。当重复提起脚跟的动作时，这些膜之间的互相摩擦会激惹足底筋膜和产生炎症。

常见症状：足底疼痛；不能正常走路；早晨起床时情况较严重；影响运动；落地时筋膜始端到足跟出现疼痛；跟骨周围出现肿胀，有明显的压痛点；脚尖走路和穿高跟鞋走路时疼痛；足底以外的区域出现麻木。

4. 足跟脂肪垫炎

定义和特点：足跟脂肪垫炎是指足跟底部的脂肪垫出现的炎症。足跟脂肪垫位于足跟皮肤和跟骨之间，是一种特殊的纤维脂肪组织，它的主要作用是缓冲足跟在行走、跑步、跳跃等活动中受到的冲击力，减轻跟骨承受的压力。当脂肪垫受到各种因素的刺激或损伤后，会发生炎症反应。

常见症状：足跟下面的皮肤疼痛；不能用脚跟走路；早上起床的情况严重；疼痛影响睡眠；影响运动。

5. 跟腱炎

定义和特点：跟腱炎通常产生的原因是突然强烈地做踝关节跖屈动作。疲劳、僵紧的跟腱、跖屈肌肉力量不足都可能引起跟腱发炎。多次重复踝关节跖屈和背屈动作会引起跟腱炎。

常见症状：跟腱用力时疼痛；在跟腱周围有弥漫性的肿胀；强烈、弥漫性的压痛；功能下降；发红；有骨擦音的感觉；不能抗阻跖屈；不能正常走路；不能脚尖站立；影响运动。

6. 跟腱断裂

定义和特点：跟腱断裂发生在常见的跳跃运动、体操、花样滑冰、羽毛球等运动。

常见症状：疼痛伴随肿胀；不能移动脚踝；不能负重，甚至出现足下垂和高抬腿步态。

第二节　足踝康复评估

一、问诊

患者的基本信息采集，目前症状，足踝的病史，疼痛的时间，疼痛部位和性质，加重疼痛的动作，上、下楼是否疼痛，下蹲、走、跑是否疼痛。

二、特殊检查

1. 前抽屉试验（图9-2-1）

目的：检查距腓前韧带（ATF）松弛度。

姿势：非负重，约20°跖屈，稳定住胫腓骨。

方法：握住跟骨/距骨后侧，相对胫腓骨前移跟骨、距骨。

意义：试验阳性提示疼痛及由于不稳定造成的过度活动。

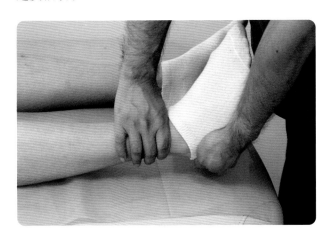

图9-2-1　前抽屉试验

2. 汤普森试验（Thompson试验）（图9-2-2）

目的：检查是否有跟腱断裂。

姿势：俯卧位，被动屈膝至90°，挤压小腿中部1/3。

意义：应引出跖屈；试验阳性提示无法跖屈。

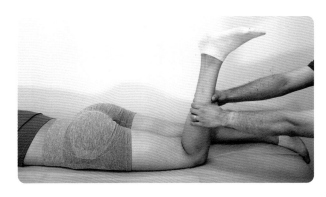

图9-2-2　汤普森试验

3. 距骨倾斜试验（图9-2-3）

目的：检查踝关节外侧副韧带松弛度（ATF）、胫腓后韧带（PTF）、跟腓韧带（CF）。

姿势：非负重，稳定住小腿，分别触诊相应韧带。

方法：握住跟骨，施加内翻应力使距骨从踝穴中移位，应在跖屈（ATF）、中立位（CF）、背伸姿势（PTE）分别检查。

意义：试验阳性提示疼痛或相对于健侧关节间隙变大。

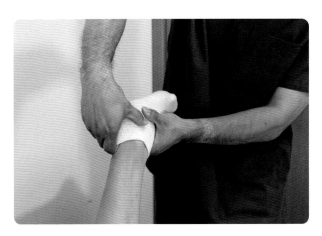

图9-2-3　距骨倾斜试验

三、影像学检查

可行足踝X线（图9-2-4）、CT（图9-2-5）、MRI（图9-2-6）等检查。

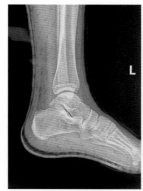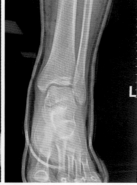

图9-2-4　足踝X线

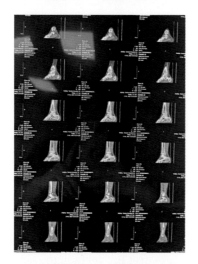

图9-2-5　足踝CT

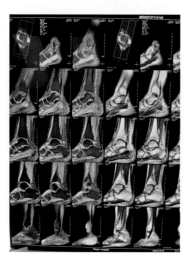

图9-2-6　足踝MRI

四、姿势评估

骨盆前后倾（图9-2-7、图9-2-8）、骨盆侧倾（图9-2-9）、长短腿（图9-2-10）、X型腿（图9-2-11）、O型腿（图9-2-12）、膝超伸（图9-2-13）、足弓塌陷（扁平足）（图9-2-14）、高足弓（图9-2-15）、足内翻（图9-2-16）、足外翻（图9-2-17），拇外翻（图9-2-18）、步态或跑姿（图9-2-19）。

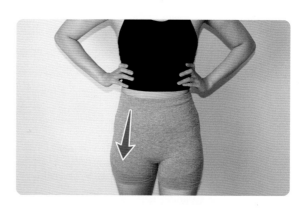

图9-2-7　骨盆右侧前倾

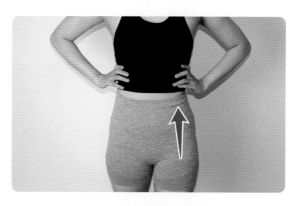

图9-2-8　骨盆左侧后倾

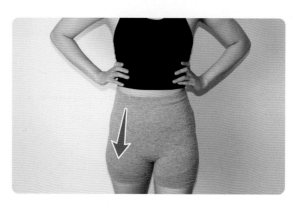

图9-2-9　骨盆侧倾

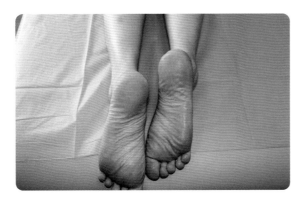

图9-2-10 长短腿

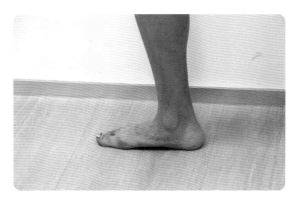

图9-2-14 足弓塌陷

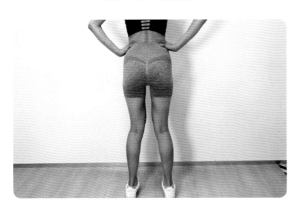

图9-2-11 X型腿

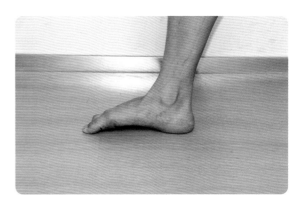

图9-2-15 高足弓

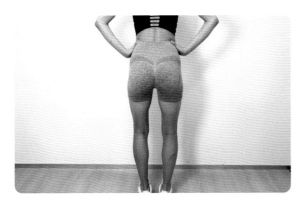

图9-2-12 O型腿

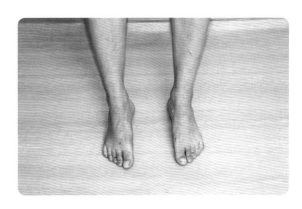

图9-2-16 足内翻

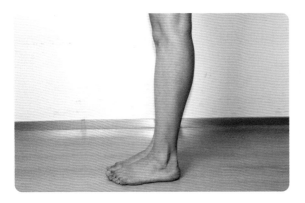

图9-2-13 膝超伸

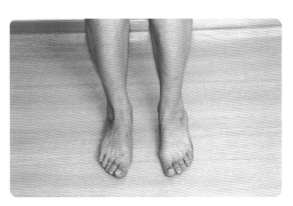

图9-2-17 足外翻

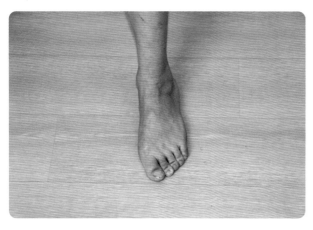

图9-2-18 姆外翻

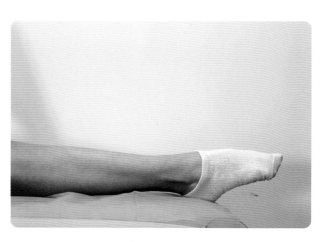

图9-2-21 跖屈

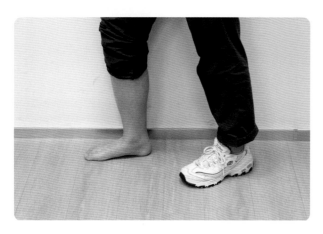

图9-2-19 步态或跑姿

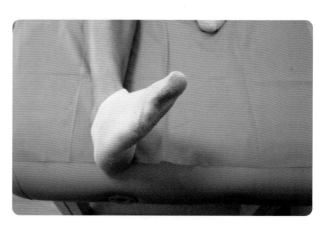

图9-2-22 内翻

五、足踝活动度测定

背屈（20°~30°）（图9-2-20），跖屈（40°~50°）（图9-2-21），内翻（30°）（图9-2-22），外翻（30°~35°）（图9-2-23）。

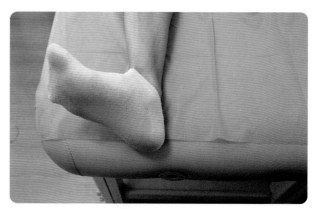

图9-2-23 外翻

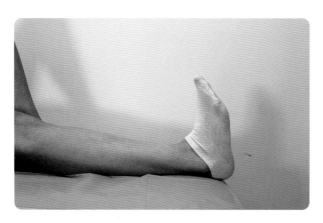

图9-2-20 背屈

六、肌力评估

背屈肌力：背屈对抗；跖屈肌力：跖屈对抗；内翻肌力：内翻对抗；外翻肌力：外翻对抗。

七、动作筛查（图9-2-24）

测试名称：单腿站立。

测试标准：睁眼保持稳定大于10秒，闭眼保持稳定大于5秒，抬腿时不失高度。

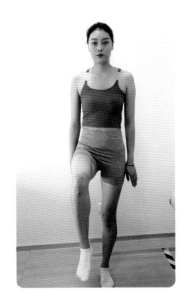

图9-2-24 单腿站立

八、触诊

1. 检查手法

腓肠肌（拇指分法），比目鱼肌（拇指分法），胫骨前肌（拇指分法），跟腱（拇指分法），足内侧韧带（拇指分法），足外侧韧带（拇指分法），足底筋膜（拇指分法）。

2. 检查目的

测试肌肉张力、肿胀程度、温度、扳机点、疼痛点。

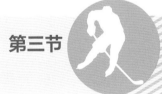

第三节 足踝疼痛原因

不良姿势、错误动作模式、不良体态、外伤、退变都可能使足踝结构或功能产生问题，使结构变形和肌肉失衡，足踝功能异常产生足踝痛。

常见的结构和功能异常如下。

1. 结构

肌腱病理变化：跟腱、胫骨长短伸肌肌腱、蹰长屈肌肌腱、趾长屈肌肌腱撕裂。

韧带病理变化：外侧副韧带撕裂（距腓前韧带、距腓后韧带、跟腓韧带），内侧副韧带撕裂（胫距前韧带、胫跟韧带、胫距后韧带、胫舟韧带）。

软骨病理变化：胫骨、距骨、跟骨软骨磨损。

骨质病理变化：骨裂、骨折、增生，常见于胫骨、腓骨、距骨、跟骨、楔骨、骰骨、跖骨、趾骨。

2. 功能

肌肉病理变化：肌张力高、肌力弱、条索、钙化、扳机点、疼痛点。

筋膜病理变化：肌张力高、条索、钙化、扳机点、疼痛点。

肌腱病理变化：张力高、条索、钙化、扳机点、疼痛点。

一、手法治疗

1. 仰卧位手法治疗一

部位：胫骨前肌、趾长伸肌、姆长伸肌、腓骨长短肌、外侧副韧带（距腓前韧带、距腓后韧带、跟腓韧带）、内侧副韧带（胫距前韧带、胫跟韧带、胫距后韧带、胫舟韧带）、疼痛点。

手法名称：五指拿→拇指分法→拇指揉法→五指拿。

时间：5～10分钟。

（1）五指拿（图9-4-1）

手法路线：第一条从同侧2～4趾骨开始，正向胫骨粗隆移动；第二条从同侧3～5趾骨开始，正向胫骨外侧髁移动；第三条从同侧1～3趾骨开始，正向胫骨内侧髁移动。

康复师位置：坐姿或站姿，治疗床高低以康复师不弯腰为基本标准，预防腰痛。

手法角度：手腕与患者身体成0°～45°，预防手腕损伤

手法要求：连续移动，不跳动；力由身体传递

至掌窝，由掌窝传递至五指。

时间：1～2分钟。

（2）拇指分法（图9-4-2）

手法路线：第一条从同侧胫骨远端向胫骨粗隆移动；第二条从同侧胫骨远端外侧向胫骨粗隆外侧移动；第三条从同侧腓骨外侧远端向胫骨内侧髁移动。

康复师位置：坐姿或站姿，采取正面站立，两脚与肩同宽，治疗床高低以康复师不弯腰为基本标准，预防腰痛。

手法角度：拇指与患者身体成45°～90°，预防手腕损伤。

手法要求：连续移动，不跳动；力由身体传递至拇指指腹，条索、钙化、疼痛点重点处理。

时间：2分钟。

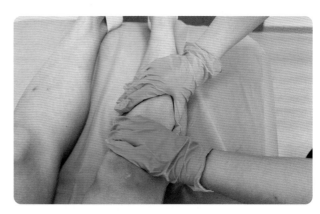

图9-4-2　拇指分法

（3）拇指揉法（图9-4-3）

手法路线：重点处理足内外侧副韧带，疼痛点。

康复师位置：坐姿或站姿，采取正面站立，两

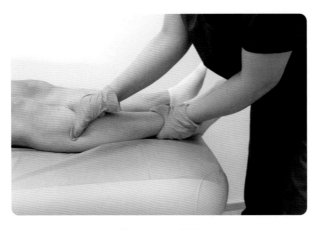

图9-4-1　五指拿

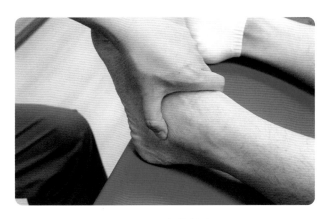

图9-4-3 拇指揉法

脚与肩同宽，治疗床高低以康复师不弯腰为基本标准，预防腰痛。

手法角度：拇指与患者身体成0°～45°，预防手腕损伤。

手法要求：连续移动，不跳动；力由身体传递至拇指指腹，条索、钙化、疼痛点重点处理。

时间：3～5分钟。

（4）五指拿（同上）（图9-4-4）

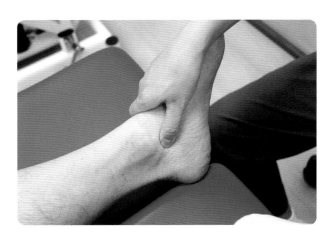

图9-4-4 五指拿

2. 俯卧位手法治疗

部位：腓肠肌、比目鱼肌、蹬长屈肌、趾长屈肌、胫骨后肌、跟腱、疼痛点。

手法名称：五指拿→双手叠压→拇指分法→拇指揉法。

时间：5～10分钟。

（1）五指拿（图9-4-5）

手法路线：第一条从同侧跟腱远端开始，正向腘窝处移动；第二条从同侧跟腱远端内侧开始，向胫骨内侧髁移动；第三条从同侧跟腱远端外侧开始，向胫骨外侧髁移动。

康复师位置：坐姿或站姿，治疗床高低以康复师不弯腰为基本标准，预防腰痛。

手法角度：手腕与患者身体成0°～45°，预防手腕损伤。

手法要求：连续移动，不跳动；力由身体传递至掌窝，由掌窝传递至五指。

时间：1～2分钟。

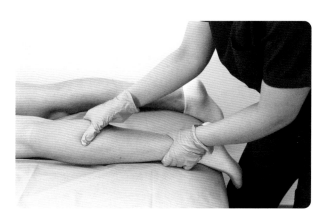

图9-4-5 五指拿

（2）双手叠压（图9-4-6）

手法路线：第一条从同侧跟腱开始，正向腘窝处下2～3指移动；第二条从同侧跟腱内侧开始，向胫骨内侧髁下2～3指移动；第三条从同侧跟腱外侧开始，向胫骨外侧髁下2～3指移动。

康复师位置：站姿，采取正面站立，两脚与肩同宽，治疗床高低以康复师弯腰不超过30°为基本标准，预防腰痛。

手法角度：手腕与患者身体成0°～60°，预防手腕损伤。

手法要求：一掌3～5次，然后连续依次移动，不跳动；力由足部传递至躯干传递至掌根1/3处，由掌根1/3处传递至五指，手部放松。

时间：2分钟。

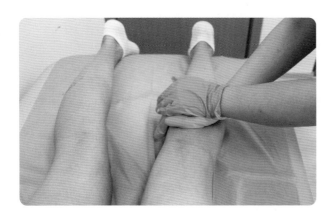

图9-4-6　双手叠压

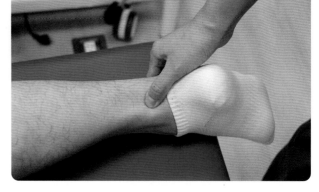

图9-4-8　拇指揉法

（3）拇指分法（图9-4-7）

手法路线：第一条从同侧跟腱开始，正向腘窝处下2~3指移动；第二条从同侧跟腱内侧开始，向胫骨内侧髁移动；第三条从同侧跟腱外侧开始，向胫骨外侧髁移动。

康复师位置：坐姿或站姿，采取正面站立，两脚与肩同宽，治疗床高低以康复师不弯腰为基本标准，预防腰痛。

手法角度：拇指与患者身体成45°~90°，预防手腕损伤。

手法要求：连续移动，不跳动；力由身体传递至拇指指腹，条索、钙化、疼痛点重点处理。

时间：2分钟。

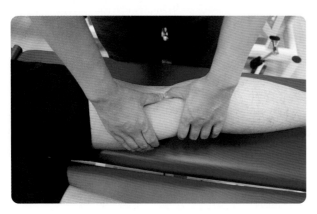

图9-4-7　拇指分法

（4）拇指揉法（图9-4-8）

手法路线：重点处理跟腱，疼痛点。

康复师位置：坐姿或站姿，采取正面站立，两脚与肩同宽，治疗床高低以康复师不弯腰为基本标准，预防腰痛。

手法角度：拇指与患者身体成0°~45°，预防手腕损伤。

手法要求：连续移动，不跳动；力由身体传递至拇指指腹，条索、钙化、疼痛点重点处理。

时间：3~5分钟。

3. 仰卧位手法治疗二

部位：踝关节。

手法名称：踝关节松动。

动作频率：屈–伸，内–外翻，每个方向3~5次。（前3~4周，损伤方向不使用关节松动）

时间：3~5分钟。

踝关节松动（图9-4-9）

手法路线：一只手固定于胫骨远端，另一只手固定于患者足部，由6点钟向12点钟方向、3点钟向9点钟方向移动。

康复师位置：站姿，采取侧面站立，两脚与肩同宽，治疗床高低以康复师不弯腰为基本标准，预防腰痛。

手法角度：一只手固定于胫骨远端，另一只手固定于患者足部。

手法要求：两手反向发力，打开踝关节腔，逐步发力，力由身体传递至手掌。

时间：3~5分钟。

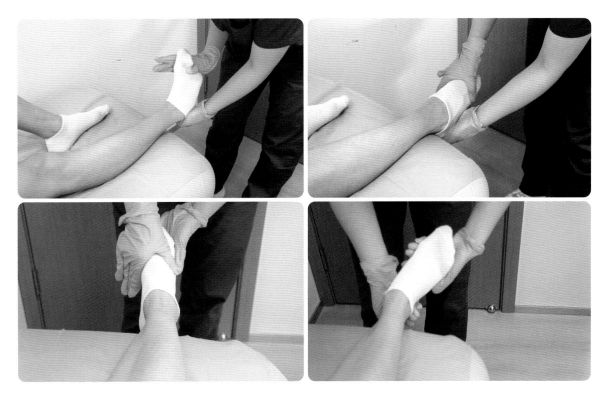

图9-4-9　踝关节松动

4. 仰卧位治疗手法三

手法：五指拿。

部位：足背至小腿方向。

时间：单侧5分钟。

五指拿（图9-4-10）

手法路线：第一条从同侧跟腱远端开始，正向腘窝处移动；第二条从同侧跟腱远端内侧开始，向胫骨内侧髁移动；第三条从同侧跟腱远端外侧开始，向胫骨外侧髁移动。

康复师位置：坐姿或站姿，治疗床高低以康复师不弯腰为基本标准，预防腰痛。

手法角度：手腕与患者身体成0°～45°，预防手腕损伤。

手法要求：连续移动，不跳动；力由身体传递至掌窝，由掌窝传递至五指。

时间：1～2分钟。

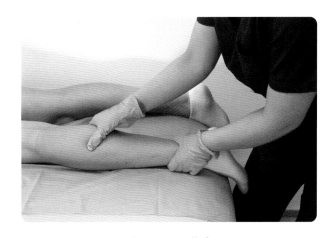

图9-4-10　五指拿

5. 分离拉伸

部位：腘绳肌、小腿三头肌、跟腱。

动作频率：每组持续20～30秒，4～5次，间歇5秒。

（1）腘绳肌拉伸（图9-4-11）

动作要领：患者仰卧位，手臂自然放身体两侧。康复师让患者将一条腿抬高至90°，一只手放在患者同侧小腿后侧做固定，另一只手放在对侧大腿前侧做固定，缓慢将同侧腿部向胸部移动（膝关节伸直），直到有轻微的牵扯感。每次进行30～60秒，腿部回到起始位，重复2～3组。

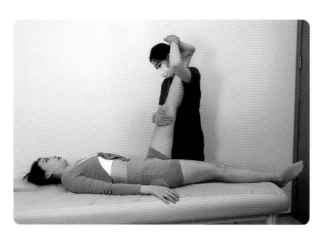

图9-4-11　腘绳肌拉伸

（2）小腿三头肌拉伸（图9-4-12）

动作要领：患者仰卧位，手臂自然放身体两侧。康复师让患者将一条腿抬高至90°，康复师一只手固定小腿末端，另一只手放在同侧脚掌，缓慢将脚掌向下压（膝关节伸直），直到有轻微的牵扯感。每次进行30～60秒，腿部回到起始位，重复2～3组。

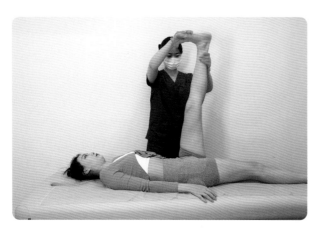

图9-4-12　小腿三头肌拉伸

（3）跟腱拉伸（图9-4-13）

动作要领：患者仰卧位，手臂自然放身体两侧。康复师左手抓患者脚后跟，右手抓脚掌，将腿抬高，同时右手缓慢向前压，直到有轻微的牵扯感。每次进行30～60秒，腿部回到起始位，重复2～3组。

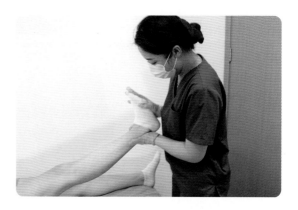

图9-4-13　跟腱拉伸

二、物理因子治疗

1. 超声波（图9-4-14）、冲击波（图9-4-15）、中频干扰电（图9-4-16）

部位：疼痛点、钙化点。

频率：1MHz作用于深层，3MHz作用于浅层。

波形：10%、25%、50%、100%连续波。

面积：$1cm^2$、$3cm^2$、$5cm^2$。

强度：0.1～2.5W/cm^2，在患者承受范围内。

时间：单侧10分钟以内。

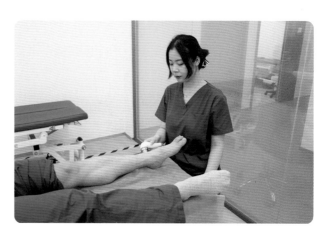

图9-4-14　超声波

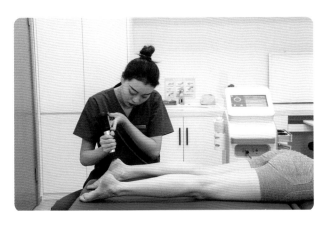

图9-4-15 冲击波

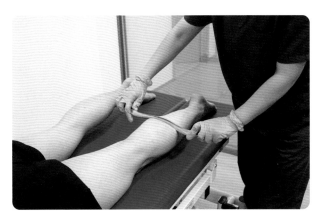

图9-4-18 筋膜刀

3. 肌贴（图9-4-19）

部位：肌力薄弱处、肿胀处。

强度：消肿，疼痛点10%～30%拉力，提高肌力30%～60%拉力。

时间：康复结束后使用，持续3～5天，可正常洗浴。

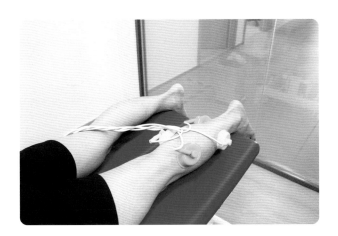

图9-4-16 中频干扰电

2. 筋膜枪（图9-4-17）、筋膜刀（肿胀时期禁用）（图9-4-18）

部位：张力高肌群、疼痛点、钙化点。

强度：在患者承受范围内。

时间：5～10分钟以内。

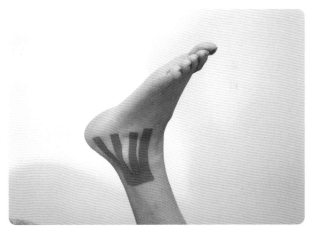

图9-4-19 肌贴

4. 冰敷（图9-4-20）

部位：肿胀部位。

注意事项：非直接接触皮肤，毛巾、卫生纸垫于冰袋下。

时间：3～5分钟，出现刺痛后，需要间歇1分钟。

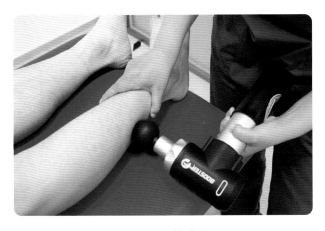

图9-4-17 筋膜枪

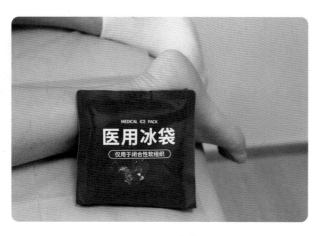

图9-4-20　冰敷

三、康复训练

1. 踝泵、背屈（弹力带）（1～4周）；背屈行走（4～6周）

动作频率：12～15次/组，3～4组，间歇30秒。

（1）踝泵（图9-4-21）

目标肌群：胫骨前肌。

动作描述：患者仰卧位或坐位，两腿伸直。用力做脚背屈和跖屈，连续进行，自然呼吸。

注意事项：大腿放松，力从胫骨前肌传递至足部。

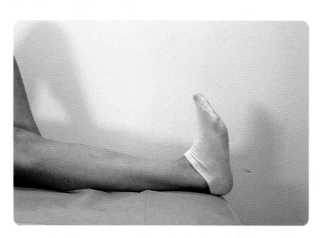

图9-4-21　踝泵

（2）背屈（弹力带）（图9-4-22）

目标肌群：胫骨前肌。

动作描述：患者坐位，两腿伸直，将弹力带置于脚背。用力做脚背屈，连续进行，背屈时呼气，回落时吸气。

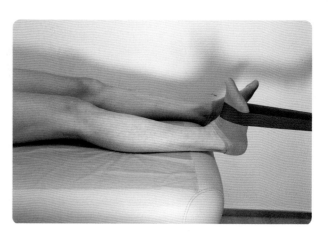

图9-4-22　背屈（弹力带）

注意事项：大腿放松，力从胫骨前肌传递至足部。

（3）背屈行走（图9-4-23）

目标肌群：胫骨前肌。

动作描述：患者站立位，两眼目视前方，两手叉腰，两脚并拢，脚尖指向正前方。用力做脚背屈，脚后跟向前行走，自然呼吸。

注意事项：脚保持背屈，力从胫骨前肌传递至足部。

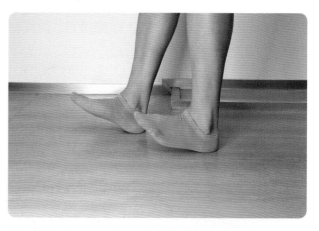

图9-4-23　背屈行走

2. 坐姿外翻、站姿外翻（1～4周）

动作频率：12～15次/组，3～4组，间歇30秒。

（1）坐姿外翻（图9-4-24）

目标肌群：腓骨长短肌。

动作描述：患者坐位，两腿伸直，将弹力带置

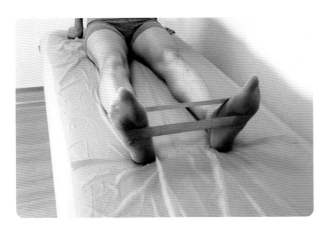

图9-4-24　坐姿外翻

于脚外侧。两脚用力做外翻，连续进行，外翻时呼气，回落时吸气。

注意事项：大腿放松，力从腓骨长短肌传递至脚。

（2）站姿外翻（图9-4-25）

目标肌群：腓骨长短肌。

动作描述：患者站立位，两眼目视前方，两手叉腰，两脚与肩同宽，脚尖指向正前方，将弹力带置于脚外侧。两脚用力做外翻，连续进行，外翻时呼气，回落时吸气。

注意事项：大腿放松，力从腓骨长短肌传递至脚。

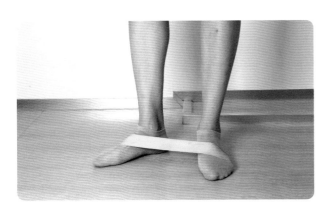

图9-4-25　站姿外翻

3. 背屈、跖屈、坐姿提踵（1~4周）；站姿提踵（5~8周）

动作频率：12~15次/组，3~4组，间歇20秒。

（1）背屈（图9-4-26）

目标肌群：胫骨前肌。

动作描述：患者仰卧位或坐位，两腿伸直，将弹力带置于脚背上侧。双脚用力做勾脚，连续进行，勾脚时呼气，回落时吸气。

注意事项：大腿放松，力从胫骨前肌传递至足部。

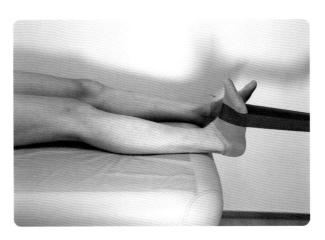

图9-4-26　背屈

（2）跖屈（图9-4-27）

目标肌群：小腿三头肌。

动作描述：患者仰卧位或坐位，两腿伸直，将弹力带置于脚掌前侧。两脚用力做蹬脚，连续进行，蹬脚时呼气，回落时吸气。

注意事项：大腿放松，力从小腿三头传递至足部。

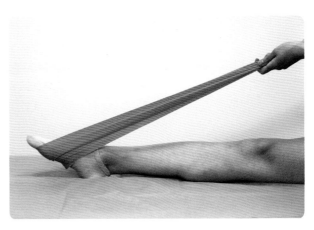

图9-4-27　跖屈

（3）坐姿提踵（图9-4-28）

目标肌群：小腿三头肌。

动作流程：患者坐位，两眼目视前方，两手握把，左右平衡，腰腹垂直于地面，两脚与髋同宽，脚尖指向正前方。将药球置于膝关节上方，膝关节向上提踵时呼气，下落时吸气。

注意事项：力从小腿三头肌传递至足部。

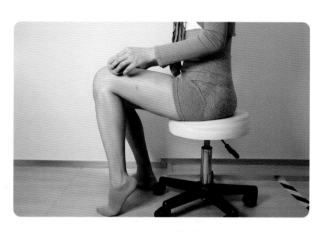

图9-4-28　坐姿提踵

（4）站姿提踵（图9-4-29）

目标肌群：小腿三头肌。

动作流程：患者站立位，两眼目视前方，两手叉腰，腰腹垂直于地面，两脚与髋同宽，脚尖指向正前方。上提时吸气，回落时呼气。

注意事项：力从小腿三头肌传递至足部。

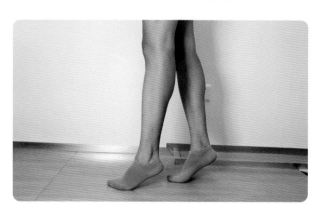

图9-4-29　站姿提踵

4．臀桥、蚌式开合（1～4周）；站姿后伸、史密斯臀桥（5～8周）

动作频率：12～15次/组，3～4组，间歇20秒。

（1）臀桥（图9-4-30）

目标肌群：臀大肌。

动作描述：患者仰卧位，两眼目视上方，两手放身体两侧，两腿屈曲，脚掌踩地。发力将臀部抬起至大腿与身体成直线，停顿3秒，下落至下背部贴地。

注意事项：臀部抬起时背部支撑地面。

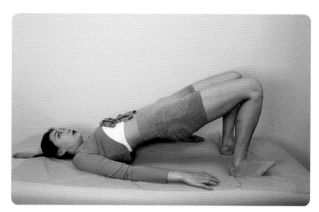

图9-4-30　臀桥

（2）蚌式开合（图9-4-31）

目标肌群：臀中肌。

动作描述：患者侧对地面（不能前后倾斜），两眼目视前方，两腿屈曲，下面手枕于头下，上面手叉腰。膝、髋、肩成直线，膝关节向外展，两脚贴实，外展时呼气，回落时吸气。

注意事项：身体保持稳定，力从臀外侧传递至腿部。

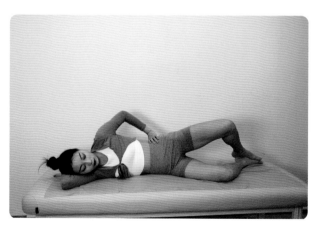

图9-4-31　蚌式开合

（3）站姿后伸（图9-4-32）

目标肌群：臀大肌。

动作描述：患者站立位，两眼目视前方，两手叉腰，两腿与髋同宽。一条腿站立，另一条腿用力向后伸髋，感受臀部发力。后伸时呼气，回落时吸气。

注意事项：腰背挺直，力从臀部传递至腿部。

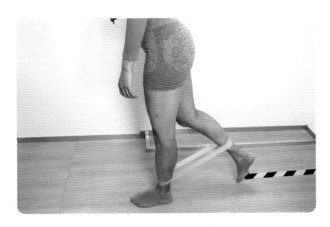

图9-4-32 站姿后伸

（4）史密斯臀桥（图9-4-33）

目标肌群：臀大肌。

动作描述：患者仰卧位，两眼目视上方，两手放身体两侧，两腿屈曲，脚掌踩地。史密斯杠铃置于髂前上棘的位置，发力将臀部抬起至大腿与身体成直线，停顿3秒，下落至下背部贴地。向上时呼吸，下落时吸气。

注意事项：臀部抬起时背部支撑地面。

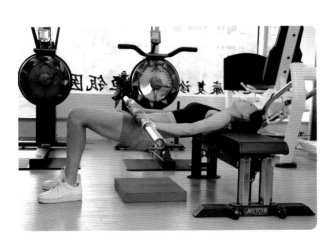

图9-4-33 史密斯臀桥

5. 单脚站立（图9-4-34）、软垫（2～4周）（图9-4-35）；BOSU（图9-4-36）、圆垫（5～8周）（图9-4-37）

动作频率：15～30秒/次，3～4组，间歇30秒。

单脚站立、软垫；BOSU、圆垫

目标肌群：下肢稳定肌群。

动作描述：患者站立位，两眼目视前方，两手放身体两侧，两脚并拢，脚尖指向正前方。一条腿抬高，使髋关节和膝关节成90°，另一条腿站立。

注意事项：踝关节、膝关节、核心保持稳定。

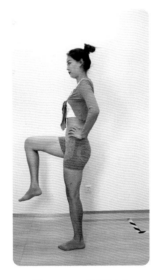 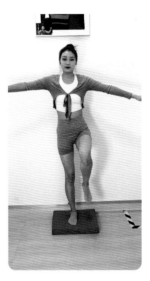

图9-4-34 单脚站立　　图9-4-35 软垫

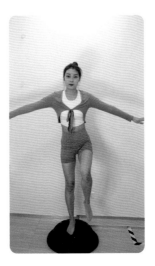 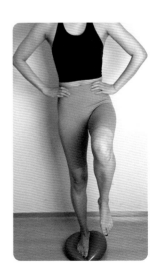

图9-4-36 BOSU　　图9-4-37 圆垫

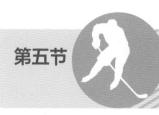

第五节　足踝康复方案

1. 康复目标

（1）松解足部张力高肌群，改善当下症状。

（2）改善足部活动度。

（3）增强足部、臀部核心肌力。

（4）提高足部稳定性。

（5）改善步态及动作模式。

2. 康复频率

3次/周，根据不同情况，总康复次数在12~48次之间。

3. 康复周期设置（表9-5-1）

表9-5-1　足踝康复周期设置

康复周期	足踝疼痛常见类型				康复目标	运动指标
	急性崴脚	习惯性崴脚	跟腱炎	足底筋膜炎		
第一阶段 （症状康复）	3~5次	3~4周 10~12次	3~4周 10~12次	3~4周 10~12次	症状缓解或消除	3000~5000步
第二阶段 （功能康复）	—	6~8周 18~24次	6~8周 18~24次	6~8周 18~24次	肌力提升，有一定的运动能力，且无症状	5000~8000步
第三阶段 （专项体能）	—	10~12周 30~36次	10~12周 30~36次	10~12周 30~36次	运动能力提升，多关节参与能力，无症状	1万~1.5万步
第四阶段 （运动表现）	—	—	—	—	运动表现能力显著提升，复合动作，高难动作，无症状	1.5万~2万步

备注：在实际的康复中，患者多部位、多种问题康复，需综合设计康复方案。

第十章

肩痛

肩部主要包含三大关节，这三大关节由三块骨头组成，它们分别是肱骨、锁骨和肩胛骨。

盂肱关节（G/H），是个滑液球窝关节，它的球部是肱骨头，窝部是肩胛骨的关节盂，这个关节就是通常所说的肩关节。关节周围被松弛的关节囊包绕，成就了该关节较大的关节活动度。关节窝表面的关节软骨被一圈纤维软骨环加深形成关节盂唇，关节盂唇增加了肩关节的稳定度。肩袖包含四块小肌肉，从前面、后面和上面围绕肱骨头的上部。在肩袖和三角肌之间的是滑囊。

肩锁关节（A/C），由肩胛骨的肩峰和锁骨的外侧端组成，两块骨头由强力的韧带相连接。胸锁关节（S/C），由锁骨的内侧端和胸骨组成，两块骨头被关节囊包着，并由强力的韧带相连接。

肩部的活动度是非常大的，这是由于它的骨性结构比如关节盂很浅并关节囊较松弛所致。肩关节的运动包含前屈、后伸、外展、内收、外旋、内旋、水平内收、水平外展、前伸、后缩和环转。

肩部周围的韧带和肌肉保持了它的稳定性。肩部周围的主要韧带，有盂肱上韧带、盂肱下韧带、肱骨横韧带、肩锁韧带、胸锁韧带、喙肱韧带、肋锁韧带、锥形韧带、斜方韧带，后两者合称喙锁韧带。除了以上韧带外，还有滑膜和关节囊也为肩关节提供了稳定性。

另外一个相关的重要特点是肩峰与肱骨头之间的间隙——肩峰下间隙，这个间隙内的组织包含冈上肌的肌腱、肱二头肌长头肌腱和肩峰下滑囊。当这个间隙由于力学紊乱或者炎症变窄时，这些肩峰下组织会受到挤压，这会引发肩峰撞击综合征。

环绕关节盂的一圈软骨称作盂唇，盂唇加深了盂肱关节，肱二头肌长头肌腱与盂唇相连。

第一节　肩部解剖

一、肌肉解剖

肩部涉及的肌肉主要有冈上肌、冈下肌、小圆肌、肩胛下肌、大圆肌、三角肌、肱二头肌、喙肱肌、肱三头肌、胸小肌、胸大肌、斜方肌。

1. 冈上肌（图10-1-1）

起点：肩胛骨的冈上窝。

止点：肌腱在喙突肩峰韧带及肩峰下滑囊下面、肩关节囊上面的狭小间隙通过，止于肱骨大结节上部。

功能：肩关节外展。它是形成肩袖最关键的部分，而肩袖对维持肩关节稳定是非常重要的结构。

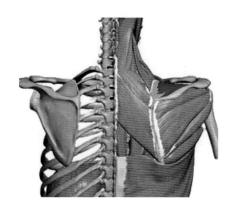

图10-1-1　冈上肌

2. 冈下肌（图10-1-2）

起点：冈下窝的内侧。

止点：部分肌纤维向外上方移行为短而扁的肌腱，经关节囊止于肱骨大结节。

功能：使上臂内收、外旋。

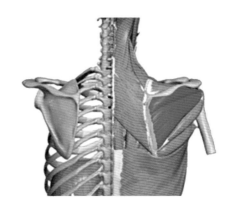

图10-1-2　冈下肌

3. 小圆肌（图10-1-3）

起点：肩胛骨的腋窝缘上2/3背面。

止点：经肩关节后部，止于肱骨大结节下部。

功能：上臂内收、外旋。

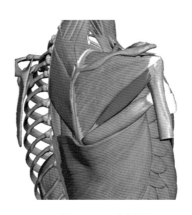

图10-1-3　小圆肌

4. 肩胛下肌（图10-1-4）

起点：肩胛下窝。

起点：肌束向上经肩胛关节的前方，止于肱骨小结节。

功能：肩内收和旋内。

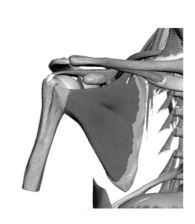

图10-1-4　肩胛下肌

5. 大圆肌（图10-1-5）

起点：肩胛骨下角背面，肌束向外上方集中。

止点：肱骨小结节嵴。

功能：肩关节旋内、肩关节内收、肩关节后伸。

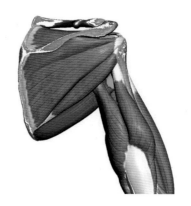

图10-1-5　大圆肌

6. 三角肌（图10-1-6）

起点：前部肌束起自锁骨外侧半，中部肌束起自肩峰，后部肌束起自肩胛冈。

止点：肱骨三角肌粗隆。

功能：近固定时前部纤维收缩使上臂在肩关节处屈和旋内。中部纤维收缩使上臂外展。后部纤维收缩使上臂在肩关节处伸和旋外。整体收缩，可使上臂外展。

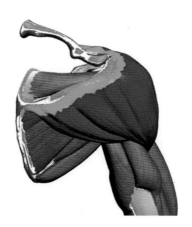

图10-1-6　三角肌

7. 肱二头肌（图10-1-7）

起点：长头起于肩胛骨盂上粗隆，短头起于肩胛骨喙突，长短二头于肱骨中部汇合为肌腹，下行至肱骨下端。

止点：桡骨粗隆和前臂筋膜。

功能：①近固定。肱二头肌使前臂在肘关节处屈和旋外，使上臂在肩关节处屈。②远固定。肱二头肌使上臂向前臂靠拢。

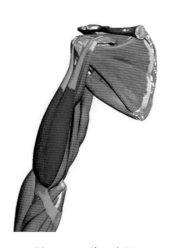

图10-1-7　肱二头肌

8. 喙肱肌（图10-1-8）

起点：肩胛骨喙突。

止点：肱骨内侧缘的中部。

功能：近固定时使肩关节屈、内收。

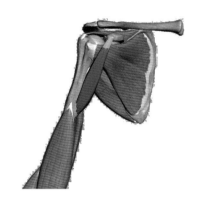

图10-1-8 喙肱肌

9. 肱三头肌（图10-1-9）

起点：长头，肩胛骨盂下结节；外侧头，肱骨背面的近端；内侧头，肱骨背面的中上部。

止点：尺骨鹰嘴。

功能：①近固定。使前臂在肘关节处伸，长头还使上臂在肩关节处伸。②远固定。使上臂在肘关节处与前臂保持伸直。

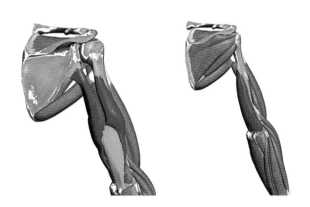

图10-1-9 肱三头肌

10. 胸小肌（图10-1-10）

起点：3～5肋骨的前面及肋间肌表面的筋膜。

止点：肩胛骨的喙突。

功能：胸小肌拉肩胛骨向前、向下。肩胛骨固定时，胸小肌可上提肋骨，但在用力吸气时才有活动。

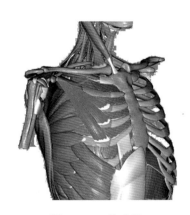

图10-1-10 胸小肌

11. 胸大肌（图10-1-11）

起点：锁骨部（锁骨内侧半）、胸肋部（胸骨和上位5~6肋软骨）和腹部（腹直肌鞘的前壁）。

止点：肱骨大结节嵴。

功能：收缩时能使肱骨内收及旋内，胸肋部可使举起的上肢后伸，帮助呼吸；锁骨部收缩能使肩关节屈曲。

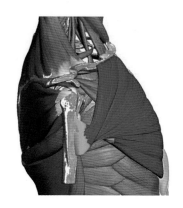

图10-1-11　胸大肌

12. 斜方肌（图10-1-12）

起点：上项线内1/3，枕外隆凸，项韧带，第七颈椎棘突，全部胸椎棘突及棘上韧带。

止点：上部纤维止于锁骨外侧端1/3，中部纤维止于肩峰和肩胛冈上缘外侧，下部纤维止于肩胛冈上缘。

功能：①近固定。上部肌束收缩使肩胛骨上提，上回旋，后缩。中部肌束收缩使肩胛骨后缩。下部肌束收缩使肩胛骨下降，上回旋。两侧同时收缩使肩胛骨后缩。②远固定。一侧上部肌束收缩，使头向同侧屈和对侧旋转。两侧同时收缩，使头后仰和脊柱伸直。

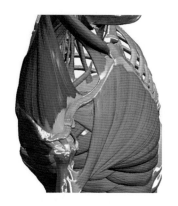

图10-1-12　斜方肌

二、肩部相关肌肉功能

外展：三角肌、冈上肌、冈下肌、小圆肌、肩胛下肌、肱二头肌长头。

内收：胸大肌、胸小肌、大圆肌、肩胛下肌。

前屈：三角肌前束、胸大肌锁骨部、喙肱肌、肱二头肌。

后伸：三角肌后束、肱三头肌、大圆肌、小圆肌。

水平内收：胸大肌、三角肌前束。

水平外展：三角肌后束、大圆肌、小圆肌、冈下肌。

内旋：胸大肌、三角肌前束、大圆肌、肩胛下肌。

外旋：冈下肌、三角肌后束、小圆肌。

肩胛骨上提：斜方肌上束。

肩胛骨下降：胸大肌、胸小肌、斜方肌下束。

肩胛骨前伸：胸大肌、胸小肌。

肩胛骨后缩：斜方肌。

肩胛骨上回旋：斜方肌上束、斜方肌下束。

肩胛骨下回旋：胸小肌。

三、常见的肩关节运动损伤

1. 肩峰撞击综合征

定义与特征：肩胛骨的肩峰与肱骨头之间的软组织受到挤压导致的发炎和疼痛。分为先天和后天肩峰撞击综合征。

先天肩峰撞击综合征：由肩峰下间隙变窄引起；先天的、非外伤的与运动无关；患者年龄40岁以上；肩的前部和上臂的外上部疼痛；不能在患侧卧睡觉；肩部肌肉力量不足；发病时肩锁关节周围疼痛。

后天肩峰撞击综合征：由肩峰与肱骨头之间间隙变窄引起；重复的肩关节活动；上举过头顶的活动（手臂向前、向上活动）。

常见症状：肩关节上部疼痛；过头上举手臂时引发疼痛；过头顶的投掷活动困难；影响运动表现，如力量和精准度；影响日常功能活动。

2. 冈上肌肌腱炎

定义与特征：长期重复的上肢在头部水平及头部以上的活动，重复的肩外展、外旋运动引起冈上肌肌腱炎。

常见症状：肩部疼痛；上肢过头活动时引发肩部疼痛；肩关节外展上举80°～120°疼痛增加，过头投掷活动困难；轻度的发热和肿胀；触诊偶有压痛；影响运动表现，如力量和精确度；影响日常活动。

3. 肩峰下滑囊炎

定义与特征：滑囊位于冈上肌与肩峰之间，重复的肩部活动引起滑囊内液体累积最终导致发炎与滑囊相邻的组织发炎。

常见症状：肩部疼痛；上肢过头顶的动作引发疼痛；肩关节外展时，肩部前上方疼痛；头顶的投掷活动困难；轻度的肿胀、发热触诊偶尔有压痛；影响运动表现，如力量和精准度；影响日常活动。

4. 肱二头肌肌腱炎

定义与特点：肱二头肌肌腱炎是指肱二头肌肌腱由于长期磨损、过度使用、外伤或其他因素而引发的炎症。肱二头肌肌腱在肩部和肘部的活动中起着关键作用，其炎症会导致肩部和肘部出现疼痛和功能受限等症状。

常见症状：肩关节前部疼痛；上肢前伸过头顶时疼痛；上肢前伸过头投掷活动困难；肩关节前部轻度红肿；肱二头肌沟部位触诊可能出现压痛；影响运动表现，如力量和精准度；影响日常活动，如梳头。

5. 肩关节盂唇损伤

定义与特征：关节盂唇是环绕肩胛骨的关节盂的一圈纤维软骨，在创伤的情况下，关节盂唇损伤通常伴随肩关节向前脱位。此损伤也可能是退化性的损伤。

环绕关节盂的纤维软骨组织（盂唇）损伤，关节盂唇与肱二头肌长头相连。有多种程度的损伤，常伴随肩关节脱位、半脱位出现，年轻投掷运动员、摔跤运动员、持拍运动员多发。肩关节盂唇损伤后的愈合困难。

常见症状：肩部活动时疼痛；在上肢过头顶的活动疼痛加剧；疼痛位置较深层；有关节弹响和绞索感；感觉关节不稳；轻微的活动度受限；肩关节缝压痛。

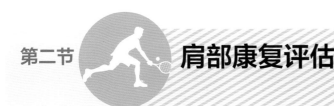

第二节　肩部康复评估

一、问诊

患者的基本信息采集，目前症状，肩部的病史，疼痛的时间，疼痛部位和性质，加重疼痛的动作。

二、特殊检查

1. 空罐试验（图10-2-1）

目的：评估冈上肌。

姿势：坐位。

方法：上肢内旋，在肩胛骨平面抬高30°～45°，施加阻力。

意义：试验阳性表现为产生疼痛和/或无力。

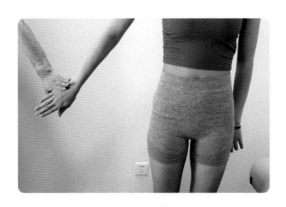

图10-2-1　空罐试验

2. 满罐试验（图10-2-2）

目的：评估冈上肌。

姿势：坐位。

方法：上肢外，在肩胛骨平面抬高30°～45°，施加阻力。

意义：试验阳性表现为产生疼痛和/或无力。

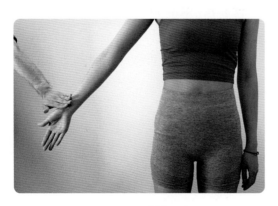

图10-2-2　满罐试验

3. 前屈内旋试验（Hawkins/Kennedy试验）（图10-2-3）

目的：评估撞击和/或肩峰下滑囊炎。

姿势：坐位。

方法：将肩部置于屈曲90°，轻微水平内收，并做最大限度的内旋。

意义：试验阳性表现为因冈上肌在大结节与喙突–肩峰弓之间的撞击造成肩部疼痛。

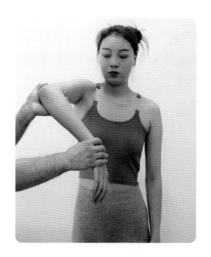

图10-2-3　前屈内旋试验

4. 撞击试验（NEER试验）（图10-2-4）

目的：评估撞击和/或肩峰下滑囊炎。

姿势：坐位。

方法：被动地将上肢于肩部完全屈曲并将肱骨内旋。

意义：试验阳性表现为疼痛可能提示冈上肌或者是肱二头肌的长头撞击。

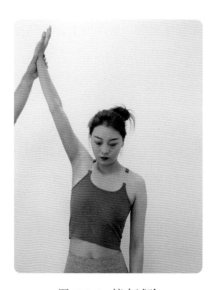

图10-2-4　撞击试验

5. 恐惧试验（Apprehension Test）（图10-2-5）

目的：评估前方不稳定。

姿势：仰卧。

方法：外展肩部至90°，然后开始外旋。

意义：试验阳性表现为受试者在这样的姿势下会因担心肩关节脱位而疼痛或恐惧。

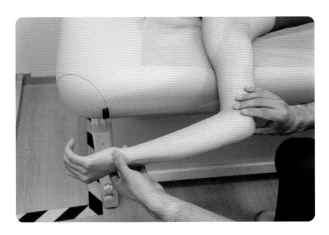

图10-2-5 恐惧试验

6. 速度试验（SPEED试验）（图10-2-6）

目的：评估肱二头肌腱炎或关节盂缘损伤。

姿势：坐位，肩关节在矢状位上举75°～90°，伸肘，前臂旋后。

方法：抗阻力上举。

意义：试验阳性表现为肱二头肌炎造成疼痛，关节盂缘损伤造成关节不稳定感。

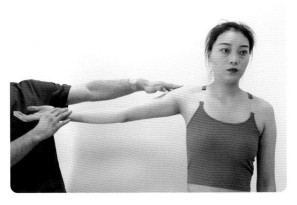

图10-2-6 速度试验

7. 主动挤压试验（O'Brien试验）（图10-2-7）

目的：评估关节盂缘或肩锁关节损伤。

姿势：坐位，上肢上举90°，水平内收10°，内旋至最大限度（旋前）。

方法：内旋时抗阻上举肩关节，然后外旋（旋后）时重复。

意义：试验阳性表现为内旋时比外旋时疼痛，"肩关节内"疼痛是在关节盂缘，肩部"顶端"疼痛则是在肩锁关节。

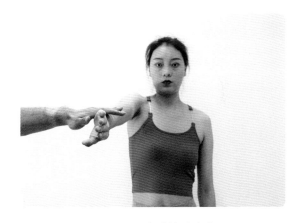

图10-2-7 主动挤压试验

8. 艾伦试验（Allen试验）（图10-2-8）

目的：评估胸小肌处的胸廓出口综合征。

姿势：坐位。

方法：肩部外展90°，屈肘90°，将头转离受试侧，深呼吸并屏住呼吸。

意义：试验阳性表现为桡动脉搏动消失或减弱，并诱发症状。

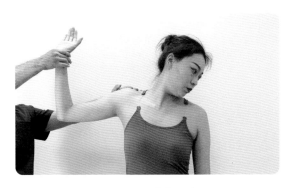

图10-2-8 艾伦试验

三、影像学检查

可行肩部X线（图10-2-9）、CT（图10-2-10）、MRI（图10-2-11）等检查。

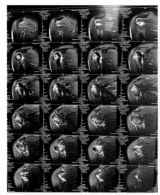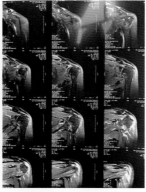

图10-2-9 肩部X线

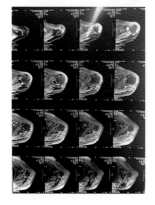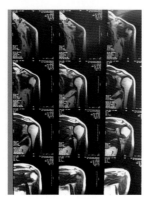

图10-2-10 肩部CT　　　图10-2-11 肩部MRI

四、姿势评估

头前伸（图10-2-12）、高低肩（图10-2-13）、圆肩（图10-2-14）、含胸驼背（图10-2-15）、肘外翻（图10-2-16）、肘超伸（图10-2-17）。

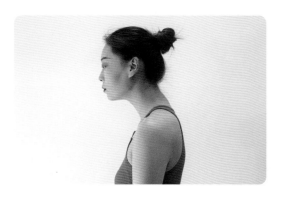

图10-2-12 头前伸

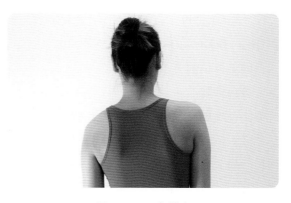

图10-2-13 高低肩

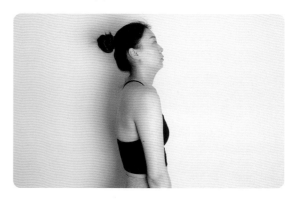

图10-2-14 圆肩

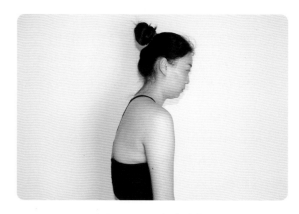

图10-2-15 含胸驼背

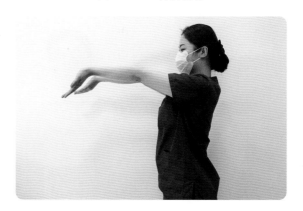

图10-2-16 肘外翻

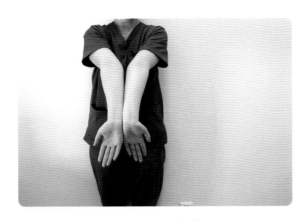

图10-2-17 肘超伸

五、肩部活动度测定

外展（0°～180°）（图10-2-18），内收（0°～45°）（图10-2-19），前屈（0°～180°）（图10-2-20），后伸（0°～60°）（图10-2-21），外展旋转（上臂外展90°，屈肘做内、外旋转运动，内旋0°～90°，外旋0°～90°）（图10-2-22），中立位旋转（上臂下垂置于躯体侧方，屈肘做内、外旋转运动，内旋0°～75°，外旋0°～90°）（图10-2-23），环转（0°～360°）（图10-2-24）。

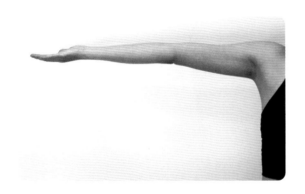

图10-2-18 外展

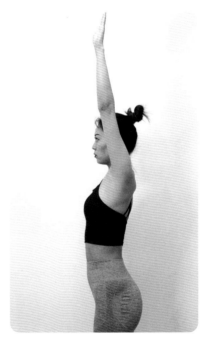

图10-2-20 前屈

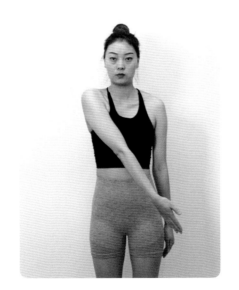

图10-2-19 内收

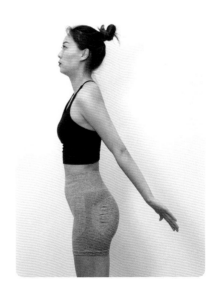

图10-2-21 后伸

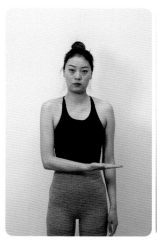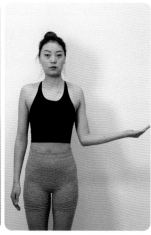

图10-2-22　外展旋转

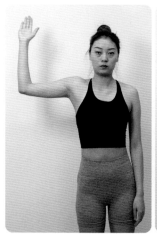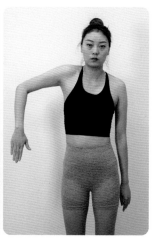

图10-2-23　中立位旋转

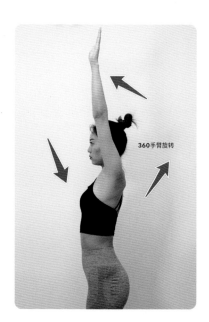

图10-2-24　环转

六、肌力评估

前屈肌力：前屈对抗；后伸肌力：后伸对抗；内收肌力：内收对抗；外展肌力：外展对抗；左右旋转肌力：旋转对抗。

七、动作筛查

1. 测试名称：肩部模式一（图10-2-25）。

测试标准：手指尖能够到对侧肩胛骨下角，左右对侧。

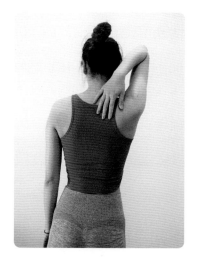

图10-2-25　肩部模式一

2. 测试名称：肩部模式二（图10-2-26）。

测试标准：手指尖能够到对侧冈，左右对侧。

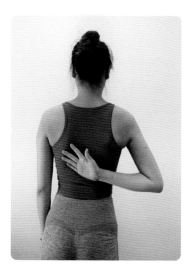

图10-2-26　肩部模式二

八、触诊

1. 检查手法

冈上肌（指压法、拇指分法），冈下肌（指压法、拇指分法），肩胛下肌（指分法），小圆肌（指压法、拇指分法），大圆肌（指压法、拇指分法），三角肌（指压法、拇指分法），肱二头肌长头（指压法、拇指分法），肱三头肌（指压法、拇指分法），菱形肌（指压法、拇指分法），胸大肌（指压法、拇指分法），胸小肌（指压法、拇指分法）。

2. 检查目的

测试肌肉张力、肿胀程度、温度、扳机点、疼痛点。

第三节 肩部疼痛原因

不良姿势、错误动作模式、不良体态、外伤、退变都可能造成肩部结构或功能产生问题，使结构变形和肌肉失衡，肩部功能异常产生肩痛。

常见的结构和功能异常如下。

1. 结构

骨质病理变化：增生、骨裂、骨折、骨瘤、骨囊肿、脱位、半脱位。

关节盂病理变化：撕裂。

2. 功能

肌肉病理变化：肌张力高、肌力弱、条索、钙化、扳机点、疼痛点。

筋膜病理变化：肌张力高、条索、钙化、扳机点、疼痛点。

韧带病理变化：张力高、条索、钙化、扳机点、疼痛点。

肌腱病理变化：撕裂。

第四节 肩部疼痛康复

一、手法治疗

1. 俯卧位手法治疗

部位：肩部（上斜方、冈上、冈下、小圆肌、大圆肌、三角肌中后束）。

手法：五指拿→拇指分法→指压法。

时间：5分钟。

（1）五指拿（图10-4-1）

手法路线：第一条从同侧T_{12}旁开1指开始，正向腋窝处移动；第二条从同侧T_{12}旁开4～5指开始，向腋窝处移动；第三条从同侧斜方肌上束近端开始，向腋窝处移动。

康复师位置：坐姿或站姿，治疗床高低以康复师不弯腰为基本标准，预防腰痛。

手法角度：手腕与患者身体成0°～45°，预防手腕损伤。

手法要求：连续移动，不跳动；力由身体传递至掌窝，由掌窝传递至五指。

时间：1～2分钟。

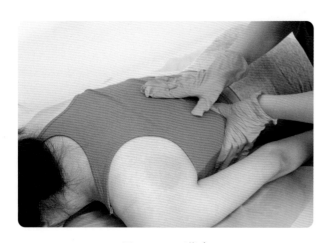

图10-4-1　五指拿

（2）拇指分法（图10-4-2）

手法路线：第一条从同侧冈上肌近端开始，向肩峰移动；第二条从同侧冈下起点开始，向冈下肌止点移动。

康复师位置：坐姿或站姿，采取正面站立，两脚与肩同宽，治疗床高低以康复师不弯腰为基本标准，预防腰痛。

手法角度：拇指与患者身体成45°～90°，预防手腕损伤。

手法要求：连续移动，不跳动；力由身体传递至拇指指腹，条索、钙化、疼痛点重点处理。

时间：2分钟。

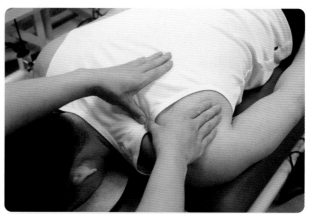

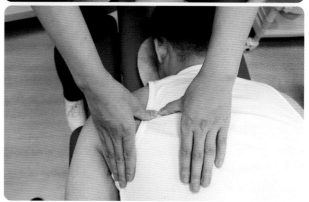

图10-4-2　拇指分法

（3）指压法（图10-4-3）

手法路线：第一条从同侧冈下肌近端开始，向冈下肌止点移动；第二条从同侧大圆肌起点开始，向大圆肌止点移动；第三条从同侧小圆肌起点开始，向小圆肌止点移动。

康复师位置：站姿，采取正面站立，两脚与肩同宽，治疗床高低以康复师弯腰不超过30°为基本

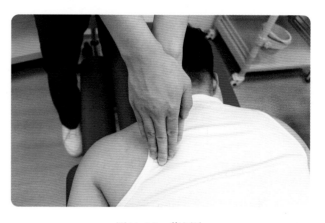

图10-4-3　指压法

标准，预防腰痛。

手法角度：手腕与患者身体成0°～60°，预防手腕损伤。

手法要求：一处3～5次，然后连续依次移动，不跳动；力由足部传递至躯干传递至指腹（非指尖），张力高处及疼痛点重点处理。

时间：2分钟。

2. 侧卧位手法治疗

部位：肩胛骨、肩胛下肌、三角肌中束。

手法：五指拿→肩关节松动（顺、逆）→肩胛骨松动→拇指分法→五指拿。

时间：5分钟。

（1）五指拿（图10-4-4）

手法路线：从三角肌开始，向肩峰处移动。

康复师位置：坐姿或站姿，治疗床高低以康复师不弯腰为基本标准，预防腰痛。

手法角度：手腕与患者身体成0°～45°，预防手腕损伤。

手法要求：连续移动，不跳动；力由身体传递至掌窝，由掌窝传递至五指。

时间：1～2分钟。

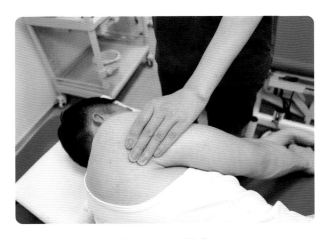

图10-4-4 五指拿

（2）肩关节松动（图10-4-5）

手法路线：一只手固定于肩部，另一只手固定于患者腕部，顺时针-逆时针周期性转动。

康复师位置：站姿，采取侧面站立，两脚与肩同宽，治疗床高低以康复师不弯腰为基本标准，预防腰痛。

手法角度：固定手掌与患者身体成0°～45°，预防手腕损伤。

手法要求：力由身体传递至手掌。

时间：3～5分钟。

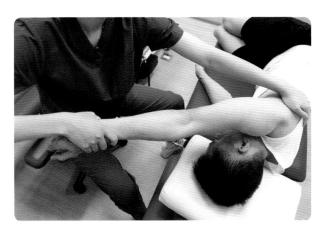

图10-4-5 肩关节松动（顺、逆）

（3）肩胛骨松动（图10-4-6）

手法路线：一只手示指和大拇指固定于肩胛骨上角，另一只手固定于肩胛骨下角，由12点钟向6点钟方向、3点钟向9点钟方向移动。

康复师位置：站姿，采取正面站立，两脚与肩同宽，治疗床高低以康复师不弯腰为基本标准，预防腰痛。

手法角度：固定手指与患者身体成0°～45°，预防手腕损伤。

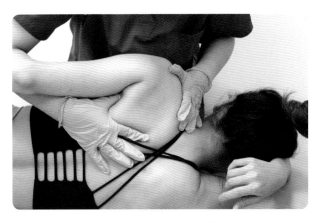

图10-4-6 肩胛骨松动

手法要求：力由身体传递至手指。

时间：3~5分钟。

（4）拇指分法（图10-4-7）

手法路线：从同侧肩胛骨外侧沿开始，向腋窝移动。

康复师位置：站姿，采取正面站立，两脚与肩同宽，治疗床高低以康复师不弯腰为基本标准，预防腰痛。

手法角度：拇指与患者身体成45°~90°，预防手腕损伤。

手法要求：连续移动，不跳动；力由身体传递至拇指指腹、条索、钙化、疼痛点重点处理。

时间：2分钟。

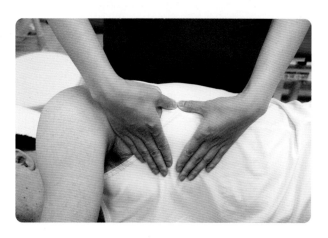

图10-4-7　拇指分法

3. 仰卧位手法治疗

部位：三角肌中前束、胸大肌、胸小肌、肱二头肌长头、肩胛下肌。

手法：指压法→指分法→拇指分法→单掌揉法→五指拿。

时间：单侧5分钟。

（1）指压法（图10-4-8）

手法路线：第一条从同侧胸小肌起点开始，向胸小肌止点移动；第二条从同侧肩胛骨外侧沿向腋窝方向移动。

康复师位置：站姿，采取正面站立，两脚与肩同宽，治疗床高低以康复师弯腰不超过30°为基本

标准，预防腰痛。

手法角度：手腕与患者身体成0°~60°，预防手腕损伤。

手法要求：一处3~5次，然后连续依次移动，不跳动；力由足部传递至躯干传递至指腹（非指尖），张力高处及疼痛点重点处理。

时间：2分钟。

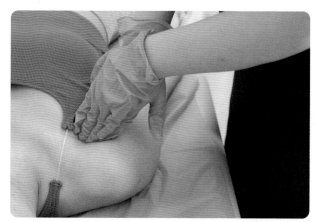

图10-4-8　指压法

（2）指分法（图10-4-9）

手法路线：从同侧三角肌前束移动。

康复师位置：坐姿或站姿，采取正面站立，两脚与肩同宽，治疗床高低以康复师弯腰不超过30°为基本标准，预防腰痛。

手法角度：手腕与患者身体成0°~30°，预防手腕损伤。

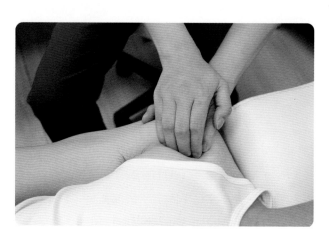

图10-4-9　指分法

手法要求：一处3~5次，然后连续依次移动，不跳动；四指并拢，力由足部传递至躯干传递至指腹（非指尖），张力高处及疼痛点重点处理。

时间：2分钟。

（3）拇指分法（图10-4-10）

手法路线：从同侧肱二头肌长头肌腹，向长头止点移动。

康复师位置：坐姿或站姿，采取正面站立，两脚与肩同宽，治疗床高低以康复师不弯腰为基本标准，预防腰痛。

手法角度：拇指与患者身体成45°~90°，预防手腕损伤。

手法要求：连续移动，不跳动；力由身体传递至拇指指腹，条索、钙化、疼痛点重点处理。

时间：2分钟。

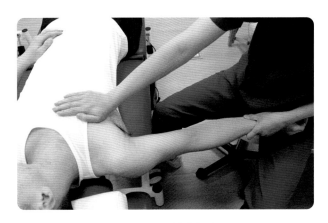

图10-4-11　单掌揉法

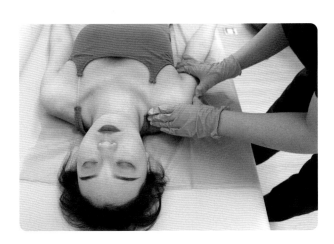

图10-4-10　拇指分法

（4）单掌揉法（图10-4-11）

手法路线：一只手固定于胸大肌，另一只手固定于患者腕部，9点钟向3点钟方向移动。

康复师位置：站姿，采取侧面站立，两脚成弓步，治疗床高低以康复师不弯腰为基本标准，预防腰痛。

手法角度：固定手掌与患者身体成0°~45°，预防手腕损伤。

手法要求：力由身体传递至手掌。

时间：3~5分钟。

（5）五指拿（图10-4-12）

手法路线：从三角肌开始，向肩峰处移动。

康复师位置：坐姿或站姿，治疗床高低以康复师不弯腰为基本标准，预防腰痛。

手法角度：手腕与患者身体成0°~45°，预防手腕损伤。

手法要求：连续移动，不跳动；力由身体传递至掌窝，由掌窝传递至五指。

时间：1~2分钟。

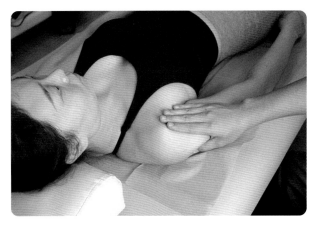

图10-4-12　五指拿

4. 分离拉伸

部位：肩胛下肌、胸部。

动作频率：每组持续20~30秒，3~4组，间歇5秒。

（1）肩胛下肌拉伸（图10-4-13）

动作要领：患者仰卧位。康复师将患者手臂向斜上方打开，一只手固定患者肩胛下肌外侧，另一只手固定肘部，缓慢将手臂向上方伸展，直到有轻微的牵扯感。每次进行30～60秒，手臂回到起始位，重复2～3组。

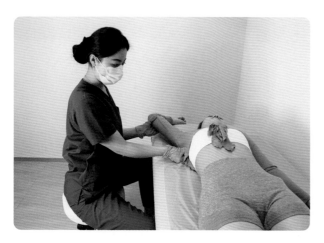

图10-4-13　肩胛下肌拉伸

（2）胸部拉伸（图10-4-14）

动作要领：患者仰卧位。康复师将患者手臂打开，一只手固定患者肩部，另一手固定前臂，缓慢将手臂向下伸展，直到有轻微的牵扯感。每次进行30～60秒，手臂回到起始位，重复2～3组。

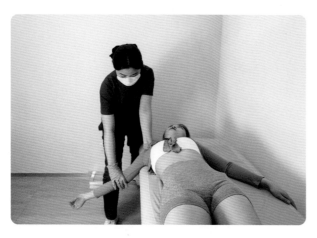

图10-4-14　胸部拉伸

二、物理因子治疗

1. 超声波（图10-4-15）、冲击波（图10-4-16）、中频干扰电（图10-4-17）

频率：1MHz作用于深层，3MHz作用于浅层。

波形：10%、25%、50%、100%连续波。

面积：$1cm^2$、$3cm^2$、$5cm^2$。

强度：$0.1～2.5W/cm^2$，在患者承受范围内。

时间：单侧10分钟以内。

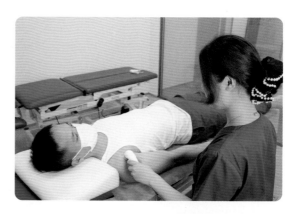

图10-4-15　超声波

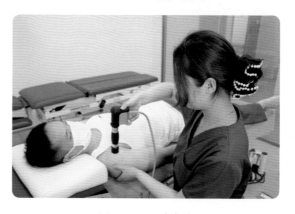

图10-4-16　冲击波

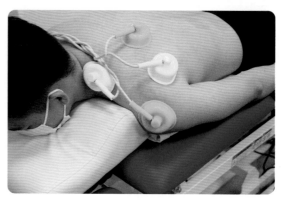

图10-4-17　中频干扰电

2．筋膜刀（肿胀时期禁用）（图10-4-18）

部位：张力高肌群、疼痛点、钙化点。

强度：在患者承受范围内。

时间：5~10分钟以内。

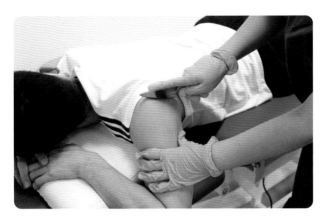

图10-4-18　筋膜刀

3．肌贴（图10-4-19）

部位：肌力薄弱处、肿胀处。

强度：消肿，疼痛点10%~30%拉力，提高肌力30%~60%拉力。

时间：康复结束后使用，持续3~5天。

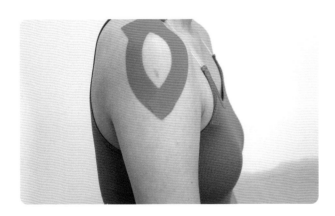

图10-4-19　肌贴

4．冰敷（图10-4-20）

部位：肿胀部位。

注意事项：非直接接触皮肤，毛巾、卫生纸垫于冰袋下。

时间：3~5分钟，出现刺痛后，需要间歇1分钟。

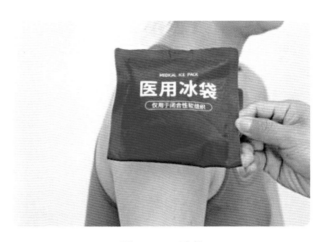

图10-4-20　冰敷

三、康复训练

1．哑铃外展、哑铃外旋、侧卧外旋（1~4周）；俯卧撑球（3~4周）

动作频率：12~15次/组，3~4组，间歇20秒。

（1）哑铃外展（图10-4-21）

目标肌群：菱形肌。

动作描述：患者坐位，两眼目视前方，两手竖向握把，左右平衡，腰背挺直，两脚自然打开，两脚外展45°。两肩放松，夹紧两肘，小臂跟上臂成90°，外展时吸气，回落时呼气。

注意事项：颈部放松，腰背成直线，力从背部传递至手臂。

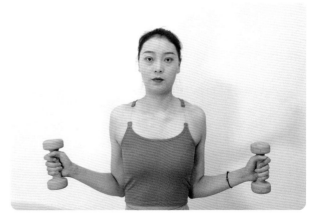

图10-4-21　哑铃外展

（2）哑铃外旋（图10-4-22）

目标肌群：冈下肌、小圆肌。

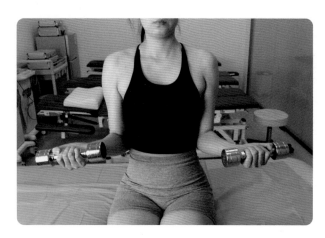

图10-4-22　哑铃外旋

动作描述：患者坐位，两眼目视前方，两手横向握把，左右平衡，腰背挺直，两脚自然打开，两脚外展45°。两肩放松，夹紧两肘，小臂跟上臂成90°，外旋时吸气，回落时呼气。

注意事项：颈部放松，腰背成直线，力从背部传递至手臂。

（3）侧卧外旋（图10-4-23）

目标肌群：菱形肌、旋外肌群。

动作描述：患者侧卧位，两眼目视前方，身体侧对地面（不能前后倾斜），地面侧手臂屈曲，肘部支撑。两肩放松，夹紧两肘，小臂跟上臂成90°，外旋时吸气，回落时呼气。

注意事项：颈部放松，腰背成直线，力从背部传递至手臂。

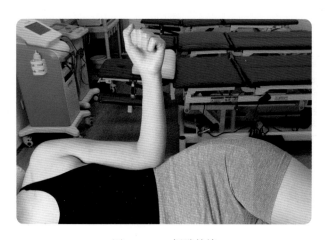

图10-4-23　侧卧外旋

（4）俯卧撑球（图10-4-24）

目标肌群：前锯肌。

动作描述：身体成俯卧，肘部成90°，肘部支撑于球面，腰背挺直，两脚自然打开，均匀呼吸。

注意事项：腰背成直线，保持身体稳定。

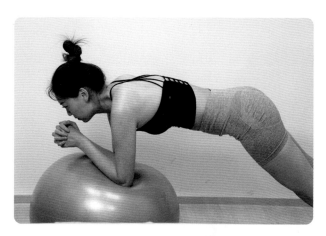

图10-4-24　俯卧撑球

2. 站姿后拉、俯卧提拉、坐姿上推（1~4周）

动作频率：12~15次/组，3~4组，间歇20秒。

（1）站姿后拉（图10-4-25）

目标肌群：背阔肌。

动作流程：患者站立位，两眼目视前方，两手

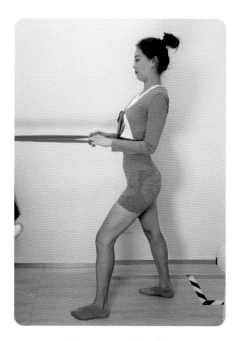

图10-4-25　站姿后拉

握把，左右平衡，两脚前后站立。后拉时吸气，回落时呼气。

注意事项：力由背阔肌传递至两臂，两臂尽量放松。

（2）俯身提拉（图10-4-26）

目标肌群：三角肌后束。

动作流程：患者站立位，身体俯卧，腰背成直线，腰腹收紧，两脚前后站立。后伸时呼气，回落时吸气。

注意事项：力由三角肌后束传递至手臂。

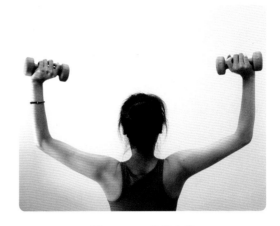

图10-4-27　坐姿上推

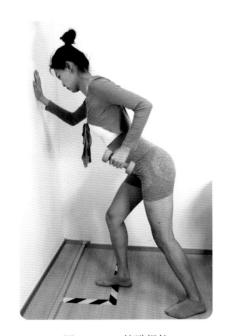

图10-4-26　俯卧提拉

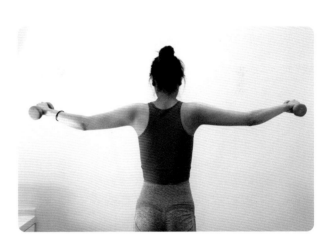

图10-4-28　侧平举+哑铃

（3）坐姿上推（图10-4-27）

目标肌群：三角肌。

动作流程：患者坐位，两眼目视前方，两手握把，左右平衡，腰腹垂直于地面，两脚自然打开，两脚外展45°。向上时呼气，下落时吸气。

注意事项：力由三角肌传递至手臂。

3. 侧平举（哑铃，弹力带）（3～4周）

动作频率：12～15次/组，3～4组，间歇20秒。

侧平举（弹力带，哑铃）（图10-4-28～图10-4-29）

目标肌群：三角肌中束。

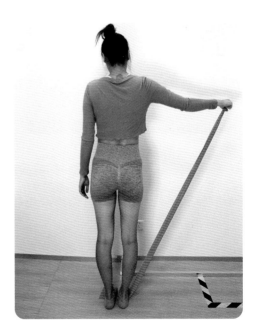

图10-4-29　侧平举+弹力带

动作流程：患者站立位，两眼目视前方，两手握把，左右平衡，腰腹垂直于地面，两脚前后站立。侧平举时，两肘微曲。外展时吸气，回落时呼气。

注意事项：力由三角肌束传递至两臂。

4. W下拉（1～4周）；站姿推球、俯卧推球（4～6周）

动作频率：12～15次/组，3～4组，间歇20秒。

（1）W下拉（图10-4-30）

目标肌群：斜方肌下束、菱形肌。

动作流程：患者坐位，两眼目视前方，两手握把，左右平衡，两脚自然打开，两脚外展45°。下拉时呼气，回落时吸气。

注意事项：力由斜方肌传递至两臂，两臂尽量放松。

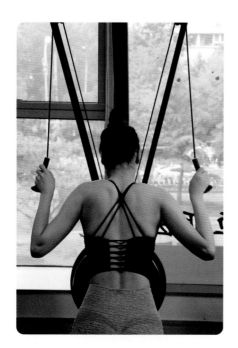

图10-4-30　W下拉

（2）站姿推球（图10-4-31）

功能目标：肩稳定训练。

动作描述：患者站立位，一只手置于墙面，另一只手固定球面，腰腹伸直，两脚自然开立。向下时吸气，向上时呼气。

注意事项：手部保持稳定，腰腹收紧。

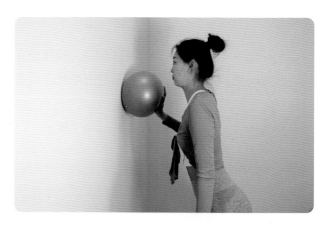

图10-4-31　站姿推球

（3）俯卧推球（图10-4-32）

功能目标：肩稳定训练。

动作描述：患者俯卧位，两手打开，两肘置于球面，腰腹伸直，两脚自然开立。向下时吸气，向上时呼气。

注意事项：手部保持稳定，腰腹收紧。

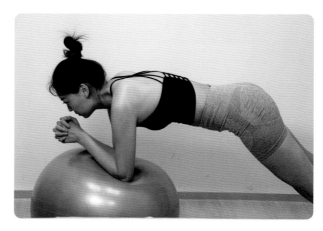

图10-4-32　俯卧推球

第五节　肩部康复方案

1. 康复目标

（1）松解肩部张力高肌群，物理因子治疗改善症状。

（2）改善肩部活动度。

（3）增强肩部肌力。

（4）提高肩部稳定性。

2. 康复频率

3次/周，根据不同情况，总康复次数在12 ~ 72次之间。

3. 康复周期设置（表10-5-1）

表10-5-1　肩部康复周期设置

康复周期	肩部疼痛常见类型		康复目标	运动指标
	肩袖损伤	肩周炎		
第一阶段 （症状康复）	3 ~ 4周 10 ~ 12次	3 ~ 4周 10 ~ 12次	症状缓解或消除	肩上举2 ~ 3kg
第二阶段 （功能康复）	6 ~ 8周 18 ~ 24次	6 ~ 8周 18 ~ 24次	肌力提升，有一定的运动能力，且无症状	肩上举3 ~ 5kg
第三阶段 （专项体能）	10 ~ 12周 30 ~ 36次	10 ~ 12周 30 ~ 36次	运动能力提升，多关节参与能力，无症状	肩上举8 ~ 10kg
第四阶段 （运动表现）	—	16 ~ 24周 48 ~ 72次	运动表现能力显著提升，复合动作，高难动作，无症状	肩上举10 ~ 15kg

备注：在实际的康复中，患者多部位、多种问题康复，需综合设计康复方案。

第十一章

肘痛

肘关节由肱骨、尺骨、桡骨三块骨组成，肱骨的远端与尺骨和桡骨的近端相连接。肱骨远端的后方是鹰嘴窝。连接鹰嘴窝的鹰嘴前端与连接桡骨近端的肱骨远端共同组成了肘关节。

肘关节由外侧副韧带和内侧副韧带连接。在尺骨和桡骨的近端，尺骨外侧同桡骨内侧连接形成了上尺桡关节。桡骨头由环状韧带围绕。鹰嘴窝后端处有着仅由皮肤包裹的浅层滑囊。

肘关节可做手臂弯曲及前臂旋前、旋后的动作，这也有助于人类的日常活动，如穿衣、进食及打扫卫生。然而，多数肘部受伤通常发生在类似投掷或错误的抓取动作。

关节周围的肌肉包括肱二头肌、肱三头肌、肱桡肌、起于肱骨外上髁的前臂伸肌群、起于肱骨的内上髁的前臂屈肌群、旋后肌及旋前肌。

肘关节的其他显著特征还包括以下方面：关节的提携角度，关节的过度伸展，浅层滑囊炎，旋后和旋前运动，以及"骨化性肌炎"独有的临床症状。

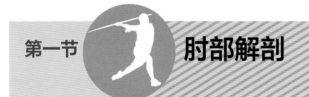

第一节　肘部解剖

一、肌肉解剖

肘部涉及的肌肉主要有肱桡肌、旋前圆肌、桡侧腕屈肌、指浅屈肌、尺侧腕屈肌、指深屈肌、尺侧腕伸肌、旋后肌、肱三头肌、肘肌、桡侧腕长伸肌、桡侧腕短伸肌。

1. 肱桡肌（图11-1-1）
　　起点：肱骨外上髁上方。
　　止点：桡骨外侧面的中部。
　　功能：近固定时前臂屈，远固定时肘关节屈。

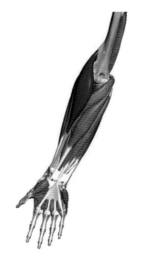

图11-1-1　肱桡肌

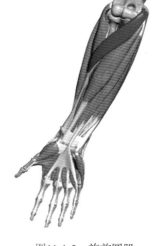

2. 旋前圆肌（图11-1-2）

起点：肱骨内上髁上方。

止点：桡骨外侧面的中部。

功能：旋前前臂和协助屈肘。

图11-1-2　旋前圆肌

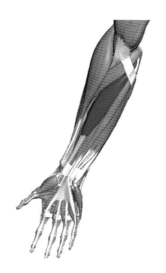

3. 桡侧腕屈肌（图11-1-3）

起点：肱骨内上髁和前臂筋膜。

止点：第2掌骨底。

功能：腕关节屈，手关节外展，辅助前臂旋内，屈肘。

图11-1-3　桡侧腕屈肌

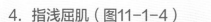

4. 指浅屈肌（图11-1-4）

起点：肱骨内上髁、尺骨、桡骨前面。

止点：下行分为4条肌腱，经腕管和手掌进入2～5指屈肌，在近指骨中分2脚，止于中节指骨体两侧。

功能：近固定时腕关节屈，掌指关节、近指关节屈。

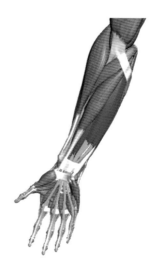

图11-1-4　指浅屈肌

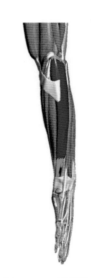

5. 尺侧腕屈肌（图11-1-5）

　　起点：肱骨内上髁、前臂筋膜。

　　止点：豌豆骨、第2掌骨底。

　　功能：近固定时尺腕关节屈，尺腕关节内收。

图11-1-5　尺侧腕屈肌

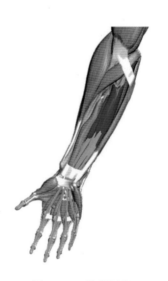

6. 指深屈肌（图11-1-6）

　　起点：尺骨上端的前面和骨间膜。

　　止点：下行分为4条肌腱，进入2~5指屈肌，止于远指节骨底。

　　功能：近固定时腕关节屈，掌指关节、第2~5指关节屈。

图11-1-6　指深屈肌

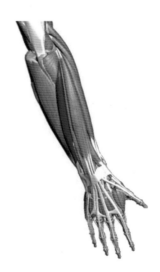

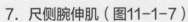

7. 尺侧腕伸肌（图11-1-7）

　　起点：肱骨外上髁、前臂筋膜。

　　止点：第5掌骨底。

　　功能：近固定时尺腕关节伸，尺腕关节内收。

图11-1-7　尺侧腕伸肌

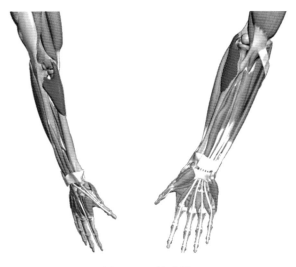

图11-1-8 旋后肌

8. 旋后肌（图11-1-8）

起点：肱骨外上髁、尺骨上端后面。

止点：桡骨1/3处后面。

功能：近固定时前臂外旋。

9. 肱三头肌（图11-1-9）

起点：长头，肩胛骨盂下结节；外侧头，肱骨背面的近端；内侧头，肱骨背面的中上部。

止点：尺骨鹰嘴。

功能：①近固定。使前臂在肘关节处伸，长头还使上臂在肩关节处伸。②远固定。使上臂在肘关节处与前臂保持伸直。

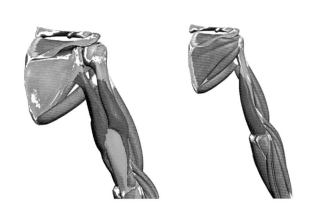

图11-1-9 肱三头肌

10. 肘肌（图11-1-10）

起点：肱骨外上髁后方。

止点：尺骨上端的背面，主要是鹰嘴和尺骨背面上部的区域。

功能：①近固定。使肘关节伸并加固肘关节。②远固定。助上臂在肘关节处伸。

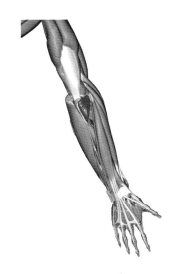

图11-1-10 肘肌

11. 桡侧腕长伸肌（图11-1-11）

起点：肱骨外侧髁。

止点：第2掌骨底。

功能：近固定，尺腕关节屈，尺腕关节内收。

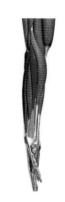

图11-1-11　桡侧腕长伸肌

12. 桡侧腕短伸肌（图11-1-12）

起点：肱骨外侧髁。

止点：第3掌骨底。

功能：近固定，尺腕关节屈，尺腕关节内收

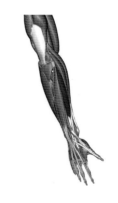

图11-1-12　桡侧腕短伸肌

二、肘部相关肌肉功能

肘屈：肱桡肌、旋前圆肌、桡侧腕屈肌。

肘伸：肱三头肌、肘肌。

腕屈：肱桡肌、旋前圆肌、桡侧腕屈肌、指浅屈肌、尺侧腕屈肌、指深屈肌。

腕伸：桡侧腕长伸肌、桡侧腕短伸肌、尺侧腕伸肌、旋后肌。

旋前（内）：旋前圆肌。

旋后（外）：旋后肌。

三、常见运动肘损伤

1. 网球肘

定义及特征：网球肘是肘关节外侧前臂伸肌起点处的炎症。前臂伸肌包括桡侧腕长伸肌、桡侧腕短伸肌、尺侧腕伸肌和指伸肌。网球肘通常发生在网球及其他球拍类运动中。错误的击打动作、错误的拍柄尺寸及手腕紧握球拍时重复的肘部运动都是网球肘的病因。

常见症状：肱骨外上髁有明显疼痛点；在肘伸状态下主动抗阻伸腕或被动屈腕疼痛加剧；抗阻伸腕伸指时疼痛加剧；提茶壶等重物时疼痛加剧；伸肌起点按压痛；不能完整握拳。

2. 高尔夫球肘

定义及特征：高尔夫球肘除病发位置在内上髁外，同网球肘十分相似。这一损伤的起因是多次重复且有力的正握球杆姿势引起的。高尔夫、标枪、板球、棒球、网球等运动都会增加高尔夫球肘的患病概率。

常见症状：内上髁的明显疼痛点；在伸肘状态下主动抗阻屈肘或被动伸腕疼痛加剧；抗阻屈腕屈肘时疼痛加剧；摇摆手肘时疼痛；手腕及手指不能抗阻屈曲；影响运动。

3. 骨化性肌炎

定义及特征：肘部关节排斥的状况即骨化性肌炎。这一状况的特征在于肘关节的进展型僵硬、疼痛及温度的升高。这种状况发生在内出血且骨膜的部位受到撕扯、肘关节过早活动时。肘关节僵硬度取决于肘关节周围肌肉的钙化程度。肘关节钙化及额外僵硬的机制仍不明确。

常见症状：特别僵硬，如冻住的肘关节；进展型的僵硬；发热及肿胀；运动时疼痛。

4. 肘部滑囊炎

定义及特征：肘部滑囊炎是鹰嘴滑囊的发炎引起的炎症。尺骨鹰嘴下端的则是浅层滑囊。这一滑囊在进行如将肘部挂在桌子上等重复性长时间刺激活动时会发炎。这一症状同样会在意外摔倒并导致滑囊内出血时发生。

常见症状：疼痛，甚至是在肘部顶端部分；肿胀及疼痛；皮肤红肿、胀热并加重；肘关节活动受限；在皮肤下可摸到米粒感。

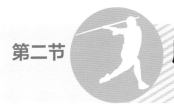

第二节 肘部康复评估

一、问诊

患者的基本信息采集，目前症状，肘部的病史，疼痛的时间，疼痛部位和性质，加重疼痛的动作。

二、特殊检查

1. 内翻应力试验（Varus Stress）（图11-2-1）

目的：评估外侧、桡侧副韧带。

姿势：肘部稍微屈曲，在肘关节近端固定肱骨（在俯卧的姿势下检查可以提高稳定度）。

方法：对关节施加内翻外力以向外侧副韧带施加应力。

意义：试验阳性表现为疼痛或出现关节缝隙、关节不稳定。

2. 外翻应力试验（Valgus Stress）（图11-2-2）

目的：评估内侧/尺侧副韧带。

姿势：肘部稍微屈曲，在肘关节近端固定肱骨（在俯卧的姿势下检查可以提高稳定度）。

方法：对关节施加外翻外力以向内侧副韧带施加应力。

意义：试验阳性表现为疼痛或出现关节缝隙、关节不稳定。

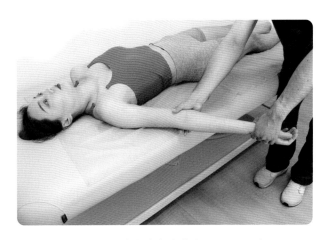

图11-2-1 内翻应力试验（Varus Stress）

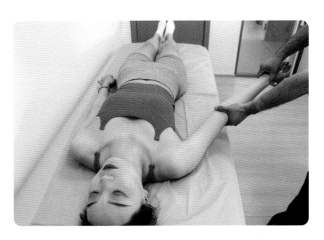

图11-2-2 外翻应力试验（Valgus Stress）

3. 旋前圆肌试验（图11-2-3）

目的：评估正中神经卡压（entrapment）。

姿势：上肢放松位。

方法：前臂抗阻旋前。

意义：试验阳性表现为沿着手掌面的第1、第2和第3指疼痛（正中神经布区）。

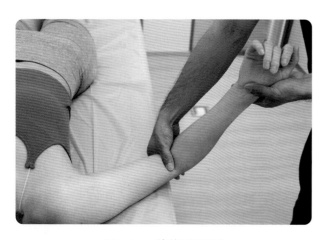

图11-2-3　旋前圆肌试验

4. 前臂伸肌牵拉试验（Mill试验）（图11-2-4）

目的：评估外上髁炎（lateral epicondylitis）。

姿势：上肢放松位，肘伸直。

方法：被动伸肘同时屈腕、旋前。

意义：试验阳性表现为外上髁或腕伸肌的近端肌肉肌腱接合处疼痛。

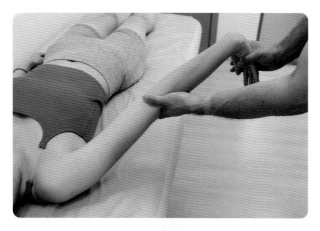

图11-2-4　前臂伸肌牵拉试验

5. 叩击试验（Tinel试验）（图11-2-5）

目的：评估尺神经。

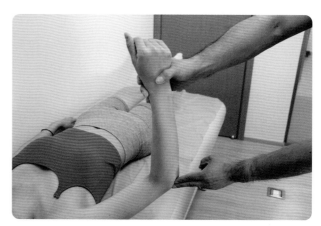

图11-2-5　叩击试验

姿势：肘关节轻微屈曲。

方法：轻叩鹰嘴和内上髁间沟（即尺神经沟）。

意义：试验阳性表现为尺神经分布的区域（环指和小指）有疼痛或刺痛。

三、影像学检查

可行肘部X线（图11-2-6）、CT（图11-2-7）、MRI（图11-2-8）等检查。

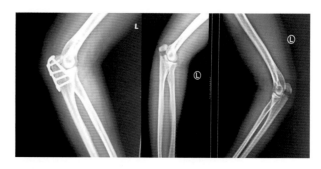

图11-2-6　肘部X线

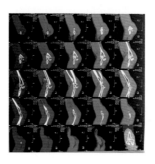

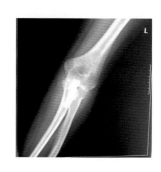

图11-2-7　肘部CT　　　图11-2-8　肘部MRI

四、姿势评估

高低肩（图11-2-9），肘超伸（图11-2-10），肘外翻（图11-2-11）。

五、肘部活动度测定

肘关节伸展–屈曲（0°～135°/150°）（图11-2-12），前臂旋前（0°～80°/90°）（图11-2-13），前臂旋后（0°～80°/90°）（图11-2-14）。

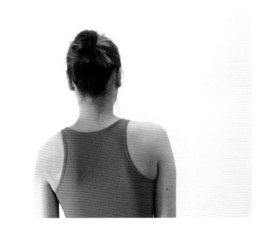

图11-2-9　高低肩

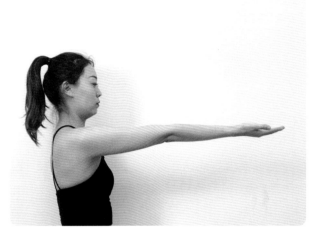

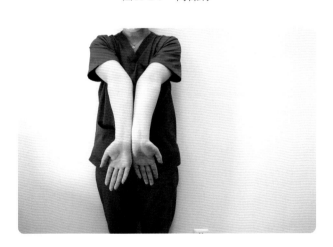

图11-2-10　肘超伸

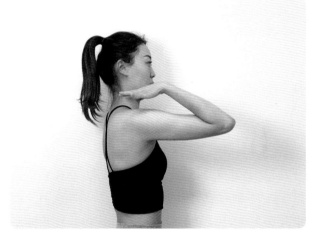

图11-2-12　肘关节伸展–屈曲

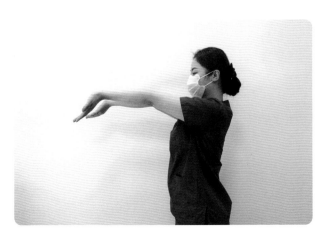

图11-2-11　肘外翻

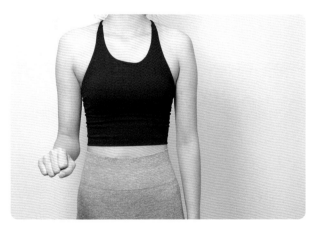

图11-2-13　前臂旋前

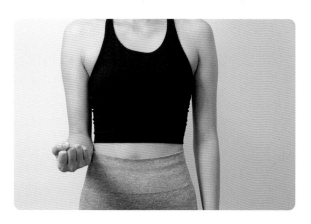

图11-2-14　前臂旋后

六、肌力评估

前屈肌力：前屈对抗；后伸肌力：后伸对抗；左右旋转肌力：旋转对抗。

七、动作筛查

网球肘（肱骨外上髁炎）（图11-2-15），高尔夫肘（肱骨内上髁炎）（图11-2-16）。

八、触诊

1. 检查手法

肱二头肌远端（拇指分法），肱三头肌远端（拇指分法），肱肌远端（拇指分法），肱桡肌（拇指分法），旋前圆肌（拇指分法），桡侧腕屈肌（拇指分法），指浅屈肌（拇指分法），桡侧腕长伸肌（拇指分法），桡侧腕短伸肌（拇指分法），尺侧腕

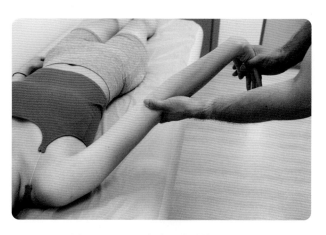

图11-2-15　网球肘（肱骨外上髁炎）

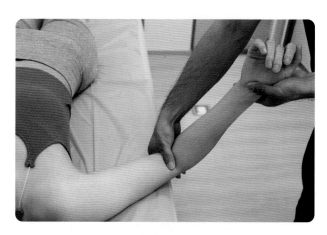

图11-2-16　高尔夫肘（肱骨内上髁炎）

伸肌（拇指分法），旋后肌（拇指分法），腕屈肌（拇指分法）。

2. 检查目的

测试肌肉张力、肿胀程度、温度、扳机点、疼痛点。

第三节　肘部疼痛原因

不良姿势、错误动作模式、不良体态、外伤、退变都可能造成肘部结构或功能产生问题，使结构变形和肌肉失衡，肘部功能异常产生肘痛。

常见的结构和功能异常如下。

1. 结构

骨质病理变化：增生、骨裂、骨折。

关节病理变化：错位。

2. 功能

肌肉病理变化：肌张力高、肌力弱、条索、钙化、扳机点、疼痛点。

筋膜病理变化：肌张力高、条索、钙化、扳机点、疼痛点。

韧带病理变化：张力高、条索、钙化、扳机点、疼痛点。

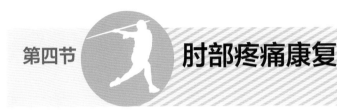

第四节　肘部疼痛康复

一、手法治疗

1. 仰卧位或坐姿手法治疗一

部位：前臂屈肌群、内旋肌群、疼痛点。

手法：五指拿→拇指分法。

时间：5分钟。

（1）五指拿（图11-4-1）

手法路线：第一条从同侧桡骨开始，向肘关节移动；第二条从同侧桡骨与尺骨之间开始，向肘关节移动；第三条从同侧尺骨开始，向肘关节移动。

康复师位置：坐姿或站姿，治疗床高低以康复师不弯腰为基本标准，预防腰痛。

手法角度：手腕与患者身体成0°～45°，预防手腕损伤。

手法要求：连续移动，不跳动；力由身体传递至掌窝，由掌窝传递至五指。

时间：1～2分钟。

（2）拇指分法（图11-4-2）

手法路线：第一条从同侧桡骨开始，向肘关节移动；第二条从同侧桡骨与尺骨之间开始，向肘关节移动；第三条从同侧尺骨开始，向肘关节移动。

康复师位置：坐姿或站姿，采取正面站立，两脚与肩同宽，治疗床高低以康复师不弯腰为基本标准，预防腰痛。

手法角度：拇指与患者身体成45°～90°，预防手腕损伤。

手法要求：连续移动，不跳动；力由身体传递

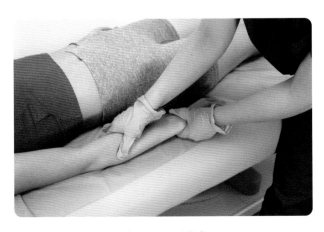

图11-4-1　五指拿

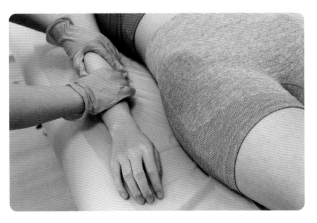

图11-4-2　拇指分法

至拇指指腹，条索、钙化、疼痛点重点处理。

时间：1~2分钟。

2. 仰卧位或侧卧位手法治疗二

部位：前臂伸肌群、外旋肌群、疼痛点。

手法：五指拿→拇指分法。

时间：5分钟。

（1）五指拿（图11-4-3）

手法路线：第一条从同侧桡骨开始，向肘关节移动；第二条从同侧桡骨与尺骨之间开始，向肘关节移动；第三条从同侧尺骨开始，向肘关节移动。

康复师位置：坐姿或站姿，治疗床高低以康复师不弯腰为基本标准，预防腰痛。

手法角度：手腕与患者身体成0°~45°，预防手腕损伤。

手法要求：连续移动，不跳动；力由身体传递至掌窝，由掌窝传递至五指。

时间：1~2分钟。

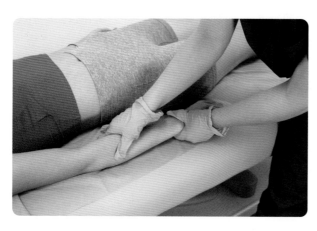

图11-4-3　五指拿

（2）拇指分法（图11-4-4）

手法路线：第一条从同侧桡骨开始，向肘关节移动；第二条从同侧桡骨与尺骨之间开始，向肘关节移动；第三条从同侧尺骨开始，向肘关节移动。

康复师位置：坐姿或站姿，采取正面站立，两脚与肩同宽，治疗床高低以康复师不弯腰为基本标准，预防腰痛。

手法角度：拇指与患者身体成45°~90°，预防

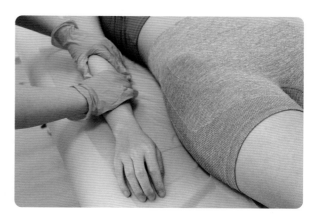

图11-4-4　拇指分法

手腕损伤。

手法要求：连续移动，不跳动；力由身体传递至拇指指腹，条索、钙化、疼痛点重点处理。

时间：1~2分钟。

3. 仰卧位手法治疗三

部位：肘关节。

手法：肘关节松动。

时间：单侧2~3分钟。

肘关节松动（图11-4-5）

手法路线：一只手固定于肱骨远端，另一只手固定于患者尺桡骨远端，顺时针–逆时针周期性转动。

康复师位置：站姿，采取侧面站立，两脚与肩同宽，治疗床高低以康复师不弯腰为基本标准，预防腰痛。

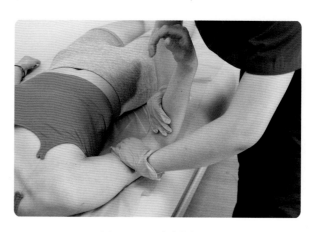

图11-4-5　肘关节松动

手法角度：患者屈肘成90°，一只手固定于肱骨远端，另一只手固定于患者尺桡骨远端。

手法要求：两手反向发力，打开肘关节空隙，逐步发力松动，力由身体传递至手掌。

时间：3～5分钟。

4. 仰卧位或坐位治疗

部位：前臂。

手法：五指拿。

时间：单侧4～5分钟。

五指拿（图11-4-6）

手法路线：第一条从同侧桡骨开始，向肘关节移动；第二条从同侧桡骨与尺骨之间开始，向肘关节移动；第三条从同侧尺骨开始，向肘关节移动。

康复师位置：坐姿或站姿，治疗床高低以康复师不弯腰为基本标准，预防腰痛。

手法角度：手腕与患者身体成0°～45°，预防手腕损伤。

手法要求：连续移动，不跳动；力由身体传递至掌窝，由掌窝传递至五指。

时间：1～2分钟。

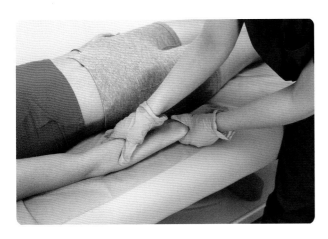

图11-4-6　五指拿

5. 分离拉伸

部位：前臂屈肌、前臂伸肌。

动作频率：每组持续20～30秒，3～4组，间歇5秒。

（1）前臂屈肌拉伸（图11-4-7）

动作要领：患者坐位或站位，一只手抬高手臂

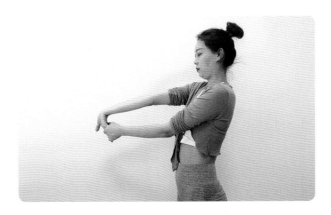

图11-4-7　前臂屈肌拉伸

至90°，另一只手抓住抬高侧手臂的手掌向后牵拉，直到有轻微的牵扯感。每次进行30～60秒，手臂回到起始位，重复2～3组。

（2）前臂伸肌拉伸（图11-4-8）

动作要领：患者仰卧位或坐位，抬起一只手臂，康复师一只手放在患者胳膊肘做固定，另一只手抓住患者同侧手掌，缓慢将手掌向前屈曲，直到有轻微的牵扯感。每次进行30～60秒，手臂回到起始位，重复2～3组。

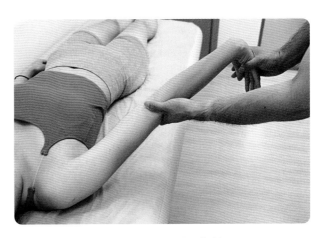

图11-4-8　前臂伸肌拉伸

二、物理因子治疗

1. 超声波（图11-4-9）、冲击波（图11-4-10）、中频干扰电（图11-4-11）

频率：1MHz作用于深层，3MHz作用于浅层。

波形：10%、25%、50%、100%连续波。

面积：$1cm^2$、$3cm^2$、$5cm^2$。

强度：0.1～2.5W/cm²，在患者承受范围内。

时间：单侧10分钟以内。

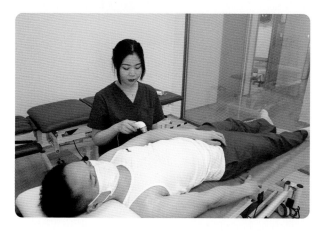

图11-4-9　超声波

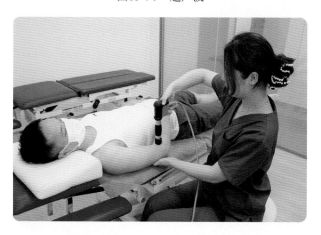

图11-4-10　冲击波

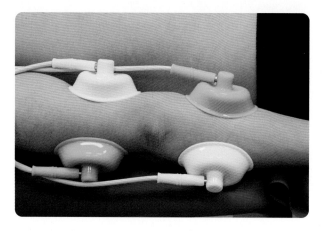

图11-4-11　中频干扰电

2. 筋膜刀（肿胀时期禁用）（图11-4-12）

部位：张力高肌群、疼痛点、钙化点。

强度：在患者承受范围内。

时间：5～10分钟以内。

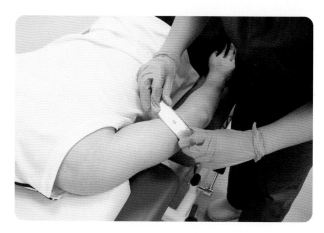

图11-4-12　筋膜刀

3. 肌贴（图11-4-13）

部位：肌力薄弱处、肿胀处。

强度：消肿，疼痛点10%～30%拉力，提高肌力30%～60%拉力。

时间：康复结束后使用，持续3～5天。

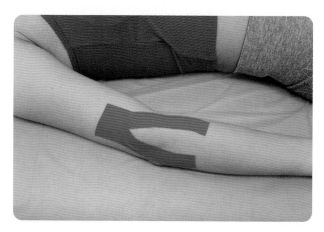

图11-4-13　肌贴

4. 冰敷（图11-4-14）

部位：肿胀部位。

注意事项：非直接接触皮肤，毛巾、卫生纸垫于冰袋下。

时间：3～5分钟，出现刺痛后，需要间歇1分钟。

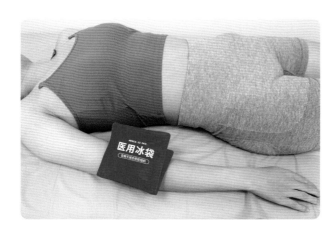

图11-4-14 冰敷

三、康复训练

1. 前臂伸、前臂屈曲（1~4周）

动作频率：12~15次/组，3~4组，间歇20秒。

（1）前臂伸（图11-4-15）

目标肌群：腕伸肌、指伸肌。

动作流程：患者站立位，两眼目视前方，两手握把，左右平衡，手臂前屈置于泡沫轴，腰腹垂直于地面，两脚自然打开。后伸时呼气，回落时吸气。

注意事项：力由腕伸肌、指伸肌传递至双手。

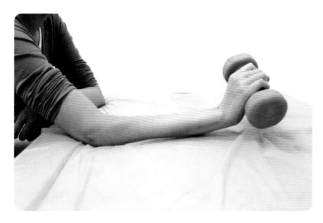

图11-4-15 前臂伸

（2）前臂屈曲（图11-4-16）

目标肌群：腕屈肌、指屈肌。

动作流程：患者站立位，两眼目视前方，两手握把，左右平衡，手臂前屈置于泡沫轴，腰腹垂直于地面，两脚自然打开。屈曲时呼气，回落时吸气。

注意事项：力由腕屈肌、指屈肌传递至双手。

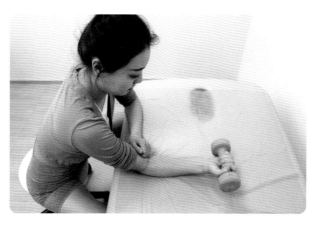

图11-4-16 前臂屈曲

2. 哑铃内旋、外旋（1~4周）

动作频率：12~15次/组，3~4组，间歇20秒。

（1）哑铃内旋（图11-4-17）

目标肌群：旋前圆肌、旋前方肌。

动作流程：患者站立位，两眼目视前方，两手握把，左右平衡，手臂前屈置于泡沫轴，腰腹垂直于地面，两脚自然打开。内旋时呼气，回落时吸气。

注意事项：力由旋前圆肌、旋前方肌传递至双手。

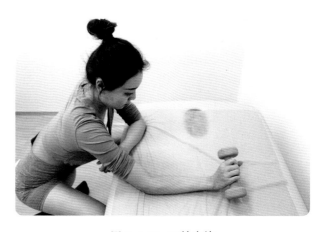

图11-4-17 哑铃内旋

（2）哑铃外旋（图11-4-18）

目标肌群：旋后肌、肱二头肌。

动作流程：患者站立位，两眼目视前方，两

手握把，左右平衡，手臂前屈置于泡沫轴，腰腹垂直于地面，两脚自然打开。外旋时呼气，回落时吸气。

注意事项：力由旋后肌、肱二头肌传递至双手。

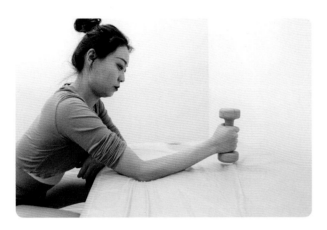

图11-4-18 哑铃外旋

3. 哑铃肱二头弯举、哑铃肱三头屈伸（4-8周）

动作频率：12～15次/组，3～4组，间歇20秒。

（1）哑铃肱二头弯举（图11-4-19）

目标肌群：肱二头肌。

动作流程：两眼目视前方，两手握把，左右平衡，大臂夹紧两侧，腰腹垂直于地面，两脚与肩同宽，两脚尖指向正前方。前屈时吸气，回落时呼气。

注意事项：力由肱二头肌传递至两臂。

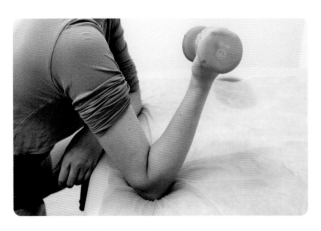

图11-4-19 哑铃肱二头弯举

（2）哑铃肱三头屈伸（图11-4-20）

目标肌群：肱三头肌。

动作流程：两眼目视前方，两手握把，左右平衡，大臂夹紧两侧，腰腹垂直于地面，两脚与肩同宽，两脚尖指向正前方。向上时呼气，回落时吸气。

注意事项：力由肱三头肌传递至两臂。

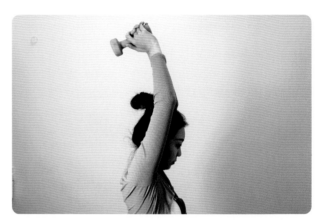

图11-4-20 哑铃肱三头屈伸

4. 哑铃推肩、哑铃侧平举（4-8周）

动作频率：12～15次/组，3～4组，间歇20秒。

（1）哑铃推肩（图11-4-21）

目标肌群：三角肌。

动作流程：患者坐位，两眼目视前方，两手握把，左右平衡，腰腹垂直于地面，两脚自然打开，两脚外展45°。向上时呼气，下落时吸气。

注意事项：力由三角肌传递至手臂。

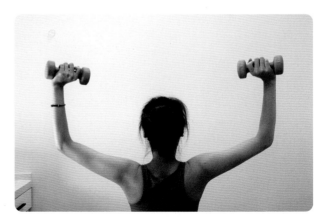

图11-4-21 哑铃推肩

（2）哑铃侧平举（图11-4-22）

目标肌群：三角肌中束。

动作流程：患者站立位，两眼目视前方，两手握把，左右平衡，腰腹垂直于地面，两脚与肩同宽，两脚尖指向正前方。侧平举时，两肘微曲。外展时吸气，回落时呼气。

注意事项：力由三角肌中束传递至两臂。

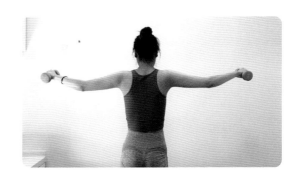

图11-4-22 哑铃侧平举

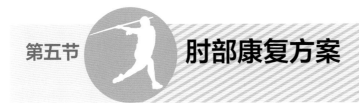

第五节 肘部康复方案

1. 康复方案

（1）松解肘部张力高肌群，物理因子治疗改善症状。

（2）改善肘部活动度。

（3）增强肘部肌力。

（4）提高上臂肌力。

2. 康复频率

3次/周，根据不同情况，总康复次数在12～48次之间。

3. 康复周期设置（表11-5-1）

表11-5-1 肘部康复周期设置

康复周期	肘部疼痛常见类型		康复目标	运动指标
	肱骨外上髁炎（网球肘）	肱骨内上髁炎（高尔夫球肘）		
第一阶段（症状康复）	3～4周 10～12次	3～4周 10～12次	症状缓解或消除	大臂弯举2～3kg
第二阶段（功能康复）	6～8周 18～24次	6～8周 18～24次	肌力提升，有一定的运动能力，且无症状	大臂弯举5～8kg
第三阶段（专项体能）	10～12周 30～36次	10～12周 30～36次	运动能力提升，多关节参与能力，无症状	大臂弯举10～15kg
第四阶段（运动表现）	—	—	运动表现能力显著提升，复合动作，高难动作，无症状	大臂弯举20～30kg

备注：在实际的康复中，患者多部位、多种问题康复，需综合设计康复方案。

第十二章

指腕痛

腕关节是一由多关节组成的复杂关节，包括桡腕关节、腕骨间关节和腕掌关节，三个关节都相互关连（除拇指的腕掌关节外），统称为腕关节。狭义上看，腕关节是指桡骨下端与第1排腕骨间的关节（豌豆骨除外），即桡腕关节；但从功能着眼，腕关节实际应包括桡腕关节、腕骨间关节及桡尺远侧关节，它们在运动上是统一的，腕关节位于腕管的深处。腕关节是完成上肢功能的主要部分，日常生活中容易引起损伤。

桡腕关节由桡骨远端、尺骨远端的三角软骨盘和近排腕骨中的舟、月、三角骨构成。腕骨间关节由近排腕骨和远排腕骨构成。腕掌关节由远排腕骨和第2~5掌骨基底构成，而由大多角骨与第一掌骨构成的拇指腕掌关节为一独立的关节。桡骨远端膨大，外侧向下延伸形成桡骨茎突，内侧有凹陷的关节面，桡骨尺侧切迹。尺骨头背侧向下突出为尺骨茎突，正常人桡骨茎突较尺骨茎突长1.0~1.5cm。尺骨头相对于腕骨完全是关节外结构，但其外侧的半环形关节面与桡骨构成远尺桡关节，其远侧与关节盘相关节。关节盘（三角软骨盘）位于远尺桡骨之间，并将尺骨与腕关节隔开，它附着于尺骨茎突、桡骨内侧面及腕关节囊上，关节盘是尺骨远端的重要部分，具有维持远尺桡关节稳定的作用。

各腕骨在掌侧形成一内凹的近似弓状的腔道，称作腕管，被腕掌侧韧带覆盖，其内有屈肌腱和正中神经通过，尺神经从腕管的浅面通过。正常情况下腕管内压力不高，但如有关节改变可导致神经受压。

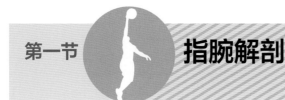

第一节　指腕解剖

一、肌肉解剖

指腕部涉及的肌肉主要有桡侧腕屈肌、指浅屈肌、尺侧腕屈肌、指深屈肌、尺侧腕伸肌、桡侧腕长伸肌、桡侧腕短伸肌。

1. 桡侧腕屈肌（图12-1-1）

起点：肱骨内上髁和前臂筋膜。

止点：第2掌骨底。

功能：近固定，腕关节屈，手关节外展，辅助前臂旋内，屈肘。

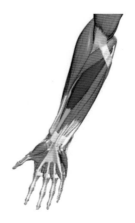

图12-1-1　桡侧腕屈肌

2. 指浅屈肌（图12-1-2）

起点：肱骨内上髁、尺骨、桡骨前面。

止点：下行分为4条肌腱，经腕管和手掌进入2～5指屈肌，在近指骨中分2脚，止于中节指骨体两侧。

功能：近固定，腕关节屈，掌指关节，近指关节屈。

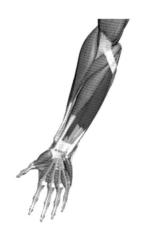

图12-1-2 指浅屈肌

3. 尺侧腕屈肌（图12-1-3）

起点：肱骨内上髁、前臂筋膜。

止点：豌豆骨、第2掌骨底。

功能：近固定，尺腕关节屈，尺腕关节内收。

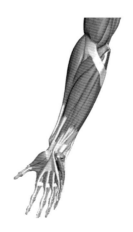

图12-1-3 尺侧腕屈肌

4. 指深屈肌（图12-1-4）

起点：尺骨上端的前面和骨间膜。

止点：下行分为4条肌腱，进入2～5指屈肌，止于远指节骨底。

功能：近固定，腕关节屈，掌指关节、第2～5指关节屈。

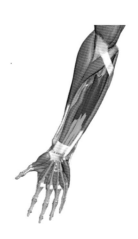

图12-1-4 指深屈肌

5. 尺侧腕伸肌（图12-1-5）

起点：肱骨外上髁、前臂筋膜。

止点：第5掌骨底。

功能：近固定，尺腕关节伸，尺腕关节内收。

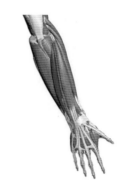

图12-1-5　尺侧腕伸肌

6. 桡侧腕长伸肌（图12-1-6）

起点：肱骨外侧髁。

止点：第2掌骨底。

功能：近固定，尺腕关节屈，尺腕关节内收。

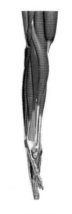

图12-1-6　桡侧腕长伸肌

7. 桡侧腕短伸肌（图12-1-7）

起点：肱骨外侧髁。

止点：第3掌骨底。

功能：近固定，尺腕关节屈，尺腕关节内收

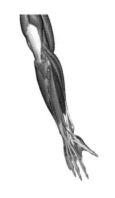

图12-1-7　桡侧腕短伸肌

二、指腕疼痛相关肌肉功能

腕伸：桡侧腕长伸肌、桡侧腕短伸肌、尺侧腕伸肌。

腕屈：桡侧腕屈肌、指浅屈肌、尺侧腕屈肌、指深屈肌。

内收：尺侧腕屈肌、桡侧腕长伸肌、桡侧腕短伸肌。

外展：桡侧腕屈肌。

三、常见运动指腕损伤

1. 三角软骨盘（TFCC）损伤

定义及特征：在尺骨远端与三角骨中间的腕关节尺侧区域，有一块纤维软骨结构，称为三角软骨盘。这一软骨在尺骨和三角骨之间起到了缓冲作用。该软骨处供血量少，尤其是在中心部分。三角软骨盘损伤通常是由两块骨头的重复撞击引起，或是由于大力度的尺偏及腕部屈曲引起的。软骨一且受伤则很难治愈。其征兆和症状包括疼痛，在TFCC背面或手掌面有触痛，在旋转手腕时有弹响。这一状况可以通过三角软骨盘挤压试验来确定。

常见症状：手腕尺骨端疼痛；向尺侧偏斜时疼痛；腕部被动尺偏时疼痛。

2. 扭伤/折断的手指韧带

定义及特征：这是手指韧带的伤病。常见韧带扭伤甚至部分撕裂。该症状可发生在大多数体育运动中，更常见于球类运动中。这会有轻微创伤史并会发生在各指关节上。该症状呈现出疼痛，轻微发热，并有活动范围受限。若发生断裂则将导致受伤指关节的不稳定。

常见症状：疼痛及触痛；肿胀；挫伤；影响功能。

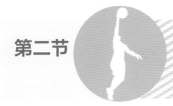

第二节 指腕康复评估

一、问诊

患者的基本信息采集，目前症状，腕部的病史，疼痛的时间，疼痛部位和性质，加重疼痛的动作。

二、特殊检查

1. 腕内翻试验（图12-2-1）

目的：评估桡侧副韧带。

姿势：把持腕部近端的桡/尺骨在中立位。

方法：向腕部施加内翻应力。

意义：试验阳性表现为关节间隙疼痛或关节不稳定。

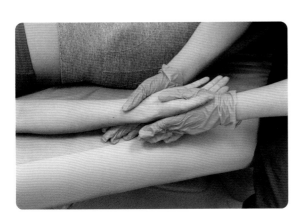

图12-2-1 腕内翻试验

2. 腕外翻试验（图12-2-2）

目的：评估尺侧副韧带。

姿势：把持腕部近端的桡/尺骨在中立位。

方法：向腕部施加外翻应力。

意义：试验阳性表现为关节间隙疼痛或关节不稳定。

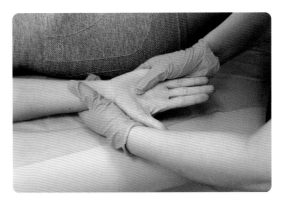

图12-2-2 腕外翻试验

3. 芬科斯试验（Finkelstein试验）（图12-2-3）

目的：评估桡骨茎突腱鞘炎（de Quervain综合征）。

姿势：形成一个握住拇指的拳头。

方法：手腕尺偏。

意义：试验阳性表现为沿着拇短伸肌和拇长展肌的疼痛。

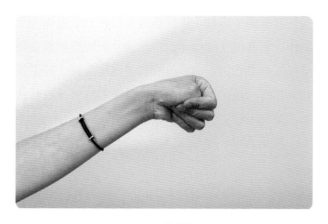

图12-2-3　芬科斯试验

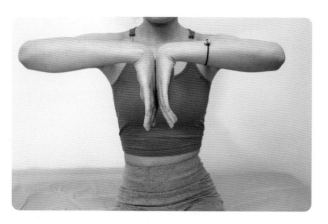

图12-2-5　屈腕试验

4. 三角纤维软骨复合体负荷试验（图12-2-4）

目的：评估三角纤维软骨复合体（TFCC）。

姿势：腕尺偏。

方法：经第5掌骨向TFCC施加纵向负荷。

意义：试验阳性表现为TFCC处疼痛。

三、影像学

可行指腕X线（图12-2-6）、CT（图12-2-7）、MRI（图12-2-8）等检查。

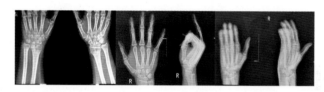

图12-2-6　指腕X线

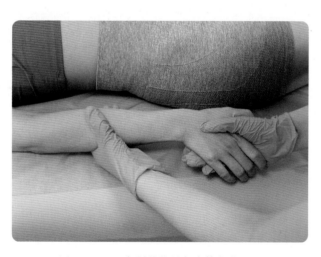

图12-2-4　三角纤维软骨复合体负荷试验

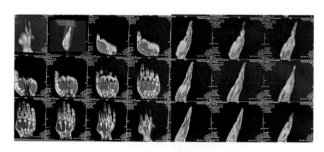

图12-2-7　指腕CT

5. 屈腕试验（Phalen 试验）（图12-2-5）

目的：评估腕管综合征。

姿势：双手放松。

方法：最大限度地屈曲手腕，双手手背完全互相接触，维持1分钟。

意义：试验阳性表现为正中神经分布区域发生麻木或刺痛感。

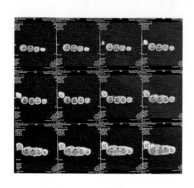

图12-2-8　指腕MRI

四、姿势评估

肘超伸（图12-2-9），肘外翻（图12-2-10）。

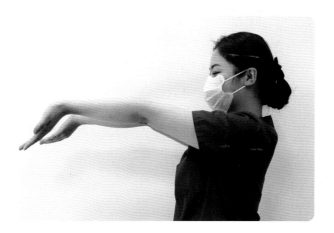

图12-2-9 肘超伸

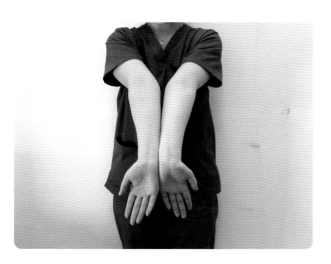

图12-2-10 肘外翻

五、腕部活动度测定

腕关节屈曲（70°~80°）（图12-2-11），腕关节伸（60°~70°）（图12-2-12），腕关节尺侧（30°~40°）（图12-2-13），腕关节桡侧（25°~30°）（图12-2-14）。

六、肌力评估

腕屈肌力：指腕屈对抗；腕伸肌力：指腕伸对抗；腕内收：指腕内收对抗；腕外展：指腕外展对抗。

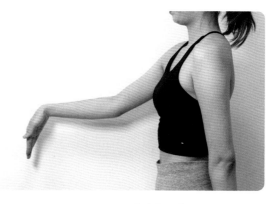

图12-2-11 腕关节屈曲

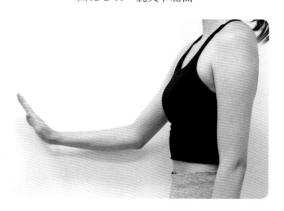

图12-2-12 腕关节伸

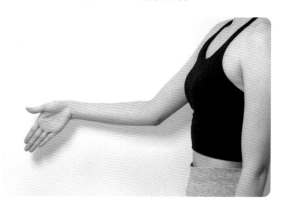

图12-2-13 腕关节尺侧

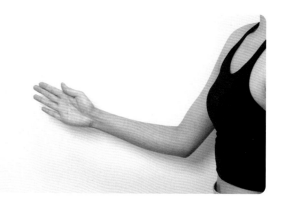

图12-2-14 腕关节桡侧

七、动作筛查

屈肌评估（图12-2-15），内收评估（图12-2-16），伸肌评估（图12-2-17），外展评估（图12-2-18）。

八、触诊

1. 检查手法

桡侧腕屈肌（拇指分法），指浅屈肌（拇指分法），尺侧腕屈肌（拇指分法），拇长屈肌（拇指分法），指深屈肌（拇指分法），桡侧腕长伸肌（拇指分法），桡侧腕端伸肌（拇指分法），指伸肌（拇指分法），小指伸肌（拇指分法），尺侧腕伸肌（拇指分法）。

2. 检查目的

测试肌肉张力、肿胀程度、温度、扳机点、疼痛点。

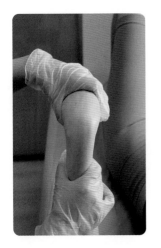

图12-2-15　屈肌评估

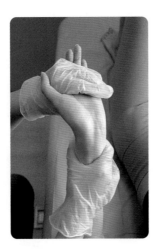

图12-2-16　内收评估

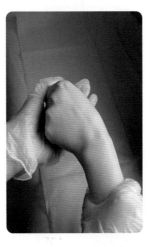

图12-2-17　伸肌评估

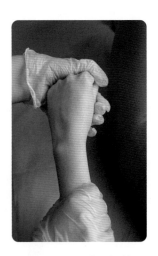

图12-2-18　外展评估

第三节　指腕疼痛原因

不良姿势、错误动作模式、不良体态、外伤、退变都可能造成指腕结构或功能产生问题，使结构变形和肌肉失衡，腕部功能异常产生指腕痛。

常见的结构和功能异常如下。

1. 结构

骨质病理变化：增生、骨裂、骨折。

关节病理变化：错位。

2. 功能

肌肉病理变化：肌张力高、肌力弱、条索、钙化、扳机点、疼痛点。

筋膜病理变化：肌张力高、条索、钙化、扳机点、疼痛点。

韧带病理变化：张力高、条索、钙化、扳机点、疼痛点。

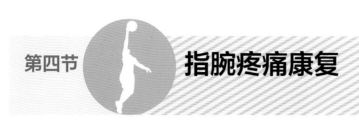

第四节 指腕疼痛康复

一、手法治疗

1. 仰卧位或坐位手法治疗一

部位：指腕屈肌群、指腕韧带、疼痛点。

手法：五指拿→腕部拇指分法→指部拇指分法。

时间：5分钟。

（1）五指拿（图12-4-1）

手法路线：第一条从同侧桡骨开始，向肘关节移动；第二条从同侧桡骨与尺骨之间开始，向肘关节移动；第三条从同侧尺骨开始，向肘关节移动。

康复师位置：坐姿或站姿，治疗床高低以康复师不弯腰为基本标准，预防腰痛。

手法角度：手腕与患者身体成0°～45°，预防手腕损伤。

手法要求：连续移动，不跳动；力由身体传递至掌窝，由掌窝传递至五指。

时间：1～2分钟。

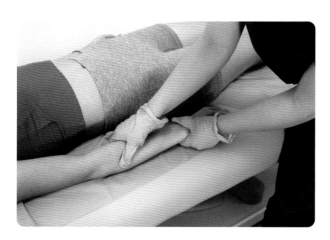

图12-4-1 五指拿

（2）腕部拇指分法（图12-4-2）

手法路线：第一条从同侧桡骨开始，向肘关节移动；第二条从同侧桡骨与尺骨之间开始，向肘关节移动；第三条从同侧尺骨开始，向肘关节移动。

康复师位置：坐姿或站姿，采取正面站立，两脚与肩同宽，治疗床高低以康复师不弯腰为基本标准，预防腰痛。

手法角度：拇指与患者身体成45°～90°，预防手腕损伤。

手法要求：连续移动，不跳动；力由身体传递至拇指指腹，条索、钙化、疼痛点重点处理。

时间：1～2分钟。

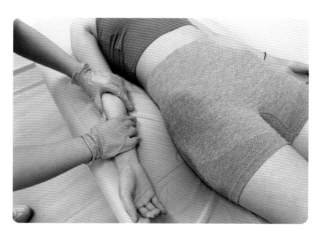

图12-4-2 腕部拇指分法

（3）指部拇指分法（图12-4-3）

手法路线：第一条从同侧拇指远端开始，向腕部移动；第二条从同侧示指远端开始，向腕部移动；第三条从同侧中指远端开始，向腕部移动；第四条从同侧环指远端开始，向腕部移动；第五条从同侧小指远端开始，向腕部移动。

康复师位置：坐姿或站姿，采取正面站立，两脚与肩同宽，治疗床高低以康复师不弯腰为基本标准，预防腰痛。

手法角度：拇指与患者身体成45°～90°，预防手腕损伤。

手法要求：连续移动，不跳动；力由身体传递至拇指指腹、条索、钙化、疼痛点重点处理。

时间：1～2分钟。

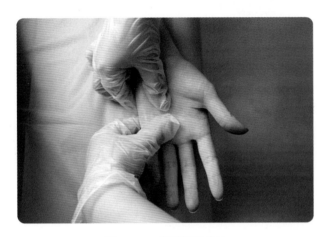

图12-4-3　指部拇指分法

2. 仰卧位或侧卧位手法治疗二

部位：指腕伸肌群、指腕部韧带、疼痛点。

手法：五指拿→腕部拇指分法→指部拇指分法。

时间：5分钟。

（1）五指拿（图12-4-4）

手法路线：第一条从同侧桡骨开始，向肘关节移动；第二条从同侧桡骨与尺骨之间开始，向肘关节移动；第三条从同侧尺骨开始，向肘关节移动。

康复师位置：坐姿或站姿，治疗床高低以康复师不弯腰为基本标准，预防腰痛。

手法角度：手腕与患者身体成0°～45°，预防手腕损伤。

手法要求：连续移动，不跳动；力由身体传递至掌窝，由掌窝传递至五指。

时间：1～2分钟。

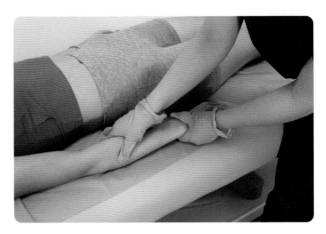

图12-4-4　五指拿

（2）腕部拇指分法（图12-4-5）

手法路线：第一条从同侧桡骨开始，向肘关节移动；第二条从同侧桡骨与尺骨之间开始，向肘关节移动；第三条从同侧尺骨开始，向肘关节移动。

康复师位置：坐姿或站姿，采取正面站立，两脚与肩同宽，治疗床高低以康复师不弯腰为基本标准，预防腰痛。

手法角度：拇指与患者身体成45°～90°，预防手腕损伤。

手法要求：连续移动，不跳动；力由身体传递至拇指指腹、条索、钙化、疼痛点重点处理。

时间：1～2分钟。

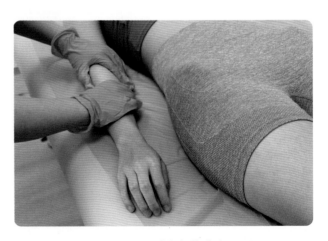

图12-4-5　腕部拇指分法

（3）指部拇指分法（图12-4-6）

手法路线：第一条从同侧拇指远端开始，向腕部移动；第二条从同侧示指远端开始，向腕部移动；第三条从同侧中指远端开始，向腕部移动；第四条从同侧环指远端开始，向腕部移动；第五条从同侧小指远端开始，向腕部移动。

康复师位置：坐姿或站姿，采取正面站立，两脚与肩同宽，治疗床高低以康复师不弯腰为基本标准，预防腰痛。

手法角度：拇指与患者身体成45°～90°，预防手腕损伤。

手法要求：连续移动，不跳动；力由身体传递至拇指指腹，条索、钙化、疼痛点重点处理。

时间：1～2分钟。

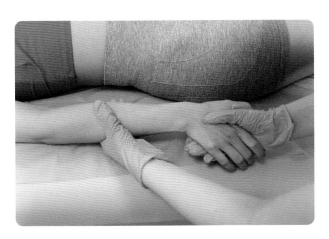

图12-4-6　指部拇指分法

3. 仰卧位或坐位手法治疗三

部位：指腕关节。

手法：指腕关节松动。

时间：单侧2～3分钟。

（1）腕关节松动（图12-4-7）

手法路线：一只手固定于尺桡骨远端，另一只手固定于患者腕部，由12点钟向6点钟方向、9点钟向3点钟方向松动。

康复师位置：站姿或坐姿，采取侧面站立，两脚与肩同宽，治疗床高低以康复师不弯腰为基本标准，预防腰痛。

手法角度：一只手固定于尺桡骨远端，另一只手固定于患者腕部。

手法要求：两手反向发力，打开腕关节空隙，逐步发力松动，力由身体传递至手掌。

时间：3～5分钟。

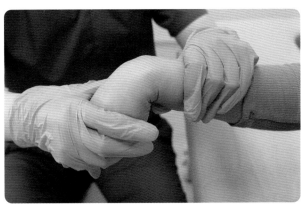

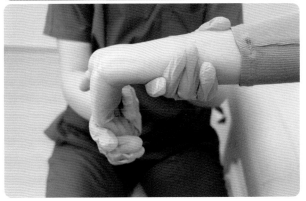

图12-4-7　腕关节松动

（2）指关节松动（图12-4-8）

手法路线：一只手固定于指关节近端，另一只手固定于患者指关节远端，由12点钟向6点钟方向、9点钟向3点钟方向松动。

康复师位置：站姿或坐姿，采取侧面站立，两脚与肩同宽，治疗床高低以康复师不弯腰为基本标准，预防腰痛。

手法角度：一只手固定于尺桡骨远端，另一只手固定于患者腕部。

手法要求：两手反向发力，打开指关节空隙，逐步发力松动，力由身体传递至手指。

时间：3～5分钟。

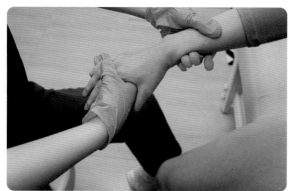

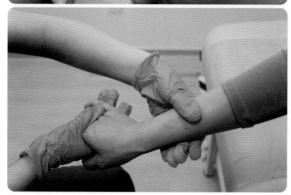

图12-4-8　指关节松动

4. 仰卧位或坐位手法治疗四

部位：前臂。

手法：五指拿。

时间：单侧4～5分钟。

五指拿（图12-4-9）

手法路线：第一条从同侧桡骨开始，向肘关节移动；第二条从同侧桡骨与尺骨之间开始，向肘关节移动；第三条从同侧尺骨开始，向肘关节移动。

康复师位置：坐姿或站姿，治疗床高低以康复师不弯腰为基本标准，预防腰痛。

手法角度：手腕与患者身体成0°～45°，预防手腕损伤。

手法要求：连续移动，不跳动；力由身体传递至掌窝，掌窝传递至五指。

时间：1～2分钟。

5. 分离拉伸

部位：腕部。

动作频率：每组持续20～30秒，3～4组，间歇5秒。

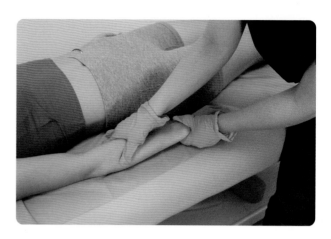

图12-4-9　五指拿

（1）腕屈拉伸（图12-4-10）

动作要领：患者坐位，双脚自然分开。康复师一只手放在患者胳膊肘做固定，另一只手抓患者同侧手掌，抬高手臂至90°，缓慢将手掌向后伸，直到有轻微的牵扯感。每次进行30～60秒，手臂回到起始位，重复2～3组。

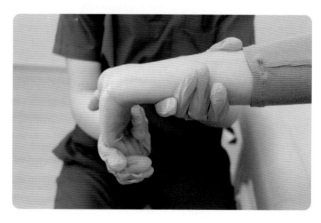

图12-4-10　腕屈拉伸

（2）腕伸拉伸（图12-4-11）

动作要领：患者坐位，双脚自然分开。康复师一只手放在患者胳膊肘做固定，另一只手抓患者同侧手掌，抬高手臂至90°，缓慢将手掌向前屈曲，直到有轻微的牵扯感。每次进行30～60秒，手臂回到起始位，重复2～3组。

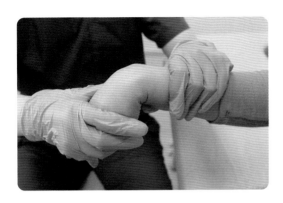

图12-4-11　腕伸拉伸

二、物理因子治疗

1. 超声波（图12-4-12）、冲击波（图12-4-13）

频率：1MHz作用于深层，3MHz作用于浅层。

波形：10%、25%、50%、100%连续波。

面积：$1cm^2$、$3cm^2$、$5cm^2$。

强度：$0.1 \sim 2.5W/cm^2$，在患者承受范围内。

时间：单侧10分钟以内。

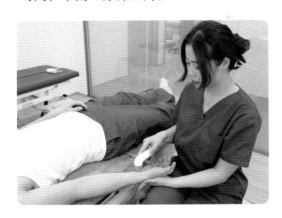

图12-4-12　超声波

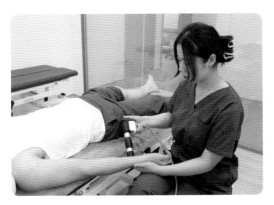

图12-4-13　冲击波

2. 筋膜枪（图12-4-14）、筋膜刀（肿胀时期禁用）（图12-4-15）

部位：张力高肌群、疼痛点、钙化点。

强度：在患者承受范围内。

时间：5 ~ 10分钟以内。

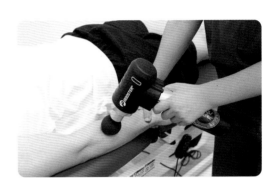

图12-4-14　筋膜枪

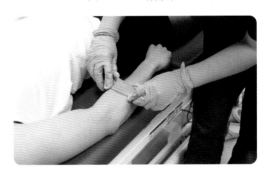

图12-4-15　筋膜刀

3. 肌贴（图12-4-16）

部位：肌力薄弱处、肿胀处。

强度：消肿，疼痛点10% ~ 30%拉力，提高肌力30% ~ 60%拉力。

时间：康复结束后使用，持续3 ~ 5天。

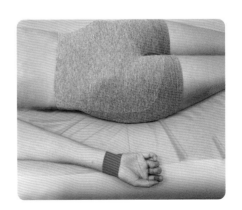

图12-4-16　肌贴

4. 冰敷（图12-4-17）

部位：肿胀部位。

注意事项：非直接接触皮肤，毛巾、卫生纸垫于冰袋下。

时间：3~5分钟，出现刺痛后，需要间歇1分钟。

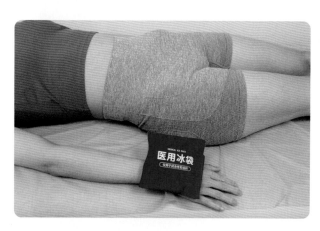

图12-4-17　冰敷

三、康复训练

1. 指屈抓球、五指圈指伸（1~4周）

动作频率：12~15次/组，3~4组，间歇20秒。

（1）指屈抓球（图12-4-18）

目标肌群：指屈肌。

动作流程：患者坐位或仰卧位，两眼目视前方，单手抓球，手臂前屈置于泡沫轴，腰腹垂直于地面，两脚自然打开。指屈时呼气，放松时吸气。

注意事项：力由指屈肌传递至手指。

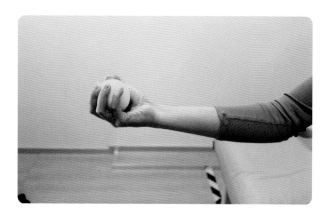

图12-4-18　指屈抓球

（2）五指圈指伸（图12-4-19）

目标肌群：指伸肌。

动作流程：患者坐位或仰卧位，两眼目视前方，手套五指圈，手臂前屈置于泡沫轴，腰腹垂直于地面，两脚自然打开。指伸时呼气，回落时吸气。

注意事项：力由指伸肌传递至手指。

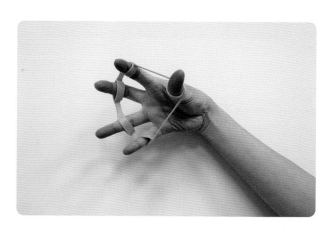

图12-4-19　五指圈指伸

2. 哑铃腕屈、哑铃腕伸（1~4周）

动作频率：15次/组，3~4组，间歇20秒。

（1）哑铃腕屈（图12-4-20）

目标肌群：腕屈肌、指屈肌。

动作流程：患者站立位，两眼目视前方，两手握把，左右平衡，手臂前屈置于泡沫轴，腰腹垂直于地面，两脚自然打开。屈曲时呼气，回落时吸气。

注意事项：力由腕屈肌、指屈肌传递至两手。

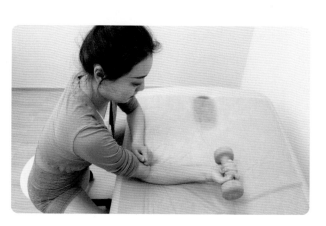

图12-4-20　哑铃腕屈

（2）哑铃腕伸（图12-4-21）

目标肌群：腕伸肌、指伸肌。

动作流程：患者站立位，两眼目视前方，两手握把，左右平衡，手臂前屈置于泡沫轴，腰腹垂直于地面，两脚自然打开。后伸时呼气，回落时吸气。

注意事项：力由腕伸肌、指伸肌传递至两手。

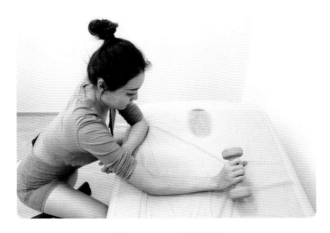

图12-4-21　哑铃腕伸

3. 弹力带内收、弹力带外展（2～4周）

动作频率：12～15次/组，3～4组，间歇20秒。

（1）弹力带内收（图12-4-22）

目标肌群：尺侧腕屈肌、尺侧腕伸肌。

动作流程：患者站立位，两眼目视前方，弹力带置于手掌，大臂夹紧，腰腹垂直于地面，两脚与髋同宽，脚尖指向正前方。内收时呼气，回落时吸气。

注意事项：力由尺侧腕屈肌、尺侧腕伸肌传递至手掌。

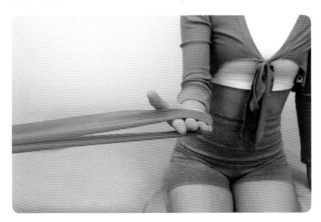

图12-4-22　弹力带内收

（2）弹力带外展（图12-4-23）

目标肌群：外展的肌群、桡侧腕屈肌、桡侧腕长伸肌、桡侧腕短伸肌。

动作流程：患者站立位，两眼目视前方，弹力带置于手掌，大臂夹紧，腰腹垂直于地面，两脚与髋同宽，脚尖指向正前方。外展时呼气，回落时吸气。

注意事项：力由外展肌、桡侧腕屈肌、桡侧腕长伸肌、桡侧腕短伸肌传递至手掌。

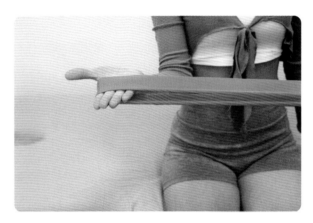

图12-4-23　弹力带外展

4. 站立指卧撑、站立瑜伽球指卧撑、震动球（4-8周）

动作频率：15～30秒/组，3～4组，间歇20秒。

（1）站立指卧撑（图12-4-24）

功能目标：指腕稳定。

动作流程：患者站立位，两眼目视前方，手指置于墙面，腰腹垂直于地面，两脚与肩同宽，脚尖

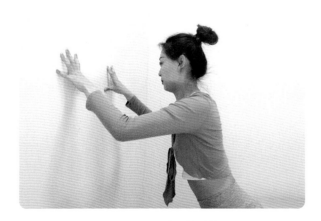

图12-4-24　站立指卧撑

指向正前方。向后时呼气，向前时吸气。

注意事项：力由指屈肌传递至墙面。

（2）站立瑜伽球指卧撑（图12-4-25）

功能目标：指腕稳定。

动作流程：患者站立位，两眼目视前方，手指置于墙面瑜伽小球，腰腹垂直于地面，两脚与肩同宽，脚尖指向正前方。向后时呼气，向前时吸气。

注意事项：力由指屈肌传递至球面。

（3）震动球（图12-4-26）

功能目标：指腕稳定。

动作流程：患者站立位，两眼目视前方，五指握球，腰腹垂直于地面，两脚与肩同宽，两脚自然开立，手腕匀速晃动。均匀呼吸。

注意事项：力由指屈肌传递小球。

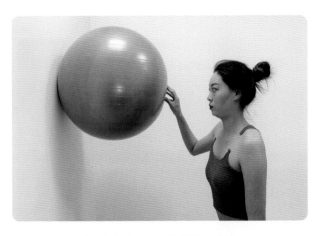

图12-4-25　站立瑜伽球指卧撑

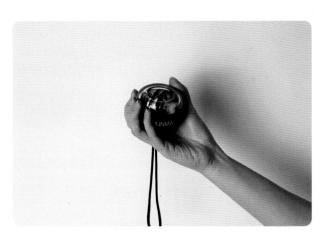

图12-4-26　震动球

第五节　指腕康复方案

1. 康复目标

（1）松解腕部张力高肌群，物理因子治疗改善症状。

（2）改善腕部活动度。

（3）增强腕部肌力。

（4）提高腕部稳定。

2. 康复频率

3次/周，根据不同情况，总康复次数在12～36次之间。

3. 康复周期设置（表12-5-1）

表12-5-1 指腕康复周期设置

康复周期	指腕疼痛常见类型		康复目标	运动指标
	腕管综合征	腱鞘炎		
第一阶段 （症状康复）	3~4周 10~12次	3~4周 10~12次	症状缓解或消除	大臂弯举2~3kg
第二阶段 （功能康复）	6~8周 18~24次	6~8周 18~24次	肌力提升，有一定的运动能力，且无症状	大臂弯举3~5kg
第三阶段 （专项体能）	10~12周 30~36次	—	运动能力提升，多关节参与能力，无症状	大臂弯举5~10kg
第四阶段 （运动表现）	—	—	运动表现能力显著提升，复合动作，高难动作，无症状	大臂弯举10~20kg

备注：在实际的康复中，患者多部位、多种问题康复，需综合设计康复方案。

■ 参考文献 ————————————————————————————

[1] ADAMSON C,CYMET T. Ankle sprains:evaluation,treatment,rehabilitation [J]. Md Med J, 1997, 46 (10): 530-537.

[2] AHERN D K,LOHR B A. Psychosocial factors in sports injury rehabilitation [J]. Clinics in sports medicine, 1997, 16 (4): 755-768.

[3] ANTICH T J, BREWSTER C E. Modification of quadriceps femoris muscle exercises during knee rehabilitation [J]. Physical Therapy, 1986, 66 (8): 1246-1250.

[4] BAKHTIARY A H, SAFAVI-FAROKHI Z, REZASOLTANI A. Lumbar stabilizing exercises improve activities of daily living in patients with lumbar disc herniation [J]. Journal of Back and Musculoskeletal Rehabilitation, 2005, 18 (3-4): 55-60.

[5] BARBOSA T P, RAPOSO A R, CUNHA P D, et al. Rehabilitation after cervical and lumbar spine surgery [J]. EFORT Open Reviews, 2023, 8 (8): 626-638.

[6] BEUCHAT A, MAFFIULETTI N A. Foot rotation influences the activity of medial and lateral hamstrings during conventional rehabilitation exercises in patients following anterior cruciate ligament reconstruction [J]. Physical Therapy in Sport, 2019, 39: 69-75.

[7] BLEAKLEY C M, TAYLOR J B, DISCHIAVI S L, et al. Rehabilitation exercises reduce reinjury post ankle sprain, but the content and parameters of an optimal exercise program have yet to be established: a systematic review and meta-analysis [J]. Archives of physical medicine and rehabilitation, 2019, 100 (7): 1367-1375.

[8] BOLGLA L A, UHL T L. Electromyographic analysis of hip rehabilitation exercises in a group of healthy subjects [J]. Journal of Orthopaedic and Sports Physical Therapy, 2005, 35 (8): 487-494.

[9] CAMBRIDGE E D, SIDORKEWICZ N, IKEDA D M, et al. Progressive hip rehabilitation: the effects of resistance band placement on gluteal activation during two common exercises [J]. Clinical Biomechanics, 2012, 27 (7): 719-724.

[10] CAPARRÓS T, PUJOL M, SALAS C. General guidelines in the rehabilitation process for return to training after a sports injury [J]. Apunts. Medicina De L'esport, 2017, 52 (196): 167-172.

[11] CARSON F, POLMAN R C. The facilitative nature of avoidance coping within

sports injury rehabilitation [J]. Scandinavian journal of medicine and science in sports, 2010, 20 (2): 235-240.

[12] CASSISI J E, SYPERT G W, SALAMON A, et al. Independent evaluation of a multidisciplinary rehabilitation program for chronic low back pain [J]. Neurosurgery, 1989, 25 (6): 877-883.

[13] CHINCHALKAR S J, SZEKERES M. Rehabilitation of elbow trauma [J]. Hand clinics, 2004, 20 (4): 363-374.

[14] CHINN L, HERTEL J. Rehabilitation of ankle and foot injuries in athletes [J]. Clinics in sports medicine, 2010, 29 (1): 157.

[15] CHOU R, LOESER J D, OWENS D K, et al. Interventional therapies, surgery, and interdisciplinary rehabilitation for low back pain: an evidence-based clinical practice guideline from the American Pain Society [J]. Spine, 2009, 34 (10): 1066-1077.

[16] CHRISTAKOU A, LAVALLEE D. Rehabilitation from sports injuries: from theory to practice [J]. Perspectives in public health, 2009, 129 (3): 120-126.

[17] COMFORT P, ABRAHAMSON E. Sports rehabilitation and injury prevention [M]. UK: Wiley-Blackwell, 2010: 223-463.

[18] CONCANNON M, PRINGLE B. Psychology in sports injury rehabilitation [J]. British journal of nursing, 2012, 21 (8): 484-490.

[19] CORDOVA M L, JUTTE L S, HOPKINS J T. EMG comparison of selected ankle rehabilitation exercises [J]. Journal of Sport Rehabilitation, 1999, 8 (3): 209-218.

[20] COZEN D M. Use of Pilates in foot and ankle rehabilitation [J]. Sports Medicine and Arthroscopy Review, 2000, 8 (4): 395-403.

[21] DE CARLO M, ARMSTRONG B. Rehabilitation of the knee following sports injury [J]. Clinics in sports medicine, 2010, 29 (1): 81-106.

[22] DE JESUS FLA, FUKUDA T Y, SOUZA C, et al. Addition of specific hip strengthening exercises to conventional rehabilitation therapy for low back pain: a systematic review and meta-analysis [J]. Clinical rehabilitation, 2020, 34 (11): 1368-1377.

[23] DE MEY K, CAGNIE B, DANNEELS L A, et al. Trapezius muscle timing during selected shoulder rehabilitation exercises [J]. Journal of orthopaedic and sports physical therapy, 2009, 39 (10): 743-752.

[24] DELFINO P D, RAMPIM D B, ALFIERI F M, et al. Neck pain: rehabilitation [J]. Acta Fisiátrica, 2012, 19 (2): 73-81.

［25］DHILLON H, DHILLLON S, DHILLON M S. Current concepts in sports injury rehabilitation［J］. Indian journal of orthopaedics, 2017, 51（5）: 529-536.

［26］DONZELLI S, DI DOMENICA F, COVA A M, et al. Two different techniques in the rehabilitation treatment of low back pain: a randomized controlled trial［J］. Eura Medicophys, 2006, 42（3）: 205.

［27］DWYER M K, BOUDREAU S N, MATTACOLA C G, et al. Comparison of lower extremity kinematics and hip muscle activation during rehabilitation tasks between sexes［J］. Journal of athletic training, 2010, 45（2）: 181-190.

［28］EDOUARD P, FORD K R. Great challenges toward sports injury prevention and rehabilitation［J］. Frontiers in sports and active living, 2020, 3（2）: 80.

［29］EKSTROM R A, DONATELLI R A, CARP K C. Electromyographic analysis of core trunk, hip, and thigh muscles during 9 rehabilitation exercises［J］. Journal of orthopaedic and sports physical therapy, 2007, 37（12）: 754-762.

［30］ESCAMILLA R F, MACLEOD T D, WILK K E, et al. Cruciate ligament loading during common knee rehabilitation exercises［J］. Proceedings of the Institution of Mechanical Engineers, Part H: Journal of Engineering in Medicine, 2012, 226（9）: 670-680.

［31］ESCAMILLA R F, YAMASHIRO K, PAULOS L, et al. Shoulder muscle activity and function in common shoulder rehabilitation exercises［J］. Sports medicine, 2009, 39（8）: 663-685.

［32］FERREIRA J S, SACCO I C, SIQUEIRA A A, et al. Rehabilitation technology for self-care: Customised foot and ankle exercise software for people with diabetes［J］. PLoS One, 2019, 14（6）: e0218560.

［33］FISHER A C. Adherence to sports injury rehabilitation programmes［J］. Sports Medicine, 1990, 9（3）: 151-158.

［34］FISHER A C, DOMM M A, WUEST D A. Adherence to sports-injury rehabilitation programs［J］. The Physician and Sports medicine, 1988, 16（7）: 47-52.

［35］FORSDYKE D, SMITH A, JONES M, et al. Psychosocial factors associated with outcomes of sports injury rehabilitation in competitive athletes: a mixed studies systematic review［J］. British journal of sports medicine, 2016, 50（9）: 537-544.

［36］FUSARO I, ORSINI S, STIGNANI KANTAR S, et al. Elbow rehabilitation in traumatic pathology［J］. Musculoskeletal surgery, 2014, 98（1）: 95-102.

［37］GALINDEZ-IBARBENGOETXEA X, SETUAIN I, RAMÍREZ-VELEZ R, et al. Short-term effects of manipulative treatment versus a therapeutic home exercise protocol for chronic cervical pain: A randomized clinical trial [J]. Journal of back and musculoskeletal rehabilitation, 2018, 31 (1): 133-145.

[38] GIPHART J E, STULL J D, LAPRADE R F, et al. Recruitment and activity of the pectineus and piriformis muscles during hip rehabilitation exercises: an electromyography study [J]. The American Journal of Sports Medicine, 2012, 40 (7): 1654-1663.

[39] GRYZLO S M, PATEK R M, PINK M, et al. Electromyographic analysis of knee rehabilitation exercises [J]. Journal of Orthopaedic and Sports Physical Therapy, 1994, 20 (1): 36-43.

[40] GUZMÁN J, ESMAIL R, KARJALAINEN K, et al. Multidisciplinary rehabilitation for chronic low back pain: systematic review [J]. Bmj, 2001, 322 (7301): 1511-1516.

[41] HINTERMEISTER R A, BEY M J, LANGE G W, et al. Quantifiation of elastic resistance knee rehabilitation exercises [J]. Journal of Orthopaedic and Sports Physical Therapy, 1998, 28 (1): 40-50.

[42] HUBER J, LISIŃSKI P. Early results of supervised versus unsupervised rehabilitation of patients with cervical pain [J]. The International Journal of Artificial Organs, 2019, 42 (12): 695-703.

[43] JACKINS S. Postoperative shoulder rehabilitation [J]. Physical Medicine and Rehabilitation Clinics, 2004, 15 (3): 643-682.

[44] JENSEN I B, BERGSTRÖ G, LJUNGQUIST T, et al. A3-yearfollow-up of a multidisciplinary rehabilitation programme for back and neck pain [J]. Pain, 2005, 115 (3): 273-283.

[45] KAMPER S J, APELDOORN A T, CHIAROTTO A, et al. Multidisciplinary biopsychosocial rehabilitation for chronic low back pain: Cochrane systematic review and meta-analysis [J]. Bmj, 2015.

[46] KHALIL T M, ASFOUR S S, MARTINEZ L M, et al. Stretching in the rehabilitation of low-back pain patients [J]. Spine, 1992, 17 (3): 311-317.

[47] KIBLER W B, MCMULLEN J, UHL T. Shoulder rehabilitation strategies, guidelines, and practice [J]. Orthopedic Clinics, 2001, 32 (3): 527-538.

[48] KOLT G S, MCEVOY J F. Adherence to rehabilitation in patients with low back pain [J]. Manual therapy, 2003, 8 (2): 110-116.

[49] KRABAK B, KENNEDY D. Functional rehabilitation of lumbar spine injuries in the athlete [J]. Sports medicine and arthroscopy review, 2008, 16 (1): 47-54.

[50] LANG E, LIEBIG K, KASTNER S, et al. Multidisciplinary rehabilitation versus usual care for chronic low back pain in the community: effects on quality

of life［J］. The Spine Journal, 2003, 3（4）: 270-276.

［51］LANGEVIN P, DESMEULES F, LAMOTHE M, et al. Comparison of 2 manual therapy and exercise protocols for cervical radiculopathy: a randomized clinical trial evaluating short-term effects［J］. journal of orthopaedic and sports physical therapy, 2015, 45（1）: 4-17.

［52］LANGEVIN P, ROY J S, DESMEULES F. Cervical radiculopathy: Study protocol of a randomised clinical trial evaluating the effect of mobilisations and exercises targeting the opening of intervertebral foramen［J］. BMC musculoskeletal disorders, 2012, 13（1）: 1-8.

［53］MACDERMID J C, VINCENT J I, KIEFFR L, et al. A survey of practice patterns for rehabilitation post elbow fracture［J］. The open orthopaedics journal, 2012, 6（1）: 429-439.

［54］MALONE T, BLACKBURN T A, WALLACE L A. Knee rehabilitation［J］. Physical therapy, 1980, 60（12）: 1602-1610.

［55］MASCARO T B, SWANSON L E. Rehabilitation of the foot and ankle［J］. Orthopedic Clinics of North America, 1994, 25（1）: 147-160.

［56］MATTACOLA C G, DWYER M K. Rehabilitation of the ankle after acute sprain or chronic instability［J］. Journal of athletic training, 2002, 37（4）: 413.

［57］MCCANN P D, WOOTTEN M E, KADABA MP, et al. A kinematic and electromyographic study of shoulder rehabilitation exercises［J］. Clinical Orthopaedics and Related Research, 1993, 288（1）: 179-188.

［58］MCCASKEY M A, SCHUSTER-AMFT C, WIRTH B, et al. Effects of proprioceptive exercises on pain and function in chronic neck-andlow back pain rehabilitation: a systematic literature review［J］. BMC musculoskeletal disorders, 2014, 15（1）: 1-17.

［59］MCMULLEN J, UHL T L. A kinetic chain approach for shoulder rehabilitation［J］. Journal of athletic training, 2000, 35（3）: 329.

［60］MOON D, JUNG J. Effect of incorporating short-foot exercises in the balance rehabilitation of flat foot: A randomized controlled trial［J］. In Healthcare MDPI, 2021, 9（10）: 1358.

［61］MOON H J, CHOI K H, KIM D H, et al. Effect of lumbar stabilization and dynamic lumbar strengthening exercises in patients with chronic low back pain［J］. Annals of rehabilitation medicine, 2013, 37（1）: 110-117.

［62］OOSTERHUIS T, COSTA L O, MAHER C G, et al. Rehabilitation after lumbar disc surgery［J］. Cochrane Database of Systematic Reviews, 2014, 2014（3）: CD003007.

［63］OSTELO R W, COSTA L O P, MAHER C G, et al. Rehabilitation after lumbar disc surgery：anupdate Cochranereview［J］. Spine, 2009, 34（17）: 1839-1848.

［64］OSTELO R W, DE VET H C, WADDELL G, et al. Rehabilitation following first-time lumbar disc surgery：a systematic review within the framework of the cochrane collaboration［J］. Spine, 2003, 28（3）: 209-218.

［65］PALMITIER R A, AN K N, SCOTT S G, et al. Kinetic chain exercise in knee rehabilitation［J］. Sports medicine, 1991, 11（1）: 402-413.

［66］PHILADELPHIA P M, CLINICAL S E, ALBRIGHT J, et al. Philadelphia Panel evidence-based clinical practice guidelines on selected rehabilitation interventions for neck pain［J］. Physical Therapy, 2001, 81（10）: 1701-1717.

［67］PODLOG L, HEIL J, SCHULTE S. Psychosocial factors in sports injury rehabilitation and return to play［J］. Physical Medicine and Rehabilitation Clinics, 2014, 25（4）: 915-930.

［68］REVEL M, MINGUET M, GERGOY P, et al. Changes in cervicocephalic kinesthesia after a proprioceptive rehabilitation program in patients with neck pain：a randomized controlled study［J］. Archives of physical medicine and rehabilitation, 1994, 75（8）: 895-899.

［69］ROSADO W M A, VALDÉS L G V, ORTEGA A B, et al. Passive rehabilitation exercises with an ankle rehabilitation prototype based in a robot parallel structure ［J］. IEEE Latin America Transactions, 2017, 15（1）: 48-56.

［70］ROY S H, DE LUCA C J, EMLEY M, et al. Spectral electromyographic assessment of back muscles in patients with low back muscles in patients with low back pain undergoing rehabilitation［J］. Spine, 1995, 20（1）: 38-48.

［71］SAGLIA J A, TSAGARAKIS N G, DAI J S, et al. Control strategies for ankle rehabilitation using a high performance ankle exerciser［C］//IEEE International Conference on Robotics and Automation. IEEE, 2010.

［72］SIDORKEWICZ N, CAMBRIDGE E D, MCGILL S M. Examining the effects of altering hip orientation on gluteus medius and tensor fascae latae interplay during common non-weight-bearing hip rehabilitation exercises［J］. Clinical Biomechanics, 2014, 29（9）: 971-976.

［73］STEADMAN J R, FORSTER R S, SILFERSKIÖD J P. Rehabilitation of the knee［J］. Clinics in sports medicine, 1989, 8（3）: 605-627.

［74］STERLING M, DE ZOETE R M, COPPIETERS I, et al. Best evidence rehabilitation for chronic pain part 4：neck pain［J］. Journal of clinical medicine, 2019, 8（8）: 1219.

［75］TAWASHY A E, ENG J J, KRASSIOUKOV A V, et al. Aerobic exercise during early rehabilitation for cervical spinal cord injury［J］. Physical therapy, 2010, 90（3）: 427-437.

［76］ Taylor J, Taylor S. Psychological approaches to sports injury rehabilitation［M］. Lippincott Williams and Wilkins, 1997.

［77］ TOUSIGNANT-LAFLAMME Y, MARTEL M O, JOSHI A B, et al. Rehabilitation management of low back pain-it's time to pull it all together!［J］. Journal of pain research, 2017, 10（1）: 2373-2385.

［78］ TOUTOUNGI D E, LU T W, LEARDINI A, et al. Cruciate ligament forces in the human knee during rehabilitation exercises［J］. Clinical biomechanics, 2000, 15（3）: 176-187.

［79］ UHL T L, MUIR T A, LAWSON L. Electromyographical assessment of passive, active assistive, and active shoulder rehabilitation exercises［J］. PM and R, 2010, 2（2）: 132-141.

［80］ UNVER B, ERDEM E U, AKBAS E. Effects of short-foot exercises on foot posture, pain, disability, and plantar pressure in pes planus［J］. Journal of sport rehabilitation, 2019, 29（4）: 436-440.

［81］ VAN MIDDELKOOP M, RUBINSTEIN S M, KUIJPERS T, et al. A systematic review on the effectiveness of physical and rehabilitation interventions for chronic non-specific low back pain［J］. European spine journal, 2011, 20（1）: 19-39.

［82］ VAN ROSSOM S, SMITH C R, THELEN D G, et al. Knee joint loading in healthy adults during functional exercises: implications for rehabilitation guidelines［J］. journal of orthopaedic and sports physical therapy, 2018, 48（3）: 162-173.

［83］ WADDELL, GORDON, A KIM BURTON. Concepts of rehabilitation for the management of low back pain［J］. Best Practice and Research Clinical Rheumatology, 2005, 19（4）: 655-670.

［84］ WATERSCHOOT F P, DIJKSTRA P U, HOLLAK N, et al. Dose or conten? Effectiveness of pain rehabilitation programs for patients with chronic low back pain: a systematic review［J］. PAIN, 2014, 155（1）: 179-189.

［85］ WILK K E, ARRIGO C A. Rehabilitation of elbow injuries: nonoperative and operative［J］. Clinics in sports medicine, 2020, 39（3）: 687-715.

［86］ WILK K E, ELLENBECKER T S, MACRINA L C. Rehabilitation of the overhead athlete's elbow［M］. Springer, Cham, 2021.

［87］ WILK K E, REINOLD M M, ANDREWS J R. Rehabilitation of the thrower's elbow［J］. Techniques in Hand and Upper Extremity Surgery, 2003, 7（4）: 197-216.

[88] WILK K E，REINOLD M M，ANDREWS J R．Rehabilitation of the thrower's elbow［J］．Clinics in sports medicine，2004，23（4）：765-801.

[89] YLINEN J．Physical exercises and functional rehabilitation for the management of chronic neck pain［J］．Europa medicophysica，2007，43（1）：119-132.

[90] YOON J，RYU J．A novel reconfigurable ankle/foot rehabilitation robot［R］．In Proceedings of the 2005 IEEE International Conference on Robotics and Automation，2005.

[91] YUNG K K，ARDERN C L，SERPIELLO F R，et al．Characteristics of complex systems in sports injury rehabilitation：examples and implications for practice［J］．Sports medicine-open，2022，8（1）：24.

[92] ZAINA F，BALAGUÉ F，BATTIÉ M，et al．Low back pain rehabilitation in 2020：new frontiers and old limits of our understanding［J］．European journal of physical and rehabilitation medicine，2020，56（2）：212-219.

[93] ZOCH C，FIALKA-MOSER V，QUITTAN M．Rehabilitation of ligamentous ankle injuries：a review of recent studies［J］．British Journal of Sports Medicine，2003，37（4）：291.

[94] 吉本斯．骨盆和骶髂关节功能解剖手法操作指南［M］．朱毅，王雪强，李长江，译．北京：北京科学技术出版社，2018.

[95] 格林．AAOS骨科术后康复［M］．王雪强，王于领，译．北京：北京科学技术出版社，2021.

[96] 布兰登．运动损伤解剖学康复训练［M］．王震宇，司佳卉，译．北京：人民邮电出版社，2017.

[97] 库马尔．Mulligan手法指南［M］．徐建武，李宏图，杨少峰，译．辽宁：辽宁科学技术出版社，2018.

[98] 佩雷拉．踝关节不稳定协作组制订的国际诊疗方案［M］．赵嘉国，译．北京：科学出版社，2023.

[99] 励建安，毕胜．康复医学［M］．北京：人民卫生出版社，2014.

[100] 斯泰科．Stecco筋膜手法治疗肌肉骨骼疼痛［M］．关玲，宋淳，张海湃，译．北京：北京科学技术出版社，2022.

[101] 美国国家运动医学学会，麦吉尔，蒙特尔．NASM-PES美国国家运动医学学会运动表现训练指南［M］．北京：人民邮电出版社，2020.［M］．北京：人民邮电出版社，2020.

[102] 赛奥帕莫斯卡．骨科术后康复指南［M］．陆芸，译．天津：天津科技翻译出版公司，2009.

[103] 迈尔斯．解剖列车：手法与运动治疗的肌筋膜经线［M］．关玲，周维金，瓮长水，译．北京：北京科学技术出版社，2022.

[104] 王安利．运动医学［M］．北京：人民体育出版社，2008.

［105］王雪强. 关节松动术［M］. 北京：科学出版社，2022.

［106］王于领. 康复治疗师临床工作指南［M］. 北京：人民卫生出版社，2020.

［107］王崙. 运动损伤与康复训练［M］. 北京：中国社会科学出版社，2021.

［108］吉本斯. 肩关节复合体：评估、治疗与康复［M］. 朱毅，张咏霓，李长江，译. 北京：北京科学技术出版社，2021.

［109］岳寿伟，黄晓琳. 康复医学［M］. 北京：人民卫生出版社，2021.

［110］运动康复技术编写组. 运动康复技术［M］. 北京：北京体育大学出版社，2022.

［111］佩治，弗莱克，拉德纳. 肌肉失衡的评估与治疗［M］. 焦颖，李阳，王松，译. 北京：人民体育出版社，2016.

附录：案例分析

● 颈椎相关案例

主诉	游泳爱好者，2023年2月运动中出现左肩功能障碍，曾突发左侧肩颈功能障碍，送医后诊断为颈椎间盘突出，颈椎曲度平直，C_6、C_7小关节紊乱 2年前开始睡觉选择向右侧俯卧，不使用枕头
现病史	无
既往史	2021年年底进行左肩微创手术，未进行系统术后康复
体格检查	向左旋转，侧屈被动活动度受限 上斜方肌、斜角肌、胸锁乳突肌肌群紧张度一致，第一肋位置尚可，肩胛提肌紧张度尚可 左肩前屈、外展、90°位内外旋被动活动度正常 正中神经张力略高，尺神经、桡神经张力正常 肩胛骨活动受限 C_5、C_6、C_7左侧横突压痛，伴随左侧上肢麻木 左侧下斜方肌肌力不足
辅助检查	X光显示颈椎曲度平直，MRI显示椎间盘突出明确，C_6、C_7小关节对位不佳，关节紊乱
评估结论	颈椎功能障碍，活动度受限，神经症状明确
诊断	颈椎间盘突出 颈椎小关节紊乱
处置	手法治疗 1. 关节松动术 2. 角度促进术 3. 动态关节松动术 4. 淋巴回流 5. 筋膜松解 6. 被动牵拉 7. 复健手法 理疗 1. 超声波 2. 低频tens 3. 中频干扰电 运动处方 1. 肌力练习 2. 稳定性练习 3. 核心练习 4. 主动牵拉
建议	康复治疗每周3次，每次1小时，第一阶段8周，以改善症状、减轻疼痛麻木为主 第二阶段目标为改善平直的颈椎曲度，纠正关节紊乱，改善关节对位，改善椎间盘突出程度，远期周期为6~12个月 逐步选择仰卧，使用枕头睡眠 避免外力损伤颈椎，避免挥鞭受伤

● 腰椎相关案例

主诉	某女士，35岁 久坐1小时后右臀及腰部不适，步行时右腿乏力，偶尔会有足底麻木，晨起缓解，下午加重
现病史	无
既往史	无
体格检查	双侧直腿抬高试验（＋），双下肢神经张力高 左侧较右侧长0.5cm，左侧骨盆前倾位 骨盆后倾位臀桥腰部疼痛减轻，前倾位加重 $L_{4 \sim 5}$双侧横突附近压痛（＋），有酸胀感 右侧骶髂关节伸展受限 双侧髂胫束挛缩试验（Ober试验）（－） 双侧臀大肌、臀中肌、梨状肌压痛（＋） 左侧坍塌试验（slump试验）（＋） 右侧竖脊肌较左侧饱满，左侧脊柱侧屈略受限 胸椎灵活度较好
辅助检查	腰椎MRI：$L_5 \sim S_1$椎间隙变窄，椎间盘变性、突出，硬膜囊受压；$L_5 \sim S_1$双侧椎间孔神经根鞘囊肿；骶管囊肿（2022-04-02）
评估结论	活动受限，局部压痛，感觉异常，功能障碍
诊断	腰椎间盘突出
处置	手法治疗 1. 筋膜松解双侧腰部、臀部 2. 本体感觉神经肌肉促进疗法（PNF）拉伸双下肢及臀部紧张肌肉 3. 复健手法 理疗 中频干扰电疗法 康复训练 1. 核心激活 2. 核心力量训练 3. 臀部力量训练
建议	康复治疗与训练8周，1周3次，每次1小时，以理疗、手法治疗、运动处方为主 目标恢复正常生活活动能力，降低症状出现频率 不适随诊

● 髋关节相关案例

主诉	某女士，30岁 2023年元旦收拾家里东西蹲的时间较久，出现腹股沟、大腿侧面、臀部不适，平躺时出现前侧拉扯感，坐位半小时出现不适感，睡眠静息痛，近1周加重，右脚大拇指出现麻木
现病史	无
既往史	无

体格检查	视诊 1. 肿胀：（+） 2. 大腿/小腿肌肉萎缩：（+） 触诊 1. 皮温：正常 2. 梨状肌压痛：（+） 3. 臀中肌压痛：（+） 4. 臀小肌压痛：（+） 5. 耻骨联合压痛：（-） 6. 阔筋膜张肌压痛：（-） 7. 腘绳肌上止点压痛：（-） 8. 腹股沟韧带压痛：（-） 活动度检查 1. 屈曲L：（-）；R：（-） 2. 伸展L：（-）；R：（-） 3. 外展L：（+）；R：（+） 4. 内收L：（+）；R：（+） 5. 仰卧内旋L：（-）；R：（+） 6. 仰卧外旋L：（-）；R：（+） 7. 俯卧内旋L：（-）；R：（+） 8. 俯卧外旋L：（-）；R：（+） 围度 大腿围L：50cm；R：48cm 肌力 1. 屈髋L：MMT4；R：MMT4 2. 伸髋L：MMT4；R：MMT4 3. 外展L：MMT4；R：MMT4 4. 内收L：MMT4；R：MMT4 5. 内旋L：MMT4；R：MMT4 6. 外旋L：MMT4；R：MMT4 感觉平面 1. T_{12}腹股沟韧带中点：（-） 2. L_1，T_{12}，L_2中点：（-） 3. L_2大腿前中部：（-） 4. S_3坐骨结节：（-） 5. S_4、S_5肛门周围：（-） 特殊检查 1. 4字试验（Faber test）：L（+）；R（+） 2. 内收内旋挤压试验（Fadir test）：L（+）；R（+） 3. 托马斯试验（Thomas test）：L（+）；R（+） 4. 髂胫束挛缩试验（Ober test）：L（+）；R（+） 5. 盂唇冲刷试验（Scour test）：L（-）；R（-） 6. 动力内旋撞击试验：L（+）；R（+） 7. 动力外旋撞击试验：L（+）；R（+） 功能检查 1. 平衡功能L：不足；R：不足 2. 步态：不佳 3. 上/下台阶：不佳 4. 两腿下蹲：尚可；单腿下蹲：无法完成
辅助检查	MRI平扫，报告时间2022-11-22 右髋对位尚可，股骨头颈交界区骨质稍隆起，局部见囊变影，前上白唇信号增高；关节少量积液，臀肌止点处信号稍增高 影像诊断：右髋撞击综合征，前上白唇损伤，臀肌止点炎

评估结论	髋关节功能障碍，局部疼痛，活动度受限，肌力下降
诊断	右髋撞击综合征 前上臼唇损伤 臀肌止点炎
处置	手法治疗： 1. 双侧髂腰肌、股直肌松解，右侧髂胫束松解，臀肌侧卧位筋膜枪扳机点松解 2. 髋关节松动 3. 股神经松动 4. 复健手法 运动处方 1. 双侧臀大肌、臀中肌激活 2. 内收肌肌力练习 3. 平衡练习 4. 功能练习 理疗 高频治疗时，髂骨位置发烫，调整剂量、处方，以及调整电极片放置位置后，发烫情况无改善，行中频治疗
建议	康复治疗与训练8周，1周3次，每次1小时，以理疗、手法治疗、运动处方为主 目标恢复正常生活活动能力 不适随诊

● 膝关节相关案例

主诉	某女士，25岁 2022年9月，参加各类活动，如爬雪山、跑山、越野跑等，左膝出现不适，去医院骨科就诊，每周一次注射玻璃酸钠，共计5次，效果改善但不维持，治疗期间基本无运动，10月份恢复小强度运动，期间服用氨糖，强度增加4天后复发，期望回归跑步、跳操
现病史	无
既往史	无
体格检查	视诊 1. 关节肿胀：无 2. 大腿/小腿肌肉萎缩：轻微 触诊 1. 皮温：正常 2. 髌腱压痛：（－） 3. 内侧关节缝压痛：（－） 4. 外侧关节缝压痛：（－） 5. 外侧副韧带上/下止点压痛：（－） 6. 内侧副韧带上/下止点压痛：（－） 7. 腘肌压痛：（＋） 8. 髌骨内/外/上/下缘压痛：（＋） 9. 股骨滑车压痛：（＋） 10. 滑囊压痛：（－） 11. 脂肪垫压痛：内（－）外（－）

体格检查	活动度检查 1. 主动屈曲L：良好；R：良好 2. 被动屈曲L：良好；R：良好 3. 主动伸直L：良好；R：良好 4. 被动伸直L：良好；R：良好 5. 髌骨活动度：良好 6. 关节附属运动：良好 肌力 1. 屈膝L：L4MMT；R：良好 2. 伸膝L：L3+MMT；R：良好 感觉平面 1. L_3股骨内髁：（－） 2. S_2腘窝中点：（－） 特殊检查 1. 髌骨研磨试验（Clarke's sign）：L（＋）；R（＋） 2. 磨髌试验：L（＋）；R（＋） 3. 浮髌试验：L（＋）；R（＋） 4. 拉赫曼试验：L（－）；R（－） 5. 前抽屉试验：L（－）；R（－） 6. 后抽屉试验：L（－）；R（－） 7. 内翻试验：L（－）；R（－） 8. 外翻试验：L（－）；R（－） 9. 膝关节回旋挤压试验（Mcmurray试验）：L（－）；R（－） 10. 髌骨恐惧试验：L（－）；R（－） 11. 髂胫束挛缩试验（Ober试验）：L（＋）；R（＋） 功能检查 1. 静态平衡功能L：可完成，伴随静态痛；R：不足 2. 动态平衡功能L：疼痛，无法完成；R：不足 3. 步态：跛行 4. 上/下台阶：不佳 5. 两腿下蹲：尚可 6. 单腿下蹲：不佳 7. 跑姿：不佳 8. 起跳模式：不佳 9. 落地模式（动态下肢力线）：不佳
辅助检查	2022年拍摄X线片无异常，无MRI
评估结论	膝关节功能障碍
诊断	髌骨软化
处置	手法治疗 1. 关节松动术 2. 下肢筋膜松解 3. 下肢被动牵拉 4. 复健手法 理疗 1. 超声波 2. 中频电 3. 超短波 4. 冰敷

处置	运动处方 1. 下肢肌力练习 2. 平衡练习 3. 稳定性训练 4. 功能训练 5. 主动牵拉 6. 跑姿纠正 7. 核心练习
建议	康复治疗与训练6周，1周3次，每次1小时，以理疗、手法治疗、运动处方为主 目标恢复正常生活活动能力，为回归户外运动做好准备 不适随诊

● 踝关节相关案例

主诉	某女士，28岁，踝关节骨折术后，内置固定一枚
现病史	踝关节骨折术后
既往史	无
体格检查	视诊 1. 关节肿胀 2. 小腿肌肉萎缩 关节活动度 1. 主动跖屈L：10°；R：−2° 2. 主动外翻L：20°；R：6° 关节围度 8字围度L：48cm；R：48.5cm 瘢痕松软度不足 胫腓骨近端活动度正常，远端活动度受限
辅助检查	X线显示术后骨折愈合良好
评估结论	踝关节功能障碍
诊断	踝关节骨折术后
处置	手法治疗 1. 关节松动术 2. 角度促进术 3. 瘢痕松解术 4. 淋巴回流 5. 筋膜松解 6. 被动牵拉 7. 复健手法 理疗 1. 超声波 2. 冰敷 3. 中频干扰电 4. 低频tens

处置	运动处方 1. 肌力练习 2. 稳定性练习 3. 本体感觉练习 4. 功能练习 5. 拐杖指导 6. 步态训练
建议	康复治疗与训练12周，1周3次，每次1小时，以理疗、手法治疗、运动处方为主 目标恢复正常生活活动能力，根据具体运动需求制订下一阶段的康复计划 不适随诊

● 肩关节相关案例

主诉	某先生，20岁，健美运动员 左肩损伤疼痛两天，做外展、前屈、上举等动作疼痛明显 期间进行膏药处理，目前症状稍缓解 损伤原因为进行140kg平板卧推，疼痛位置为左肩前上方 曾经左肩无任何损伤史
现病史	无
既往史	无
体格检查	视诊 1. 肿胀：无 2. 上肢肌肉萎缩：无 3. 肌肉围度：尚可 4. 肩肱节律：不佳 触诊 1. 皮温：偏高 2. 肱二头肌长头腱压痛：（－） 3. 冈上肌压痛：（＋） 4. 冈下肌压痛：（－） 5. 肩胛下肌压痛：（－） 6. 小圆肌压痛：（－） 活动度检查 1. 主动前屈L：120°；R：正常 2. 被动前屈L：160°；R：正常 3. 主动后伸L：30°；R：正常 4. 被动后伸L：40°；R：正常 5. 主动外展L：110°；R：正常 6. 被动外展L：160°；R：正常 7. 主动水平内旋L：35°；R：正常 8. 被动水平内旋L：40°；R：正常 9. 主动水平外旋L：80°；R：正常 10. 被动水平外旋L：85°；R：正常 11. 主动90°内旋L：35°；R：正常 12. 被动90°内旋L：60°；R：正常

体格检查	肌力检查 1. 外展抗阻L：MMT4；R：MMT5 2. 内收抗阻L：MMT4；R：MMT5 3. 前屈抗阻L：MMT4；R：MMT5 4. 后伸抗阻L：MMT4；R：MMT5 5. 90°内旋抗阻L：MMT4；R：MMT5 6. 90°外旋抗阻L：MMT4；R：MMT5 7. 0°内旋抗阻L：MMT4；R：MMT5 8. 0°外旋抗阻L：MMT4；R：MMT5 特殊检查 1. 空罐试验：L（＋）；R（－） 2. 落臂（Codman）试验：L（－）；R（－） 3. 坠落征（Drop Sign）：L（＋）；R（－） 4. 回落试验（Dropping Sign）：L（－）；R（－） 5. 吹号征（Hornblower Sign）：L（－）；R（－） 6. 压腹试验：L（－）；R（－） 7. 离腹试验：L（－）；R（－） 8. 前屈内旋试验（Hawkins/Kennydy试验）：L（＋）；R（－） 9. 撞击试验（NEER试验）：L（＋）；R（－） 10. 恐惧实验：L（－）；R（－） 11. 速度试验（SPEED试验）：L（－）；R（－） 12. 主动挤压试验（O'Brien试验）：L（－）；R（－） 13. 压顶试验：L（－）；R（－） 14. 臂丛神经牵拉试验：L（－）；R（－） 神经检查 1. 尺神经张力：正常 2. 桡神经张力：正常 3. 正中神经张力：正常 4. C_4神经根、肩胛提肌：正常 5. C_5神经根、肩外展肌：正常
辅助检查	无
评估结论	肩关节功能障碍
诊断	冈上肌肌腱炎
处置	手法治疗 1. 关节松动术 2. 角度促进术 3. 动态关节松动术 4. 淋巴回流 5. 筋膜松解 6. 被动牵拉 7. 复健手法 理疗 1. 超声波 2. 冲击波 3. 中频电 4. 短波 5. 冰敷

处置	运动处方 1. 肌力练习 2. 稳定性练习 3. 本体感觉练习 4. 功能练习 5. 与专项结合练习 6. 爆发力练习 7. 耐力练习
建议	康复治疗与训练10周，1周3次，每次1小时，以理疗、手法治疗、运动处方为主 目标恢复正常生活活动能力，为回归专项运动做好准备 不适随诊

● 肘关节相关案例

主诉	某先生，35岁，瑜伽爱好者 半年前运动中左侧肘部弹响，无疼痛，自行筋膜放松后缓解 曾有过三角肌肌腹酸胀不适，中医针灸治疗后缓解
现病史	无
既往史	无
体格检查	视诊 1. 肿胀 2. 皮温：正常 触诊 1. 肱三头肌按压：（–/+） 2. 肱二头肌按压：（–/+） 3. 桡侧腕长/短伸肌：（–/+） 4. 指伸肌：（–/+） 5. 尺侧腕伸肌：（–/+） 6. 旋前圆肌：（–/+） 7. 尺侧腕屈肌：（–/+） 8. 桡侧腕屈肌：（–/+） 活动度检查 1. 主动前屈L：120°；R：正常 2. 被动前屈L：160°；R：正常 3. 主动后伸L：30°；R：正常 4. 被动后伸L：40°；R：正常 5. 主动外展L：110°；R：正常 6. 被动外展L：160°；R：正常 7. 主动水平内旋L：35°；R：正常 8. 被动水平内旋L：40°；R：正常 9. 主动水平外旋L：80°；R：正常 10. 被动水平外旋L：85°；R：正常 11. 主动90°内旋L：35°；R：正常 12. 被动90°内旋L：60°；R：正常 肌力检查 1. 外展抗阻L：MMT4；R：MMT5 2. 内收抗阻L：MMT4；R：MMT5

体格检查	3. 前屈抗阻L：MMT4；R：MMT5 4. 后伸抗阻L：MMT4；R：MMT5 5. 90°内旋抗阻L：MMT4；R：MMT5 6. 90°外旋抗阻L：MMT4；R：MMT5 7. 0°内旋抗阻L：MMT4；R：MMT5 8. 0°外旋抗阻L：MMT4；R：MMT5 特殊检查 1. 内翻应力测试（Varus Stress）：L（－）；R（－） 2. 外翻应力测试（Valgus Stress）：L（－）；R（－） 3. 旋前圆肌试验：L（－）；R（－/+） 4. 前臂伸肌牵拉试验（Mill试验）：L（－）；R（－/+） 5. 伸肌紧张试验（Cozen征）：L（－）；R（－/+） 6. 压力屈曲试验：L（－）；R（－/+） 7. 叩击试验（Tinel试验）：L（－）；R（－/+） 8. 尺神经卡压试验（wartenberg试验）：L（－）；R（－/+） 神经检查 1. C_6-屈肘（肱二头肌）：正常 2. C_7-伸肘（肱三头肌）：正常 3. 屈肘–伸肘时伴随弹响，内侧弹响为主（单个声音较大，多个声音较小） 4. 屈肘末端疼痛 5. 旋前旋后正常 6. 抗阻屈肘触发弹响，抗阻伸肘无
辅助检查	无
评估结论	肘关节功能障碍
诊断	肘关节肌腱炎
处置	手法治疗 1. 关节松动术 2. 角度促进术 3. 动态关节松动术 4. 淋巴回流 5. 筋膜松解 6. 被动牵拉 7. 复健手法 理疗 1. 超声波 2. 冲击波 3. 中频电 4. 短波 5. 冰敷 运动处方 1. 肌力练习 2. 稳定性练习 3. 本体感觉练习 4. 功能练习 5. 与专项结合练习
建议	康复治疗与训练8周，1周3次，每次1小时，以理疗、手法治疗、运动处方为主 目标恢复正常生活活动能力，为回归专项运动做好准备 不适随诊

● 指腕关节相关案例

主诉	某先生，25岁，攀岩爱好者 1. 右手环指2019年10月初内侧损伤 2. 2020年5月第二次损伤 3. 2021年10月骨折 4. 2022年1月手术，打骨针，打石膏5周 5. 石膏后按摩5~6次 6. 内侧疼，外侧酸
现病史	右手环指术后
既往史	右手环指术后
体格检查	视诊 1. 肿胀程度 2. 肌肉萎缩程度 3. 肌肉围度 4. 猿形手 5. 爪形手 触诊 1. 皮温：正常 2. 三角软骨盘压痛：（+/-） 3. 旋前圆肌压痛：（+/-） 4. 近端尺骨压痛：（+/-） 5. 近端桡骨压痛：（+/-） 6. 掌指关节压痛：（+/-） 活动度检查 1. 主动背屈L：正常；R：60° 2. 被动背屈L：正常；R：70° 3. 主动背伸L：正常；R：40° 4. 被动背伸L：正常；R：60° 5. 主动尺偏L：正常；R：10° 6. 被动尺偏L：正常；R：15° 7. 主动桡偏L：正常；R：5° 8. 被动桡偏L：正常；R：10° 9. 主动旋后L：正常；R：70° 10. 被动旋后L：正常；R：75° 11. 主动旋前L：正常；R：55° 12. 被动旋前L：正常；R：65° 13. 手指外展L：正常；R：20° 14. 手指内收L：正常；R：0° 15. 手指屈曲L：正常；R：45° 16. 手指伸展L：正常；R：50° 17. 对掌活动L：正常；R：可完成 18. 指间关节附属运动L：正常；R：60° 19. 掌指关节附属运动L：正常；R：30° 肌力检查 1. 旋前L：正常；R：MMT4 2. 旋后L：正常；R：MMT4 3. 背屈抗阻L：正常；R：MMT5 4. 背伸抗阻L：正常；R：MMT4 5. 尺偏抗阻L：正常；R：MMT4 6. 桡偏抗阻L：正常；R：MMT4

体格检查	7. 掌指伸肌L：正常；R：MMT3- 8. 掌指屈肌L：正常；R：MMT3- 神经检查 1. 桡突腱反射：正常 2. 尺神经张力：正常 3. 桡神经张力：正常 4. 正中神经张力：正常 5. C_7环指，小指关键肌：正常 6. C_8小指关键肌：正常
辅助检查	X线显示愈合良好
评估结论	掌指关节功能障碍，活动度下降，肌力下降
诊断	右手环指术后
处置	手法治疗 1. 筋膜松解手掌及前臂紧张肌肉 2. 指关节关节活动度促进 3. 被动牵拉 4. 复健手法 物理因子治疗 1. 超声波 2. 冲击波 3. 冰敷 4. 低频电tens 运动处方 1. 手指肌力训练 2. 手指活动度训练 3. 前臂肌耐力训练
建议	康复治疗与训练10周，1周3次，每次1小时，以理疗、手法治疗、运动处方为主 目标恢复正常生活活动能力，为回归专项运动做好准备 不适随诊